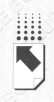

U0218581

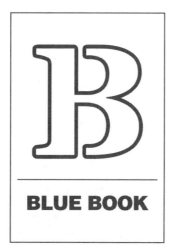

BLUE BOOK

智 库 成 果 出 版 与 传 播 平 台

医院蓝皮书

BLUE BOOK OF HOSPITALS

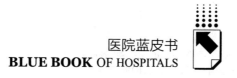

中国智慧医院发展报告（2023）

ANNUAL REPORT ON THE DEVELOPMENT OF SMART HOSPITALS IN CHINA (2023)

智慧创新转化　赋能医院专科发展

组织编写／广州艾力彼医院管理中心

主　　编／庄一强　廖新波
副 主 编／冯常森　徐权光　姚淑芳　刘先德

社会科学文献出版社
SOCIAL SCIENCES ACADEMIC PRESS（CHINA）

图书在版编目（CIP）数据

中国智慧医院发展报告 . 2023：智慧创新转化 赋
能医院专科发展 / 庄一强，廖新波主编 . --北京：社
会科学文献出版社，2023.9
（医院蓝皮书）
ISBN 978-7-5228-2353-9

Ⅰ.①中… Ⅱ.①庄…②廖… Ⅲ.①医院-管理-
信息化建设-研究报告-中国-2023 Ⅳ.①R197.324

中国国家版本馆 CIP 数据核字（2023）第 153137 号

医院蓝皮书

中国智慧医院发展报告（2023）
——智慧创新转化 赋能医院专科发展

主　　编／庄一强　廖新波
副 主 编／冯常森　徐权光　姚淑芳　刘先德

出 版 人／冀祥德
组稿编辑／周　丽
责任编辑／徐崇阳
责任印制／王京美

出　　版／社会科学文献出版社·城市和绿色发展分社（010）59367143
　　　　　地址：北京市北三环中路甲 29 号院华龙大厦　邮编：100029
　　　　　网址：www.ssap.com.cn
发　　行／社会科学文献出版社（010）59367028
印　　装／三河市东方印刷有限公司

规　　格／开 本：787mm×1092mm　1/16
　　　　　印 张：29.5 字 数：445 千字
版　　次／2023 年 9 月第 1 版　2023 年 9 月第 1 次印刷
书　　号／ISBN 978-7-5228-2353-9
定　　价／168.00 元

读者服务电话：4008918866

《中国智慧医院发展报告（2023）》
编 委 会

姜　杰　中国医师协会智慧医疗专业委员会副主任委员

赖诗卿　福建省医疗保障研究院院长、福建省医保局原
局长

兰　平　中国医院协会副会长、中山大学副校长

黎孟枫　南方医科大学校长

李和平　山西省医院协会会长

李永斌　中国医院协会副秘书长

李郁鸿　中国医学装备协会医院物联网分会副会长、云
技术应用专业委员会主任委员；中国医院协会
信息专业委员会常务委员

刘军强　清华大学社会科学学院长聘教授

刘少怀　香港创新医疗学会会长、香港医务行政学院院长

鲁　翔　江苏省医院协会会长

马保根　河南省医院协会会长

马绍壮　里斯本大学学院（Iscte - IUL）博士导师、
*International Journal of Health Planning and
Management* 副主编

马伟杭　中国医院协会副会长、浙江省医院协会会长、
清华大学医院管理研究院教授

申曙光　中国医疗保险研究会常务理事、中山大学国家
治理研究院副院长

宋尔卫　中国科学院院士、中山大学医学部主任

谭学瑞　汕头大学医学院院长

滕皋军　中国科学院院士、中国医师协会介入医师分会
会长

王　冬　南方医科大学卫生管理学院院长

王才有　中国医院协会信息专业委员会主任委员

王成亮　内蒙古医院协会信息管理专委会主委、内蒙古卫生健康委综合保障中心主任

王国斌　湖北省医院协会会长

王昆华　云南大学副校长

王省良　教育部中医药产教融促会常务副会长、中国中医药研究促进会副会长、广州中医药大学原校长

王耀献　北京中医药大学副校长

韦　波　中国医院协会副会长、广西医院协会会长

肖海鹏　中山大学常务副校长

徐建光　上海市人大教科文卫委员会主任委员

姚冠华　厦门市卫生健康委员会党组书记、主任

于爱平　新疆维吾尔自治区卫生健康委员会党组副书记、主任

曾传美　江西省医院协会会长

曾志嵘　广东医科大学副校长

张　阳　中国医院协会民营分会副会长、北京非公立医疗机构协会会长、三博医院管理集团董事长

张振忠　中国卫生经济学会副会长兼秘书长

章鸣林　苏州市卫生健康委员会主任、党组书记

赵洪涛　中国器官移植发展基金会执行理事长

赵增仁　河北省医院协会智慧医疗专业委员会主任委员

赵作伟　大连市人民政府副秘书长、大连市卫健委党组书记主任

周尚成　广州中医药大学公共卫生与管理学院院长

序言一：智慧医院建设赋能医院管理全面高质量发展

　　智慧医院是近年来医疗行业的一个热门发展话题。也是党中央和国务院的一项重要部署。为顺应经济社会发展的需要，在物联网、大数据等现代科技手段广泛应用，以及新的医院管理体系和医院支付体系逐步建成的今天，智慧医院的建设内容将医院内部的各个环节进行数字化、智能化，以提高医疗服务的质量、效率和安全性。

　　智慧医院的发展离不开信息技术的支持。随着互联网技术的不断发展，智能医疗设备、医疗数据管理系统、远程医疗等新技术不断涌现，为智慧医院的建设提供了强有力的支撑。在这个趋势下，智慧医院的发展有助于提高医疗服务的质量和效率。智慧医院可以实现医疗资源的共享和优化，提高医疗服务的精准度，降低医疗事故的发生率。智慧医院还可以提高医患沟通的效率，方便患者就医和咨询。这些都已经成为医院核心竞争力中极其重要的部分。

　　2023年3月，中共中央办公厅、国务院办公厅印发的《关于进一步完善医疗卫生服务体系的意见》中强调："推进医学医疗中心建设，积极运用互联网、人工智能等技术提高专科服务质量、改善服务体验、推进服务优质化"，表明智慧医疗建设已成为医院专科提质增速的全新导向。

　　实现医院专科高质量发展，离不开信息技术的支撑。信息技术的快速发展，有利于落实智慧医院建设的任务要求，引导新趋势，提升新效能。但是，信息技术的多元性、复杂性和快速变化的特点，为医院信息中心提出了

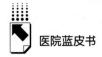

新的挑战。这就需要技术使用方和提供方进一步加强合作、协同创新。为了提高医院信息竞争力及转化医学的研究能力，广州艾力彼医院管理中心于2015年首次发布智慧医院 HIC（Hospital Information Competitiveness）500强排行榜，于2021年首次发布 HIT（Hospital Information Technology）医院智慧技术·医院满意度排行榜，帮助医疗机构找到合适的 MIT 品牌，提升医院信息化建设的效果。

近年来，为促进国家智慧医疗技术的创新和推动转化医学研究的发展，艾力彼一直致力于对医院的转化医学进行调研和评价。作为其中的一项重要举措，艾力彼自2021年起已成功发布三年"转化医学最佳医院"排行榜，以鼓励和引导医疗机构和企业在智慧医疗技术领域的探索和应用。医疗企业MIT 可利用自身的优势产品、创新技术和优质服务，解决医疗健康服务的智慧化问题。

本书作为一个行业性的年度发展报告，它是智慧医院发展史中的里程碑，它的出版必定能为我国智慧医院的建设提供很有价值的行业信息与决策依据。

廖新波

广东省卫健委原巡视员

中国医师协会智慧医疗专业委员会副主任委员

2023年6月6日

序言二：医工融合创新转化是医院高质量发展的新赛道

　　创新是一个民族进步的灵魂，也是一个国家兴旺发达的不竭动力。《"十四五"优质高效医疗卫生服务体系建设实施方案》中提出，要形成一批医学研究高峰、成果转化高地、人才培养基地、数据汇集平台。集中力量开展核心技术攻关，推动临床科研成果转化，加快解决"卡脖子"问题。特别是在"健康中国2030"国家战略目标下，医疗界迎来医工融合"产学研医投"新的爆发点。医学与工学的融合，不再是传统意义的 $1+1=2$，而是在新科技的推动下，打破所有的边界，互相交叉融合，培育拓展出多个新兴领域。在科技高度发达的今天，医学的发展和变革，不仅打破了医学学科间的壁垒，而且打破了跨学科之间的藩篱。以新医工和新医科为例，医工的深度融合已成为近年来的"三热"：热词、热点、热浪。首先，它是医学和工学跨学科之间高度关注的热词；其次，它成为国家解决"卡脖子"问题，推动创新科技发展的热点；最后，它更在投资界掀起新一轮的投资热浪。因为，学科交叉是当今科技创新的源泉，是科学时代不可替代的研究范式。新医工、新医科建设的发展，给医工融合注入了无限活力。在"大健康"布局下，医工交叉的内涵也发生扩展和延伸。

　　2023年初，全世界就迎来了爆火的ChatGPT，AI风暴席卷社会各领域，医疗也不例外。人工智能通过医工之间的交叉与融合，在医疗健康领域发展的空间无限。在国家政策和市场需求的强力推动下，短短的几年间，医工融合迎来了高速发展的春天，百花齐放于"产学研医投"之间。特别是MIT

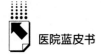

（MED-IVD-HIT）融合进入快速成长期，目前许多顶级医院努力探索融合之路，推动以医院为主导，打通与企业融合为主体的 H-B 模式，开启了"产学研医投"一体化的绿色通道，为医院的高质量发展带来了新机遇和新动能。但是，因我国医工融合仍处于早期发展阶段，在前沿领域原始创新还有不足，"产学研医投"协同创新体制机制仍需进一步完善等，所以医工融合的一体化发展仍面临巨大挑战，创新转化并非易事。

众所周知，医工融合从研究到产品，其生态链表现为"头多、线长、面广"。"头多"是指学科的交叉使之纷繁复杂，将涉及人、事、物、财等信息，实属头绪万千；"线长"是指从理念到产品生产的过程，不是一条线性的直路，而是可能要经历无数次反复折腾的漫长之路；"面广"是指交叉融合的过程中包含了"产学研医投"的合力，缺一不可。由此可见，医工融合需要聚集合力，更需要探索出更好更多元的模式。特别是在一些资源优异的城市或地区，可以发挥"集中力量办大事"的中国特色优势，以政府为资源聚焦创造平台，以城市或地区为聚焦产业的创新单位，以科技园为孕育聚焦产业的基地，建立 G-SP-IC-P 模式（政府—科技园—产业集群—平台模式）。政府在大健康产业的定位、科技园的配套、产业集群化的形成等方面，只要做好精准定位聚焦资源，就为成就科技园和产业链创造了无限的生机和能量。抓住春天的机会，培育秋天的果实，让医工融合一体化发展，成为带动城市新经济的发动机。

毫无疑问，医工融合已成为医院高质量发展的新赛道，是未来医学发展的新范式，是打破学科界限藩篱，实现科技创新革命的关键。医与工的融合，不只跨越了学科边界，而且跨进了城市的政经范畴。特别在智慧城市、智慧医院建设的当下，MIT 医工融合如果开发得当，将可能为城市产业带来更广阔的发展空间，成为城市经济增长的新动力。希望《中国智慧医院发展报告（2023）》为发展中寻找新赛道的医院，为城市的新经济带来启示和机会。

王兴琳博士

广东省卫生经济学会绩效管理与评估分会会长

2023 年 6 月 10 日

摘　要

《中国智慧医院发展报告（2023）》是根据广州艾力彼智慧医院排行榜的两个系列排名——智慧医院 HIC 系列和医疗企业 MIT 的排名结果进行横向和纵向的对比研究、总结分析而成的年度行业报告。本报告秉持数据说话、时间说话的原则，通过统计分析、文献整理、数据比较、定量和定性分析方法对全国 3000 多家不同层级、不同类别的智慧医院进行系统分析，挖掘目前国内智慧医院和医疗企业在发展中存在的问题，探索未来智慧医院高质量发展的前景，为医院管理者提供有价值的决策参考。

本报告主题为"智慧创新转化，赋能医院专科发展"，分析中国智慧医院和智慧医疗产业的现状、发展前景，同时根据 2023 年艾力彼排行榜的结果对智慧医院进行分层分类分析以及对智慧医疗设备产业满意度进行分析，并精选优秀的智慧医院案例供医院管理者参考。其一，从现状和前景看，GDP 高的省（区、市），智慧医院 HIC 的发展水平相对较高，江苏、广东、浙江、北京、山东和上海的智慧医院 HIC 发展处于全国领先水平。MIT 医疗企业的区域集中度高，主要分布在上海、深圳、北京和杭州。MIT 医疗产业加大了包括人工智能在内的信息技术研发投入和应用力度，已初显成效。其二，在国家推动科技革命，解决"卡脖子"问题的倡导下，中国的医工融合正在快速发展，MIT 市场呈现蓬勃之势。2019 年以来中国的医疗仪器设备（MED）市场发展明显提速，2021 年增速最大为 26%。2020 年以来 IVD 和 HIT 行业发展迅猛，IVD 本土企业创新研发的力度持续加大，国产品替代进口品的步伐加快；各地互联网医院的建设加快。其三，推进智慧医院建设和医院数据治理，需要根据医院实际情况选择合适策略，平衡政策要求、管理效果和投入产出三者之间的关系，制定选择最优的信息战略和数据资源规划方案，国家确定的评建结合模式将持续推动"三位一体"的智慧医院建设，促进智慧医院建设的可持续发展，为医院未来的高质量发展提供有力支持。其四，MIT医疗产业作为智慧医疗关键技术和服务的提供方，在行业政策的引导支持下，利用"云大物移智"等新一代信息技术，赋能医疗创新，助力医院高质量发展，实现医疗资源的高效利用和优化，提升医疗服务的质量和效率。其五，为树立全国医院创新科技赋能医管的标杆，分享优秀医院的经验成果，艾力彼每年举办一届"创新科技赋能医管案例大赛"，涵盖"影像未来、智慧检验、智慧医院、医院物联、机器人应用、药事管理、新超声、大介入"八大主题，旨在推动医院高质量发展及促进转化医学、医工融合创新发展。

关键词： 智慧医院　医疗企业　医工融合　医疗设备　医院排名

Abstract

Annual Report on the Development of Smart Hospitals in China (*2023*) is a horizontal and vertical comparison based on two series of rankings of Guangzhou Asclepius Smart Hospital Rankings, which are HIC series and medical enterprise MIT. It's an annual industry report based on research, summary and analysis. This report adheres to the principle of data speaking and time speaking, and systematically analyzes more than 3000 smart hospitals of different levels and categories across the country through statistical analysis, literature collation, data comparison, quantitative and qualitative analysis methods, and taps the current domestic smart hospitals and medical services. This explores the prospect of high-quality development of smart hospitals in the future, and provide valuable decision-making reference for hospital managers.

The theme of this report is the smart innovation transformation empowers the development of hospital specialties, analyzing the status quo and development prospects of China's smart hospitals and smart medical industry, and conducting a hierarchical classification analysis of smart hospitals based on the results of the2023 GAHA ranking. It analyzes the satisfaction of the smart medical equipment industry, and selects excellent smart hospital cases for reference by hospital managers. First, from the current situation and prospects, the provinces (autonomous regions, municipalities) with high GDP have a relatively high level of development of smart hospital, and the development of smart hospital HIC in Jiangsu, Guangdong, Zhejiang, Beijing, Shandong and Shanghai is at the leading level in the country. The regional concentration of MIT medical enterprises is high, mainly distributed in Shanghai, Shenzhen, Beijing and Hangzhou. MIT's medical industry has increased investment in research and development and

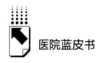

application of information technology, including artificial intelligence, and has begun to show results. Second, under the advocacy of the country to promote the scientific and technological revolution and solve the "stuck neck" technology, China's medical-industrial integration is growing at a high speed, and the MIT market is booming. Since 2019, the development of China's medical device (MED) market has accelerated significantly, with a maximum growth rate of 26% in 2021. Since 2020, the IVD and HIT industries have developed rapidly. Local IVD companies continue to increase their efforts in innovative research and development, and the pace of replacing imported products with domestic products has accelerated. The construction of internet hospitals in various regions is accelerating. Third, to promote the construction of smart hospitals and hospital data governance, it is necessary to choose an appropriate strategy based on the actual situation of the hospital, balance the relationship between policy requirements, management effects, and input-output, and formulate and select the optimal information strategy and data resource planning The plan will continue to promote the construction of a three-in-one smart hospital through the combination of evaluation and construction determined by the state, ensure the successful implementation of the construction, promote the sustainable development of smart hospital construction, and provide strong support for the high-quality development of the hospital in the future. Fourth, as a provider of key technologies and services for smart medical care, the MIT medical industry, under the guidance and support of industry policies, uses new-generation information technologies such as "cloud, big data, IOT, mobile internet, AI" to empower medical innovation and high-quality recovery of hospitals, and realize efficient utilization and optimization of medical resources to improve the quality and efficiency of medical services. Fifth, in order to establish a national benchmark for hospital innovation and technology empowering medical management, and to share the experience and achievements of excellent hospitals, GAHA holds an annual "Innovative Technology Empowering Medical Management Case Competition", covering eight themes such as "imaging future, smart inspection, smart hospitals, hospital IoT, robot application, pharmaceutical affairs management, new ultrasound, and interventions", aiming to promote the high-quality development of hospitals and promote the innovative development of translational medicine and medical-industrial integration.

Keywords: Smart Hospital; Medical Enterprise; Medical-industrial Integration; Medical Equipment; Hospital Ranking

广州艾力彼医院管理中心简介

广州艾力彼医院管理中心（以下简称"艾力彼 GAHA"），是一家以大数据为基础的独立第三方医院评价机构，它结合十多年来医院竞争力排名、智慧医院排名所累积的经验与数据库，建立对医院的综合竞争力和专科能力评价体系、星级医院评价体系、智慧医院 HIC（Hospital Information Competitiveness）评价体系。其星级医院评价标准于 2019 年获得国际医疗质量协会（International Society for Quality in Health Care，ISQua，WHO 战略合作机构）的国际认可证书，是中国内地首个获得国际认可的第三方医院评价标准。2021 年，艾力彼 GAHA 的"认证官培训体系"也获得 ISQua 的国际认可证书。同时，艾力彼 GAHA 是全球首批获准采用世界银行医疗伦理原则的第三方医院评价机构，还是广东省卫生经济学会绩效管理与评估分会会长单位、广东省器官医学与技术学会创新技术发展与评价分会会长单位。此外，2018 年经广东省教育厅批准，艾力彼 GAHA 成为南方医科大学卫生管理学院的在校生实习基地，2021 年进一步获批准为广东省联合培养研究生示范基地。2021 年 9 月，艾力彼 GAHA 医院评价研发人员获批担任广州中医药大学社会医学与卫生事业管理（医院评价学方向）研究生导师。

艾力彼愿景：以大数据为基础，努力成为中国最佳的第三方医院暨创新医疗产业评价机构，与国际接轨。

艾力彼使命：推动医院管理职业化、推动医疗数据透明化、推动医疗产业智慧化、推动创新产品价值最大化。通过中国医院竞争力排名、星级医院评价、北极星：医院运营与绩效对标、管理咨询和艾力彼医管培训，努力推动医院管理职业化；通过大数据挖掘与研究、智慧医院 HIC 评价、HIC 排名、MED 医疗仪器设备智慧化·医院满意度排行榜、IVD 体外诊断设备智慧化·医院满意度排行榜、HIT 医院智慧技术·医院满意度排行榜、创新科技赋能医管案例大赛、医院运营与绩效对标等数据产品，努力推动医疗数据透明化。

艾力彼 GAHA 组织开展医院第三方评价、医疗大数据、医院专科发展、医院运行效率、民营医院投融资及医院发展战略等学术研究，先后在各类医管杂志发表过几十篇医院管理论文；核心成员主编《中国医院竞争力报告》系列（2016~2023）、《中国智慧医院发展报告（2022）》、《中国医院评价报告》系列（2018~2020）、《中国民营医院发展报告》系列（2014~2015）、《医院品牌战略发展实录》，主译《美国 JCI 评审标准》（第四版）等十几本专著。其中《中国医院竞争力报告（2017~2018）》于 2019 年获得"优秀皮书奖"三等奖，评价得分在参评的 400 余部皮书中排第 37 名，在大健康类皮书中排第 1 名。从 2016 年起，《中国医院竞争力报告》每年出版一本，包含艾力彼 GAHA 通过分层分类评价、中外医院对照的排名结果，是对不同层级、不同类别的国内外 3000 多家上榜医院进行横向和纵向的对比研究、总结分析而成的年度行业报告。

主要编撰者简介

庄一强　博士，广州艾力彼医院管理中心创始人，兼任中国器官移植发展基金会副秘书长，中国医院协会原副秘书长（全职驻会），广东省器官医学与技术学会创新技术发展与评价分会会长，广东省医院协会顾问，社会科学文献出版社皮书研究院理事会常务理事，福建省医疗保障研究院学术研究和工作指导委员会委员，香港医务行政学院 HKCHSE 副院士。长期从事医院管理研究、评价和教学工作，开设"医疗大数据与第三方评价"以及"医院评价学"课程，从 2021 年起招收社会医学与卫生事业管理（医院评价学方向）硕士研究生。中国医院竞争力排名、星级医院评价、智慧医院HIC 评价、"北极星：医院运营与绩效对标"体系创始人；研究并发布中日韩最佳医院 100 强、中国·东盟最佳医院 100 强、中国·中东欧最佳医院 100 强等国际榜单；发表了几十篇医院管理论文；主编及主译十几本医管类图书。包括《中国医院竞争力报告》系列（2016~2023）、《中国智慧医院发展报告（2022）》、《中国医院评价报告》系列（2018~2020）、《中国民营医院发展报告》系列（2014~2015）、《美国 JCI 医院评审标准》（第四版）、《医院品牌战略发展实录》、《医患关系思考与对策》。2008 年汶川地震后编写《当苦难来临时》，记录大灾大难中医务人员的人道主义精神。其中《中国医院竞争力报告（2017~2018）》在 2019 年中国社会科学院第十届皮书评选中获得"优秀皮书奖"三等奖，评价得分在参评的 400 余部皮书中排第 37 名，在大健康类皮书中排第 1 名。曾主持 20 个大城市 100 多个"大型医院品牌研究与评价"项目、1000 个"县级医院的生存发展与评价调研"项目。目前是 3 家上市民营医院的独立董事。

廖新波 中国医师协会智慧医疗专业委员会副主任委员，曾任广东省卫生厅副厅长、巡视员、广东省保健局局长，广东省人民医院副院长。擅长医院管理、医院信息化、后勤社会化和公共卫生管理工作。兼任中山大学、南方医科大学、广州医科大学客座教授，北京交通大学博士后导师，2016～2019 年《中国医院竞争力报告》副主编。著有《医院前线服务》《变革时代的医院管理》《医改，何去何从》等专著。注重医疗安全与医生价值在医改中的作用。

冯常森 心血管内科硕士，公共卫生政策及管理博士，南方医科大学人文与管理学院客座教授，现任南方医科大学珠江医院副院长，广东省医院协会医疗设备管理委员会主任委员，广东省卫生经济学会绩效管理与评估分会副会长。从事医院医疗及行政管理 20 余年，发表心血管内科及医院管理论文 20 余篇，目前主要从事医院管理、健康管理及教育普及等工作。

徐权光 渥太华大学管理学硕士，广州艾力彼医院管理中心副主任，"北极星：医院运营与绩效对标"标准的创始人之一。曾就职于医疗领域全球领先的咨询顾问公司 IMSHealth。拥有超过 30 年国内外医疗健康大数据管理、医院信息化建设与咨询领域的实战经验。领导开展了近 30 个大数据咨询项目。参与开发了国内外上百个医疗医药大数据产品。参与编写了 2019～2020 年《中国医院竞争力报告》。广东省器官医学与技术学会创新技术发展与评价分会常务委员。

姚淑芳 南方医科大学卫生管理学院公共卫生政策与管理博士研究生，广州艾力彼医院管理中心常务副主任，艾力彼医管学院院长，广东省卫生经济学会常务理事，广东省卫生经济学会绩效管理与评估分会副会长兼秘书长，广东省医用耗材管理学会副秘书长。拥有 19 年医疗医药行业项目管理经验。参与《中国医院竞争力报告（2017～2018）》的编写，担任《中国医院竞争力报告（2018～2019）》《中国医院竞争力报告（2020～2021）》《中国医院竞争力报告（2022）》副主编，参加过医院星级认证、投融资、品牌建设、战略规划、绩效考核等 10 多类管理咨询项目。

刘先德 广州艾力彼医院管理中心常务副主任，星级医院标准化管理高级专家，国家认证认可委（CNCA）服务认证审查员。主任医师，1982 年大学毕业后在公立三甲医院工作 20 余年，历任临床科主任、医务科科长、副院长。此后长期专注于医院质量管理及评价工作，先后在外资医院（JCI 认证）、医学院附属医院和民营医院（三甲医院）、某特区医院（ACHS 及三甲双认证）工作，工作范围包括医务管理、人力资源管理、质量管理、医院评审等。2018 年开始专职从事医院管理研究与评价工作。

目 录 ⤴

Ⅰ 总报告

Ⅱ 专题篇

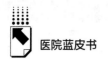

Ⅲ 智慧医疗服务篇

Ⅳ 智慧医疗产业篇

Ⅴ 智慧医院助力社会办医发展篇

Ⅵ 案例篇

皮书数据库阅读**使用指南**

CONTENTS ↖↘

I General Report

II Theme Reports

Ⅲ Smart Medical Services Reports

Ⅳ Smart Medical Industry Reports

Ⅴ Smart Hospital Helps Social Medical Development Reports

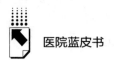
Ⅵ　Case Studies

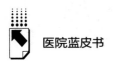

总报告

General Report

B.1
2023年智慧医院及医疗产业
智慧化发展报告

庄一强 徐权光 刘剑文 钱嘉禾*

摘 要： 本报告利用智慧医院 HIC（Hospital Information Competitiveness，医院信息竞争力）分层、分类的子榜单，分析区域的智慧医院 HIC 指数、指数贡献度和区域均衡指数，评价区域智慧医院 HIC 发展水平；通过分析智慧医院 HIC 指数与区域内经济、人口的关系，探讨影响智慧医院发展水平的因素。本报告还利用 MIT（MED 医疗仪器设备、IVD 体外诊断设备、HIT 医院智慧技术）医疗产业智慧化排行榜，分析 MIT 企业的区域分布态势；结合典型案例，分析 MIT 医疗产业智慧化的发展趋势。报告结果显示：GDP 高的省（区、市），智慧医院 HIC 的发展水平相对也高，江苏、广东、浙江、北京、上海和山东智慧医院 HIC 发展

---

* 庄一强，艾力彼医院管理中心主任；徐权光，艾力彼医院管理中心副主任；刘剑文，艾力彼医院管理中心数据分析师。钱嘉禾，昆山杜克大学。

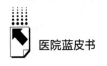
处于全国领先水平。MIT 医疗企业的区域集中度高，主要分布在上海、深圳、北京和杭州。MIT 医疗产业加大了包括人工智能在内的信息技术研发投入和应用力度，已初显成效。

关键词： 智慧医院　智慧医疗　医疗产业　医院排名

2022 年 11 月，国家卫生健康委发布的《"十四五"全民健康信息化规划》指出，到 2025 年，初步建设形成统一权威、互联互通的全民健康信息平台支撑保障体系，基本实现公立医疗卫生机构与全民健康信息平台联通全覆盖，加速推进高速泛在、云网融合、智能敏捷、集约共享、安全可控的全民健康信息化基础设施建设。2023 年 2 月，中共中央、国务院印发的《数字中国建设整体布局规划》提出，要推动数字技术与包括医疗在内的重点领域深度融合，加快数字技术创新应用。

人口老龄化、慢病患者快速增长、医疗资源供需失衡以及地域分配不均等问题，导致大众对智慧医疗的需求日益增大。通过引入信息技术，医院可以实现医疗数据的集中管理和共享，实时监测患者的病情和治疗进展，加强与患者的沟通与互动；数据分析和人工智能技术为医患提供精确的诊断和治疗方案，提高医疗质量和效率，进而增强医院在区域医疗市场中的竞争力。在慢病管理方面，医院可以远程监测患者的生理参数和健康数据，实时掌握患者的健康状况，及时发现异常情况并进行干预，有效减轻了医院的负担，提高医疗资源的利用效率。医院还可以利用远程医疗技术，将专家资源和优质医疗服务延伸到偏远地区和医疗资源匮乏的地方，实现医疗资源的均衡配置，提高偏远地区居民的医疗获得感和满意度。因此，医院信息化、智慧化已经成为医疗领域发展的重要趋势之一，智慧医院 HIC 是赋能医院及专科整体高质量发展的重要路径。

广州艾力彼医院管理中心（以下简称"艾力彼"）发布的智慧医院排行榜有两个系列的排名。一个是"智慧医院 HIC 排行榜"系列。自 2015 年首次发布以来，为医院信息化、智慧化发展提供行业标杆、存留发展轨迹，并获得业界的广泛认可。MIT医疗产业是智慧医疗的技术提供方，艾力彼于2021年首次发布HIT医院智慧技术·医院满意度排行榜；于2022年首次发布MED医疗仪器设备智慧化·医院满意度排行榜，以及IVD体外诊断设备智慧化·医院满意度排行榜，形成了"MIT医疗产业智慧化排行榜"系列。

本报告根据2023年智慧医院HIC排行榜分层、分类子榜单，利用智慧医院HIC指数、指数贡献度和区域均衡指数，分析区域智慧医院HIC发展水平；根据2023年MIT医疗产业智慧化排行榜，结合典型案例，分析MIT企业的区域分布态势及行业发展现状。

一 2023年全国智慧医院HIC现状分析

（一）省（区、市）智慧医院HIC总体评价

表1列出了2023年全国31个省（区、市）分层（顶级医院、省单医院、地级城市医院、县级医院），分类（中医医院、专科医院、社会办医·单体医院）的HIC指数，以及累加后的综合HIC指数。对各省（区、市）的综合HIC指数由大到小进行排序，反映了各区域智慧医院HIC在全国的发展水平。

表2中所列的省（区、市）智慧医院HIC指数贡献度，是表1中各省（区、市）分层、分类医院HIC指数与该区域综合HIC指数的比值，反映了该区域分层、分类医院HIC指数对综合HIC指数的贡献度。

根据表1数据，把综合HIC指数作为特征向量，用K-means作聚类分析。结果把31个省（区、市）分成了5簇，可以把每簇看作一个梯队。第1梯队有2个省（区、市）：江苏和广东；第2梯队有4个省（区、市）：浙江、北京、上海和山东；第3梯队有3个省（区、市）：福建、湖北和河南；第4梯队有8个省（区、市）：新疆、安徽、辽宁、四川、河北、陕西、山西和内蒙古；第5梯队有14个省（区、市），兹不赘述。

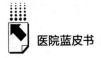

以下通过各个梯队省（区、市）智慧医院 HIC 排名和分层、分类医院 HIC 指数及其贡献度（见表1、表2），分析各省（区、市）智慧医院 HIC 的发展现状。

1. 第1梯队

全国排名第 1 的江苏，地级城市医院、县级医院和社会办医·单体医院 HIC 指数分别达到了 0.296、0.333 和 0.175，这三个指数在所有省份中都排名第 1。而且，江苏地级城市医院的 HIC 指数（0.296）是第 2 名广东（0.135）的 2 倍多，县级医院 HIC 指数（0.333）比第 2 名山东（0.139）高了一倍以上。但是，江苏顶级医院、省单医院 HIC 指数的贡献度只有5%和3%，可见，顶级和省单医院 HIC，是江苏智慧医院 HIC 发展的短板，值得留意。

广东排名第 2，除了县级医院外，其各层、各类医院 HIC 的指数贡献度在 10%~27%，分布比较合理。值得注意的是，广东的县级医院 HIC 指数贡献度只有 1%，与省单医院 HIC 的指数贡献度（27%）相比差距甚大。国家强调要依托县级医院建设县域信息数据中心，因此广东在县级智慧医院 HIC 发展方面，还有很大的改善空间。广东中医医院 HIC 指数（0.183），全国排名第 1，在本省的指数贡献度为 19%，显示广东中医医院 HIC 发展水平很高且占的比重较大。

2. 第2梯队

浙江排名第 3，各层、各类医院的指数贡献度在 7%~21%，智慧医院 HIC 发展比较均衡。省单医院 HIC 指数（0.052）排名全国第 6。

北京、上海排名分列第 4 和第 5，由于是直辖市，虽然没有地级城市和县级医院的层级，但它们仍然可以挤进前 5，主要是顶级医院、省单医院、专科医院的 HIC 发展处于全国领先水平。北京顶级医院 HIC 指数（0.137）排全国第 1，顶级医院智慧 HIC 实力雄厚。上海顶级医院 HIC 指数（0.115）和中医医院 HIC 指数（0.167）均排全国第 2，专科医院 HIC 指数（0.169）排全国第 2，但社会办医·单体医院 HIC 指数为 0，需要加强。

山东排名第 6，其县级医院 HIC 指数（0.139）排名全国第 3，指数贡献度为 28%，说明山东县级医院智慧 HIC 发展良好。另外，山东各层、各类医院的贡献度在4%~28%，智慧医院HIC发展也比较均衡。总体来看，第2梯队的智慧医院HIC总体水平高，各层、各类医院HIC指数均排在全国前列。

3. 第3梯队

福建全国排名第7，但顶级医院HIC指数（0.069）排名全国第5，比江苏和山东都高；省单医院HIC指数（0.057）也是排名全国第5。全国排名第8的湖北省单医院HIC指数为0，需要补上短板；但其他各层、各类医院的指数贡献率都在7%~24%，比较均衡。全国排名第9的河南，其顶级医院HIC指数（0.034）和地级城市医院HIC指数（0.036）拉低了其总排名。

4. 第4梯队

全国排名第10的新疆，其县级医院HIC指数（0.072）在全国排第6，在本地区的指数贡献度是34%。全国排第11名的安徽，其县级医院HIC指数（0.083）排名全国第4，本省指数贡献度也达到43%；但专科医院HIC指数为0。辽宁全国排第12名，其省单医院HIC指数（0.094）排名全国第2，指数贡献度为56%，表现出色；但县级医院、地级城市医院、社会办医·单体医院的HIC指数均为0，导致全省智慧医院HIC发展水平极不均衡。全国排名第14的河北，中医医院HIC指数（0.044），排名全国第7，在本省指数贡献度是33%，排名全国第2，除专科医院、社会办医·单体医院HIC指数贡献度为0外，全省智慧医院HIC发展水平还算均衡。陕西全国排名第15，社会办医·单体医院HIC指数（0.090）排名全国第3，在本省指数贡献度高达74%，全国排名第1，而省单医院、中医医院、地级城市医院、HIC指数为0，导致全省智慧医院HIC发展水平极不均衡；山西全国排名第16，但县级医院和专科医院HIC指数贡献度为0；内蒙古全国排名第17，但顶级医院和中医医院HIC指数贡献度为0；以上三个省份的综合HIC指数排名都在全国中游，存在一定的短板，值得注意。总体来看，第4梯队的智慧医院HIC总体水平较高，各层级、各类医院HIC指数基本排在全国中游水平。

5. 第5梯队

这个梯队包括14个省（区、市）的医院，全国综合HIC指数从第18到31名依次排名为广西、江西、云南、吉林、天津、贵州、湖南、重庆、

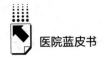

甘肃、宁夏、黑龙江、海南、青海和西藏。这个梯队的医院，智慧医院 HIC 总体水平不高。各层、各类医院 HIC 指数，至少有 1 个为 0，整体智慧医院 HIC 发展水平有待提高。但是，部分省（区、市）也有各自特点：广西省单医院 HIC 指数（0.030）全国排名第 13，中医医院 HIC 指数（0.023）全国排名第 10。云南专科医院 HIC 指数（0.030）全国排名第 8。贵州县级医院 HIC 指数（0.029）全国排名第 8。吉林顶级医院 HIC 指数贡献度为 57%，全国排名第 1。重庆省单医院 HIC 指数贡献度为 43%。湖南顶级医院 HIC 指数贡献度为 39%，全国排名第 3。甘肃顶级医院 HIC 指数贡献度为 49%，全国排名第 2。黑龙江县级医院 HIC 指数（0.014）全国排名第 9。海南、宁夏、青海仅有省单医院 HIC 有指数贡献度。西藏没有医院入围智慧医院 HIC 子榜单。

表 1　2023 年省（区、市）智慧医院 HIC 指数

名次	梯队	省（区、市）	顶级医院 HIC	省单医院 HIC	地级城市医院 HIC	县级医院 HIC	中医医院 HIC	专科医院 HIC	社会办医·单体医院 HIC	综合 HIC 指数
1	1	江苏	0.058	0.033	0.296	0.333	0.126	0.084	0.175	1.105
2	1	广东	0.101	0.252	0.135	0.012	0.183	0.174	0.091	0.948
3	2	浙江	0.098	0.052	0.087	0.141	0.137	0.049	0.101	0.665
4	2	北京	0.137	0.071	0.000	0.000	0.105	0.157	0.079	0.549
5	2	上海	0.115	0.033	0.000	0.000	0.167	0.169	0.000	0.484
6	2	山东	0.060	0.062	0.095	0.139	0.017	0.030	0.081	0.484
7	3	福建	0.069	0.057	0.059	0.009	0.023	0.032	0.093	0.342
8	3	湖北	0.049	0.000	0.058	0.080	0.050	0.023	0.075	0.335
9	3	河南	0.034	0.042	0.036	0.030	0.020	0.066	0.072	0.300
10	4	新疆	0.034	0.000	0.054	0.072	0.000	0.028	0.026	0.214
11	4	安徽	0.035	0.011	0.006	0.083	0.012	0.000	0.045	0.192
12	4	辽宁	0.043	0.094	0.000	0.000	0.006	0.023	0.000	0.166
13	4	四川	0.028	0.019	0.020	0.012	0.025	0.043	0.000	0.147
14	4	河北	0.006	0.049	0.000	0.009	0.044	0.000	0.024	0.132
15	4	陕西	0.016	0.000	0.000	0.010	0.000	0.006	0.090	0.122
16	4	山西	0.006	0.037	0.028	0.000	0.019	0.000	0.030	0.120
17	4	内蒙古	0.000	0.028	0.064	0.006	0.000	0.007	0.007	0.112
18	5	广西	0.007	0.030	0.023	0.000	0.023	0.000	0.000	0.083
19	5	江西	0.027	0.013	0.000	0.008	0.012	0.019	0.000	0.079

续表

名次	梯队	省（区、市）	顶级医院HIC	省单医院HIC	地级城市医院HIC	县级医院HIC	中医医院HIC	专科医院HIC	社会办医·单体医院HIC	综合HIC指数
20	5	云南	0.006	0.032	0.008	0.000	0.000	0.030	0.000	0.076
21	5	吉林	0.029	0.000	0.000	0.000	0.009	0.013	0.000	0.051
22	5	天津	0.000	0.000	0.000	0.000	0.010	0.017	0.020	0.047
23	5	贵州	0.000	0.007	0.000	0.029	0.000	0.000	0.008	0.044
24	5	湖南	0.017	0.000	0.006	0.012	0.000	0.008	0.000	0.043
25	5	重庆	0.000	0.018	0.000	0.000	0.011	0.013	0.000	0.042
26	5	甘肃	0.019	0.007	0.000	0.000	0.000	0.007	0.006	0.039
27	5	宁夏	0.000	0.023	0.000	0.000	0.000	0.000	0.000	0.023
28	5	黑龙江	0.007	0.000	0.000	0.014	0.000	0.000	0.000	0.021
29	5	海南	0.000	0.021	0.000	0.000	0.000	0.000	0.000	0.021
30	5	青海	0.000	0.010	0.000	0.000	0.000	0.000	0.000	0.010
31	5	西藏	0.000	0.000	0.000	0.000	0.000	0.000	0.000	0.000

资料来源：广州艾力彼医院管理中心。

表2　2023年省（区、市）智慧医院HIC指数贡献度

单位：%

综合HIC指数名次	省（区、市）	顶级医院HIC	省单医院HIC	地级城市医院HIC	县级医院HIC	中医医院HIC	专科医院HIC	社会办医·单体医院HIC
1	江苏	5	3	27	30	11	8	16
2	广东	11	27	14	1	19	18	10
3	浙江	15	8	13	21	21	7	15
4	北京	25	13	0	0	19	29	14
5	上海	24	7	0	0	34	35	0
6	山东	12	13	20	28	4	6	17
7	福建	20	17	17	3	7	9	27
8	湖北	15	0	17	24	15	7	22
9	河南	11	14	12	10	7	22	24
10	新疆	16	0	25	34	0	13	12
11	安徽	18	6	4	43	6	0	23
12	辽宁	26	56	0	0	4	14	0

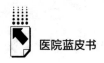
续表

综合HIC指数名次	省(区、市)	顶级医院HIC	省单医院HIC	地级城市医院HIC	县级医院HIC	中医医院HIC	专科医院HIC	社会办医·单体医院HIC
13	四川	19	13	14	8	17	29	0
14	河北	5	37	18	7	33	0	0
15	陕西	13	0	0	8	0	5	74
16	山西	5	31	23	0	16	0	25
17	内蒙古	0	25	57	6	0	6	6
18	广西	8	36	28	0	28	0	0
19	江西	34	16	0	11	15	24	0
20	云南	8	42	11	0	0	39	0
21	吉林	57	0	0	0	18	25	0
22	天津	0	0	0	0	21	36	43
23	贵州	0	16	0	66	0	0	18
24	湖南	39	0	14	28	0	19	0
25	重庆	0	43	0	0	26	31	0
26	甘肃	49	18	0	0	0	18	15
27	宁夏	0	100	0	0	0	0	0
28	海南	0	100	0	0	0	0	0
29	黑龙江	33	0	0	67	0	0	0
30	青海	0	100	0	0	0	0	0
31	西藏	0	0	0	0	0	0	0

资料来源：广州艾力彼医院管理中心。

根据表3中的各省（区、市）人口经济数据，利用回归分析，本报告尝试找出自变量GDP、人均GDP、常住人口，与因变量各省（区、市）综合HIC指数之间的相关关系。结果发现，综合HIC指数与各省（区、市）GDP呈正相关，两者的相关系数为0.9000。图1为省（区、市）综合HIC指数与GDP的关系图。图中添加截距为0的趋势线对所有散点进行线性回归，R方值为0.8661，可见各省（区、市）综合HIC指数与GDP的线性拟合度非常高，足以证明综合HIC指数与GDP存在接近线性的正相关关系。同时，上海、北京、浙江、江苏和广东在图1中的位置明显高于趋势线，说明这些省（市）在单位GDP下的综合HIC指数水平更高。

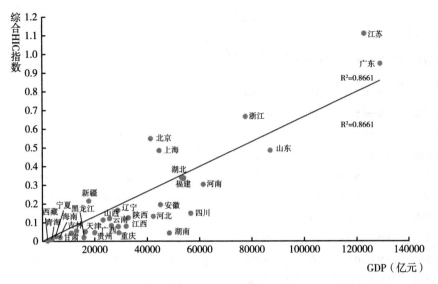

图1 省（区、市）综合 HIC 指数与 GDP 相关性

表3 2022年省（区、市）人口和经济概况

省份	GDP（亿元）	GDP 排名	人均 GDP（元）	人均 GDP 排名	常住人口（万人）	人均可支配收入（元）
北京	41610.9	13	190000	1	2184.3	77415
上海	44652.8	11	179858.7[1]	2	2475.89	79610
江苏	122875.6	2	144390	3	8515	49862
福建	53109.85	8	126829	4	4188	43118
天津	16311.34	24	119235	5	1363	48976
浙江	77715	4	118496	6	6577	60302
广东	129118.6	1	101905	7	12656.8	32169
内蒙古	23159	21	96474	8	2401.17	35921
湖北	53734.92	7	92059	9	5844	32914
重庆	29129.03	16	90663	10	3213.34	35666
山东	87435.1	3	86004.08[1]	11	10162.79	37560
陕西	32772.68	14	82864	12	3956	30116
山西	25642.59	20	73675	13	3481.35	29178
安徽	45045	10	73603	14	6127	32745
湖南	48670.4	9	73598	15	6604	34036

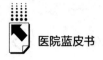

续表

省份	GDP(亿元)	GDP 排名	人均 GDP（元）	人均 GDP 排名	常住人口（万人）	人均可支配收入（元）
江西	32074.7	15	70923	16	4527.98	32419
宁夏	5069.57	29	69781	17	728	29599
辽宁	28975.1	17	68775	18	4197	36089
新疆	17741.34	23	68552	19	2587	27063
四川	56749.8	6	67777	20	8374	30679
海南	6818.22	28	66602	21	1027.02	30957
河南	61345.05	5	62106	22	9872	28222
云南	28954.2	18	61716	23	4693	26937
青海	3610.07	30	60724	24	595	27000
西藏	2132.64	31	58438	25	364	26675
河北	42370.4	12	56995	26	7420	30867
吉林	13070.24	26	55346.49[1]	27	2347.69	35471
贵州	20164.58	22	52321	28	3856	25508
广西	26300.87	19	52164	29	5047	27981
黑龙江	15901	25	51095.76[1]	30	3099	28346
甘肃	11201.6	27	44968	31	2492.42	23273.1

资料来源：各地国民经济和社会发展统计公报。

注：[1]该省（区、市）人均 GDP 未在 2022 年的国民经济和社会发展统计公报中列出，此处是通过以下公式计算：

$$2022 \text{ 年人均 GDP} = \frac{2 \times 2022 \text{ 年 GDP}}{2021 \text{ 年末常住人口} + 2022 \text{ 年末常住人口}}$$

（二）省会（首府）城市、计划单列市智慧医院 HIC 评价

省会（首府）城市、计划单列市通常是一个省（区）的政治、经济、文化中心，聚集了全省（区）最优质的医疗资源，也代表区域内智慧医院 HIC 的发展水平。从表 4 和表 5 可以看出，综合 HIC 指数排名前 2 名的城市是杭州和广州。杭州的综合 HIC 指数（1.190）是广州（0.592）的 2 倍左右。虽然广州顶级医院（0.122）、省单医院（0.100）和专科医院

（0.147）的 HIC 指数都比杭州高，但杭州在县级医院（0.539）、中医医院（0.220）和社会办医·单体医院（0.213）的 HIC 指数力压广州。因为广州没有县的建制，如果杭州的综合 HIC 指数减去县级医院 HIC 指数，杭州、广州的差距只有 0.059，两地综合 HIC 指数非常接近。排名 3 到 5 的分别是深圳、南京和武汉，综合 HIC 指数分别为 0.470、0.420 和 0.370。深圳省单医院 HIC 指数（0.187），在全国排第 1，指数贡献度为 40%。南京顶级医院（0.064）、中医医院（0.091）、专科医院（0.116）、社会办医·单体医院（0.112）的 HIC 指数，在全部城市中都排名前五。全国排名第 5 的武汉，顶级医院 HIC 指数（0.069）排名全国第 3，社会办医·单体医院 HIC 指数（0.178）排名全国第 3，但省单医院和县级医院 HIC 指数为 0。全国排名第 6 的厦门，省单医院 HIC 指数（0.065）排名全国第 3。全国排名第 7 的济南，县级医院 HIC 指数（0.151）排名全国第 2，指数贡献度达 52%。全国排名第 9 的西安，社会办医·单体医院 HIC 指数（0.190）排名全国第 2，指数贡献度高达 85%。全国排名 10 到 32 的 23 座城市依次是：福州、宁波、合肥、乌鲁木齐、成都、沈阳、南昌、石家庄、昆明、长春、大连、青岛、太原、南宁、兰州、呼和浩特、长沙、贵阳、银川、海口、西宁、哈尔滨和拉萨。

根据表 6 中的省会（首府）、计划单列市的人口经济数据，结合表 4，计算城市的综合 HIC 指数与 GDP、人均 GDP、年末常住人口之间的皮尔逊相关系数。结果分别是：0.6564、0.5928、0.4978，反映了城市的综合 HIC 指数与 GDP、人均 GDP 与年末常住人口呈中等程度的相关关系。

表 4　2023 年省会（首府）城市、计划单列市智慧医院 HIC 指数

名次	城市	顶级医院 HIC	省单医院 HIC	县级医院 HIC	中医医院 HIC	专科医院 HIC	社会办医·单体医院 HIC	综合 HIC 指数
1	杭州	0.116	0.030	0.539	0.220	0.072	0.213	1.190
2	广州	0.122	0.100	0.000	0.181	0.147	0.042	0.592
3	深圳*	0.023	0.187	0.000	0.113	0.100	0.047	0.470

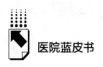
续表

名次	城市	顶级医院HIC	省单医院HIC	县级医院HIC	中医医院HIC	专科医院HIC	社会办医·单体医院HIC	综合HIC指数
4	南京	0.064	0.037	0.000	0.091	0.116	0.112	0.420
5	武汉	0.069	0.000	0.000	0.084	0.039	0.178	0.370
6	厦门*	0.048	0.065	0.000	0.023	0.039	0.115	0.290
7	济南	0.036	0.043	0.151	0.034	0.024	0.000	0.288
8	郑州	0.049	0.048	0.000	0.039	0.112	0.000	0.248
9	西安	0.023	0.000	0.000	0.000	0.010	0.190	0.223
10	福州	0.049	0.000	0.104	0.023	0.014	0.000	0.190
11	宁波*	0.000	0.030	0.120	0.025	0.011	0.000	0.186
12	合肥	0.050	0.013	0.085	0.024	0.000	0.000	0.172
13	乌鲁木齐	0.048	0.000	0.000	0.000	0.048	0.068	0.164
14	成都	0.039	0.021	0.000	0.018	0.072	0.000	0.150
15	沈阳	0.050	0.059	0.000	0.012	0.027	0.000	0.148
16	南昌	0.038	0.015	0.000	0.023	0.031	0.000	0.107
17	石家庄	0.009	0.056	0.000	0.035	0.000	0.000	0.100
18	昆明	0.009	0.036	0.000	0.000	0.050	0.000	0.095
19	长春	0.041	0.000	0.000	0.019	0.021	0.000	0.081
20	大连*	0.011	0.048	0.000	0.000	0.013	0.000	0.072
21	青岛*	0.026	0.027	0.000	0.000	0.015	0.000	0.068
22	太原	0.008	0.042	0.000	0.017	0.000	0.000	0.067
23	南宁	0.010	0.034	0.000	0.020	0.000	0.000	0.064
24	兰州	0.027	0.008	0.000	0.000	0.012	0.016	0.063
25	呼和浩特	0.000	0.031	0.000	0.000	0.012	0.000	0.043
26	长沙	0.024	0.000	0.000	0.000	0.013	0.000	0.037
27	贵阳	0.000	0.008	0.000	0.000	0.000	0.020	0.028
28	银川	0.000	0.026	0.000	0.000	0.000	0.000	0.026
29	海口	0.000	0.024	0.000	0.000	0.000	0.000	0.024
30	西宁	0.000	0.011	0.000	0.000	0.000	0.000	0.011
31	哈尔滨	0.010	0.000	0.000	0.000	0.000	0.000	0.010
32	拉萨	0.000	0.000	0.000	0.000	0.000	0.000	0.000

资料来源：广州艾力彼医院管理中心。* 为计划单列市。

表5 2023年省会（首府）城市、计划单列市智慧医院HIC指数贡献度

单位：%

综合HIC指数名次	城市	顶级医院HIC	省单医院HIC	县级医院HIC	中医医院HIC	专科医院HIC	社会办医·单体医院HIC
1	杭州	10	3	45	18	6	18
2	广州	21	17	0	30	25	7
3	深圳*	5	40	0	24	21	10
4	南京	15	9	0	22	27	27
5	武汉	19	0	0	23	11	47
6	厦门*	17	22	0	8	13	40
7	济南	13	15	52	12	8	0
8	郑州	20	19	0	16	45	0
9	西安	11	0	0	0	4	85
10	福州	26	0	55	12	7	0
11	宁波*	0	16	65	13	6	0
12	合肥	29	8	49	14	0	0
13	乌鲁木齐	30	0	0	0	29	41
14	成都	26	14	0	12	48	0
15	沈阳	34	40	0	8	18	0
16	南昌	36	14	0	21	29	0
17	石家庄	9	56	0	35	0	0
18	昆明	9	38	0	0	53	0
19	长春	51	0	0	23	26	0
20	大连*	15	67	0	0	18	0
21	青岛*	38	40	0	0	22	0
22	太原	12	63	0	25	0	0
23	南宁	16	53	0	31	0	0
24	兰州	43	13	0	0	19	25
25	呼和浩特	0	72	0	0	28	0
26	长沙	65	0	0	0	35	0
27	贵阳	0	29	0	0	0	71
28	银川	0	100	0	0	0	0
29	海口	0	100	0	0	0	0
30	西宁	0	100	0	0	0	0
31	哈尔滨	100	0	0	0	0	0
32	拉萨	0	0	0	0	0	0

资料来源：广州艾力彼医院管理中心。*为计划单列市。

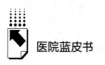

表6　2022年省会（首府）、计划单列市人口和经济概况

省会/计划单列市	GDP（亿元）	GDP名次	人均GDP（元）	人均GDP名次	年末常住人口（万人）
深圳*	32387.68	1	183274	1	1766.2
南京	16907.85	6	178781	2	949.1
宁波*	15704.3	7	163911	3	961.8
广州	28839	2	153625	4	1873.4
杭州	18753	5	152588	5	1237.6
厦门*	7802.66	16	147386.9[1]	6	530.8
福州	12308.23	11	145936	7	844.8
青岛*	14920.75	8	144870.1[1]	8	1034.21
武汉	18866.43	4	137772	9	1373.9
长沙	13966.11	9	135200.2[1]	10	1042.06
济南	12027.5	12	127748.0[1]	11	941.5
合肥	12013.1	13	125798	12	963.4
大连*	8430.9	15	139089.3[1]	13	608.7
南昌	7203.5	19	111031	14	653.81
太原	5571.17	22	102922	15	543.5
郑州	12934.7	10	101170.9[1]	16	1282.8
成都	20817.5	3	98149	17	2126.8
乌鲁木齐	3893.22	26	95511	18	408.2
呼和浩特	3329.1	28	94443	19	355.11
西安	11486.51	14	88806	20	1299.59
昆明	7541.37	18	88192.84[1]	22	860
银川	2535.63	29	87756	21	289.68
拉萨	747.57	32	86136.39[2]	23	86.79[2]
沈阳	7695.8	17	84268	24	914.7
贵阳	4921.17	25	79871.62[1]	25	622.04
兰州	3343.5	27	75992	26	441.53
长春	6744.56	21	74220.44[1]	27	908.72
海口	2134.77	30	72619	28	293.97
西宁	1644.35	31	66363.31[1]	29	248

续表

省会/计划 单列市	GDP（亿元）	GDP 名次	人均 GDP （元）	人均 GDP 名次	年末常住人口 （万人）
石家庄	7100.6	20	63319	30	1122.35
南宁	5218.34	24	58686	31	889.17
哈尔滨	5490.1	23	56842.16[1]	32	988.5

资料来源：各地国民经济和社会发展统计公报。* 为计划单列市。

注：

[1]该市人均 GDP 未在 2022 年的国民经济和社会发展统计公报中列出，此处是通过以下公式计算：

$$2022 年人均 GDP = \frac{2 \times 2022 年 GDP}{2021 年末常住人口 + 2022 年末常住人口}$$

[2]拉萨市最新常住人口数未知，此处是使用第七次人口普查（2020 年）数据进行估计。人均 GDP 是用 2022 年 GDP 除以常住人口。

（三）地级城市智慧医院 HIC 评价

表7　2023 年地级城市智慧医院 HIC 指数

名次	城市	所属 省份	顶级医院 HIC	地级城市 医院 HIC	县级医院 HIC	中医医院 HIC	专科医院 HIC	社会办医· 单体医院 HIC	综合 HIC 指数
1	苏州	江苏	0.272	0.041	0.086	0.133	0.302	0.112	0.946
2	温州	浙江	0.374	0.010	0.030	0.033	0.000	0.037	0.484
3	烟台	山东	0.353	0.000	0.000	0.000	0.000	0.000	0.353
4	佛山	广东	0.000	0.008	0.000	0.076	0.176	0.029	0.289
5	无锡	江苏	0.000	0.045	0.131	0.098	0.000	0.000	0.274
6	江门	广东	0.000	0.000	0.000	0.000	0.252	0.000	0.252
7	珠海	广东	0.000	0.032	0.000	0.056	0.129	0.000	0.217
8	临沂	山东	0.000	0.022	0.019	0.000	0.140	0.000	0.181
9	沧州	河北	0.000	0.010	0.000	0.132	0.000	0.000	0.142
10	徐州	江苏	0.000	0.007	0.019	0.000	0.000	0.109	0.135
11	东莞	广东	0.000	0.008	0.000	0.036	0.000	0.080	0.124
12	泰州	江苏	0.000	0.016	0.048	0.050	0.000	0.000	0.114
13	宿迁	江苏	0.000	0.000	0.013	0.063	0.000	0.034	0.110
14	漳州	福建	0.000	0.015	0.000	0.000	0.000	0.094	0.109
15	淄博	山东	0.000	0.000	0.000	0.000	0.000	0.091	0.091

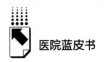
续表

名次	城市	所属省份	顶级医院HIC	地级城市医院HIC	县级医院HIC	中医医院HIC	专科医院HIC	社会办医·单体医院HIC	综合HIC指数
16	长治	山西	0.000	0.000	0.000	0.051	0.000	0.039	0.090
17	柳州	广西	0.000	0.023	0.000	0.066	0.000	0.000	0.089
18	泸州	四川	0.000	0.007	0.000	0.081	0.000	0.000	0.088
19	台州	浙江	0.000	0.035	0.020	0.033	0.000	0.000	0.088
20	常州	江苏	0.000	0.031	0.000	0.053	0.000	0.000	0.084
21	石河子*	新疆	0.000	0.000	0.070	0.000	0.000	0.000	0.070
22	潍坊	山东	0.000	0.000	0.036	0.000	0.000	0.034	0.070
23	阜阳	安徽	0.000	0.000	0.066	0.000	0.000	0.000	0.066
24	盐城	江苏	0.000	0.009	0.044	0.000	0.000	0.000	0.053
25	济宁	山东	0.000	0.020	0.000	0.000	0.000	0.032	0.052
26	宿州	安徽	0.000	0.000	0.000	0.000	0.000	0.050	0.050
27	天门*	湖北	0.000	0.000	0.049	0.000	0.000	0.000	0.049
28	洛阳	河南	0.000	0.015	0.000	0.000	0.000	0.034	0.049
29	菏泽	山东	0.000	0.000	0.048	0.000	0.000	0.000	0.048
30	淮安	江苏	0.000	0.029	0.016	0.000	0.000	0.000	0.045
31	南阳	河南	0.000	0.000	0.008	0.000	0.000	0.036	0.044
32	新乡	河南	0.000	0.000	0.000	0.000	0.000	0.042	0.042
33	黄石	湖北	0.000	0.030	0.000	0.000	0.000	0.012	0.042
34	赤峰	内蒙古	0.000	0.034	0.006	0.000	0.000	0.000	0.040
35	荆州	湖北	0.000	0.000	0.000	0.039	0.000	0.000	0.039
36	日照	山东	0.000	0.015	0.022	0.000	0.000	0.000	0.037
37	镇江	江苏	0.000	0.034	0.000	0.000	0.000	0.000	0.034
38	南通	江苏	0.000	0.026	0.007	0.000	0.000	0.000	0.033
39	扬州	江苏	0.000	0.032	0.000	0.000	0.000	0.000	0.032
40	喀什地区	新疆	0.000	0.031	0.000	0.000	0.000	0.000	0.031
41	大同	山西	0.000	0.028	0.000	0.000	0.000	0.000	0.028
42	濮阳	河南	0.000	0.000	0.000	0.000	0.000	0.028	0.028
43	金华	浙江	0.000	0.015	0.012	0.000	0.000	0.000	0.027
44	连云港	江苏	0.000	0.027	0.000	0.000	0.000	0.000	0.027
45	嘉兴	浙江	0.000	0.014	0.012	0.000	0.000	0.000	0.026
46	淮南	安徽	0.000	0.000	0.000	0.000	0.000	0.026	0.026
47	克拉玛依	新疆	0.000	0.024	0.000	0.000	0.000	0.000	0.024
48	乌海	内蒙古	0.000	0.024	0.000	0.000	0.000	0.000	0.024
49	驻马店	河南	0.000	0.006	0.018	0.000	0.000	0.000	0.024
50	咸阳	陕西	0.000	0.000	0.000	0.000	0.000	0.021	0.021

资料来源：广州艾力彼医院管理中心。* 为省直辖县。

表8 2023年地级城市智慧医院HIC指数贡献度

单位：%

综合HIC指数名次	城市	所属省份	顶级医院HIC	地级城市医院HIC	县级医院HIC	中医医院HIC	专科医院HIC	社会办医·单体医院HIC
1	苏州	江苏	29	4	9	14	32	12
2	温州	浙江	77	2	6	7	0	8
3	烟台	山东	100	0	0	0	0	0
4	佛山	广东	0	3	0	26	61	10
5	无锡	江苏	0	16	48	36	0	0
6	江门	广东	0	0	0	0	100	0
7	珠海	广东	0	15	0	26	59	0
8	临沂	山东	0	12	11	0	77	0
9	沧州	河北	0	7	0	93	0	0
10	徐州	江苏	0	5	14	0	0	81
11	东莞	广东	0	6	0	29	0	65
12	泰州	江苏	0	14	42	44	0	0
13	宿迁	江苏	0	0	12	57	0	31
14	漳州	福建	0	14	0	0	0	86
15	淄博	山东	0	0	0	0	0	100
16	长治	山西	0	0	0	57	0	43
17	柳州	广西	0	26	0	74	0	0
18	泸州	四川	0	8	0	92	0	0
19	台州	浙江	0	39	23	38	0	0
20	常州	江苏	0	37	0	63	0	0
21	石河子 *	新疆	0	0	100	0	0	0
22	潍坊	山东	0	0	51	0	0	49
23	阜阳	安徽	0	0	100	0	0	0
24	盐城	江苏	0	17	83	0	0	0
25	济宁	山东	0	38	0	0	0	62
26	宿州	安徽	0	0	0	0	0	100
27	天门 *	湖北	0	0	100	0	0	0
28	洛阳	河南	0	31	0	0	0	69
29	菏泽	山东	0	0	100	0	0	0
30	淮安	江苏	0	64	36	0	0	0
31	南阳	河南	0	0	18	0	0	82

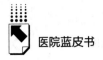

续表

综合 HIC 指数名次	城市	所属 省份	顶级医院 HIC	地级城市 医院 HIC	县级医院 HIC	中医医院 HIC	专科医院 HIC	社会办医· 单体医院 HIC
32	新乡	河南	0	0	0	0	0	100
33	黄石	湖北	0	71	0	0	0	29
34	赤峰	内蒙古	0	85	15	0	0	0
35	荆州	湖北	0	0	0	100	0	0
36	日照	山东	0	41	59	0	0	0
37	镇江	江苏	0	100	0	0	0	0
38	南通	江苏	0	79	21	0	0	0
39	扬州	江苏	0	100	0	0	0	0
40	喀什地区	新疆	0	100	0	0	0	0
41	大同	山西	0	100	0	0	0	0
42	濮阳	河南	0	0	0	0	0	100
43	金华	浙江	0	56	44	0	0	0
44	连云港	江苏	0	100	0	0	0	0
45	嘉兴	浙江	0	54	46	0	0	0
46	淮南	安徽	0	0	0	0	0	100
47	克拉玛依	新疆	0	100	0	0	0	0
48	乌海	内蒙古	0	100	0	0	0	0
49	驻马店	河南	0	25	75	0	0	0
50	咸阳	陕西	0	0	0	0	0	100

资料来源：广州艾力彼医院管理中心。* 为省直辖县。

从表 7 和表 8 可以看出，地级城市智慧医院综合 HIC 指数排名第 1 的是苏州（0.946），几乎是第 2 名温州（0.484）HIC 指数的两倍。50 个地级城市中，来自江苏的最多，共有 12 个；其次是山东，有 7 个。有顶级医院 HIC 指数的城市是苏州、温州和烟台。烟台除了顶级医院 HIC 指数外，没有其他层级、类别的智慧医院 HIC 指数，说明烟台除了顶级医院 HIC 有竞争力外，其他层级、类别的智慧医院 HIC 都偏弱。温州顶级医院 HIC 指数（0.374）排名第 1。无锡和苏州都位居地级城市医院和县级医院 HIC 指数前二。苏州（0.133）、沧州（0.132）、无锡（0.098）的中医医院 HIC 指数位列前三。专科医院 HIC 指数排在前三的城市，有两个来自广东：第 2 名是江门（0.252）；第 3 名是佛山（0.176）。社会办医·单体医院 HIC 指数排前三的是苏州（0.112）、徐州（0.109）和漳州（0.094）。唯有苏州在分层、分类医院 HIC 指数中都有覆盖，指数贡献度范围在 4%～32%，比较均衡。温州和佛山分别只有 1 个和 2 个智慧医院 HIC 指数贡献度为 0。除以上3 个城市外，其他城市都有 3 个及以上的智慧医院 HIC 指数贡献度为 0，智慧医院 HIC 发展均衡度均有待改善。

根据表 9 中的地级城市人口和经济数据，结合表 7，计算地级城市综合HIC 指数与 GDP、人均 GDP、常住人口之间的皮尔逊相关系数。结果分别是：0.6679、0.8164、0.1593，反映了地级城市综合 HIC 指数与 GDP 人均GDP 呈强程度的相关关系；与常住人口呈弱相关关系。

表 9　2022 年地级城市人口和经济概况

城市	省份	GDP（亿元）	GDP 排名	人均 GDP （元）	人均 GDP 排名	常住人口 （万人）
无锡	江苏	14850.82	2	198400	1	749.08
苏州	江苏	23958.34	1	186000	2	1291.1
常州	江苏	9550.1	6	178243	3	536.62
珠海	广东	4045.45	28	163700	4	247.72
镇江	江苏	5017.04	21	155800	5	322.22
扬州	江苏	7104.98	12	155032	6	458.29
南通	江苏	11379.6	4	146957	7	774.35
泰州	江苏	6401.77	15	141830	8	450.56
烟台	山东	9515.86	7	134581	9	705.87
佛山	广东	12698.39	3	132517[1]	10	955.23
嘉兴	浙江	6739.45	14	121794	11	555.1
唐山	河北	8900.7	8	115571	12	770.6
漳州	福建	5706.58	18	112578	13	506.8
石河子*	新疆	844.33	49	110697	14	71.7
东莞	广东	11200.32	5	106803	15	1043.7
盐城	江苏	7079.8	13	105831	16	668.97
晋城	山西	2305.4	41	105322	17	218.93

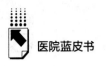

续表

城市	省份	GDP（亿元）	GDP排名	人均GDP（元）	人均GDP排名	常住人口（万人）
淮安	江苏	4742.42	22	104054	18	455.31
徐州	江苏	8457.84	9	93700	19	901.85
淄博	山东	4402.6	24	93526[1]	20	470.59
台州	浙江	6040.72	16	90572	21	667.8
长治	山西	2804.8	39	89137	22	314.2
九江	江西	4026.6	29	88318	23	455.77
连云港	江苏	4005.03	30	87042	24	460.05
黄石	湖北	2041.51[2]	44	83532[2]	25	244.4[2]
温州	浙江	8029.8	10	83107	26	967.9
宿迁	江苏	4111.98	27	82256	27	497.53
洛阳	河南	5675.2	19	80226	28	707.9
江门	广东	3773.41	31	78146[1]	29	482.22
日照	山东	2306.77	40	77714	30	296.83
潍坊	山东	7306.45	11	77654[1]	31	941.8
柳州	广西	3109.09	35	74322	32	419.12
绵阳	四川	3626.94	32	74163[1]	33	489.8
咸阳	陕西	2817.55	38	68949	34	416.9
天门*	湖北	730.05	50	65972	35	110.58
济宁	山东	5316.9	20	63953[1]	36	829.06
沧州	河北	4388.2	25	59991[1]	37	731.48
大同	山西	1842.5	46	59447	38	310
荆州	湖北	3008.61	37	58577	39	513.51
新乡	河南	3463.98	33	56156	40	616.6
汕头	广东	3017.44	36	54504	41	554.19
赤峰	内蒙古	2148.4	43	53577	42	400.1
临沂	山东	5778.5	17	52502[1]	43	1099.31
淮南	安徽	1541.1	47	50912	44	302.7
濮阳	河南	1889.53	45	50475	45	374.3
菏泽	山东	4205.34	26	48294[1]	46	868.32
南阳	河南	4555.4	23	47344	47	961.5

续表

城市	省份	GDP(亿元)	GDP排名	人均GDP(元)	人均GDP排名	常住人口(万人)
宿州	安徽	2224.6	42	41875	48	530
阜阳	安徽	3233.3	34	39643[1]	49	814.1
喀什地区	新疆	1368.56	48	28714	50	450.69

资料来源：各地区国民经济和社会发展统计公报。* 为省直辖县。

注：

[1]该市人均GDP未在2022年的国民经济和社会发展统计公报中列出，此处是通过以下公式计算：

$$2022\ 年人均\ GDP = \frac{2 \times 2022\ 年\ GDP}{2021\ 年末常住人口 + 2022\ 年末常住人口}$$

[2]黄石市2022国民经济和社会发展统计公报尚未发布。黄石市的经济和人口数据取自该市政府发布的《黄石城镇化率排名全省第三》和《2022年黄石经济运行情况》。人均GDP的计算与[1]公式一致。

（四）地级城市智慧医院 HIC 均衡指数分析

表10　2023年地级城市智慧医院 HIC 均衡指数

省（区）	地级城市总数	100强入围城市数	100强均衡指数（排名）	300强入围城市数	300强均衡指数（排名）	500强入围城市数	500强均衡指数（排名）	平均均衡指数
江苏	12	7	0.583（1）	11	0.917（2）	12	1.000（1）	0.833
浙江	9	3	0.333（2）	7	0.778（3）	8	0.889（2）	0.667
福建	7	2	0.286（4）	7	1.000（1）	3	0.429（8）	0.571
广东	19	3	0.158（9）	13	0.684（4）	10	0.526（3）	0.456
山东	14	3	0.214（5）	9	0.643（5）	7	0.500（4）	0.452
湖北	12	2	0.167（7）	5	0.417（6）	4	0.333（11）	0.306
河南	16	1	0.063（16）	4	0.250（9）	8	0.500（4）	0.271
辽宁	12	2	0.167（7）	2	0.167（12）	5	0.417（9）	0.250
内蒙古	11	2	0.182（6）	2	0.182（11）	4	0.364（10）	0.242
河北	10	1	0.100（11）	4	0.400（7）	2	0.200（17）	0.233
安徽	15	1	0.067（15）	2	0.133（16）	7	0.467（6）	0.222

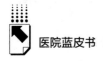
续表

省(区)	地级城市总数	100强入围城市数	100强均衡指数（排名）	300强入围城市数	300强均衡指数（排名）	500强入围城市数	500强均衡指数（排名）	平均均衡指数
新疆	13	4	0.308(3)	2	0.154(13)	2	0.154(21)	0.205
陕西	9	0	0.000(18)	1	0.111(19)	4	0.444(7)	0.185
山西	10	1	0.100(11)	1	0.100(20)	3	0.300(13)	0.167
四川	20	1	0.050(17)	3	0.150(15)	6	0.300(13)	0.167
宁夏	4	0	0.000(18)	1	0.250(9)	1	0.250(15)	0.167
湖南	13	1	0.077(14)	1	0.077(23)	4	0.308(12)	0.154
江西	10	1	0.100(11)	1	0.100(20)	2	0.200(17)	0.133
海南	3	0	0.000(18)	1	0.333(8)	0	0.000(25)	0.111
云南	15	0	0.000(18)	2	0.133(16)	2	0.200(17)	0.111
广西	13	0	0.000(18)	2	0.154(13)	2	0.154(21)	0.103
吉林	8	1	0.125(10)	1	0.125(18)	0	0.000(25)	0.083
黑龙江	12	0	0.000(18)	1	0.083(22)	2	0.167(20)	0.083
贵州	8	0	0.000(18)	0	0.000(25)	2	0.250(15)	0.083
甘肃	13	0	0.000(18)	1	0.077(24)	2	0.154(21)	0.077
青海	7	0	0.000(18)	0	0.000(25)	1	0.143(24)	0.048
西藏	6	0	0.000(18)	0	0.000(25)	0	0.000(25)	0.000

资料来源：广州艾力彼医院管理中心。

智慧医院 HIC 均衡指数又称 A/B 指数，A 表示某地域某分层、分类入榜医院所在的行政区域数量，B 表示该地域所有行政区域总数。表 10 呈现的是全国地级城市智慧医院 HIC 发展的均衡情况。平均均衡指数最高的三个省依次为江苏、浙江和福建。100 强均衡指数排名最高的三个省（区）是江苏、浙江和新疆。江苏省的 100 强、300 强和 500 强均衡指数分别为 0.583、0.917 和 1.000，优势明显，表明江苏省的智慧医院 HIC 在省内的地级城市发展均衡。综合 HIC 指数排名第二的广东省，均衡指数在三个榜单中分别只能排到第 9、第 4、第 3，省内地级城市智慧医院 HIC 发展不够均衡。浙江省的三项均衡指数分别排在第 2、第 3 和第 2，各榜单的均衡指数都很高。

（五）2023年智慧医院HIC虚化评价概览

艾力彼连续九年发布智慧医院HIC排行榜，每年记录和收集了我国智慧医院的发展轨迹。艾力彼定义智慧医院为在医院信息化和智慧化建设方面表现优秀的各类医院，包括综合医院、专科医院、中医医院、社会办医医院等，不包括部队医院。评价主要的依据是医院信息化的有效应用和管理效果。根据艾力彼智慧医院数据库数据，2023年智慧医院HIC 500强上榜医院主要集中在江苏、广东、浙江、山东、上海和北京等省份，而福建、河南等地区也有医院上榜。总体而言，上榜智慧医院HIC榜单的医院数量与地区经济和医院实力有很强的相关性。在智慧医院建设的竞争中，三甲医院的主导地位进一步加强，非三甲医院只有97家进入500强，而三乙、三级和二甲医院占比仅为18.8%。就建设投入而言，智慧医院HIC 100强上榜医院的资金投入高于300强，而300强又高于500强。数据分析显示，医院规模越大，资金投入越高，但投入占比呈下降趋势。在人员投入占床位比例方面，与上一年度相比有轻微提升。

对于智慧医院HIC子榜单，我们对上榜医院的地域分布和建设投入等情况进行了分层和分类分析。按省份统计，广东、江苏、浙江、山东和北京上榜医院数量最多，而西部省份的上榜医院数量较少。关于智慧医院建设的资金投入，从医院分层来看，顶级医院、省单医院、地级城市医院、县级医院资金投入逐层递减；在资金投入占比方面，却逐层递增。按医院分类来看，社会办医医院的资金投入占比较高，但总金额相对较低。

智慧医院建设是医院高质量发展的重要支撑，已是行业内达成的一项共识。智慧医院建设是一个系统性的工程，需要持续投入资金和人力资源等。

从智慧医院HIC虚化评价分析可见，中国医院信息化和智慧化发展仍处于成长期。要进一步推动医院发展，需要充分融合和应用人工智能、大数据、移动互联网、区块链、物联网等新技术于智慧医院建设中，赋能医院高质量发展。

二　MIT 医疗产业智慧化现状分析

"十四五"时期是全民健康信息化建设创新引领卫生健康事业高质量发展的重要机遇期，也是以数字化、网络化、智能化转型推动卫生健康工作实现质量变革、效率变革、动力变革的关键窗口期。随着信息技术的快速发展，艾力彼认为在未来 10 年左右将迎来医院的第三次洗牌。而第三次洗牌离不开云计算、大数据、物联网、移动互联网和人工智能（以下简称"云大物移智"）等新一代信息技术的支持。

智慧医疗是利用"云大物移智"等新一代信息技术，连接患者、医务人员、医疗机构、医疗设备，实时、动态获取信息，以智能方式主动管理和回应医疗健康领域内各方需求的新型医疗健康服务。MIT 医疗产业利用自身的优势产品、创新技术和优质服务，解决医疗健康服务的智慧化问题。

（一）MED 医疗仪器设备智慧化上榜企业分布

MED 医疗仪器设备智慧化是指将人工智能和物联网等先进技术应用于医疗仪器设备，使其具备数据分析、自动化控制、智能决策等能力。它不仅提高了医疗仪器设备的性能和效率，还实现了数据的实时监测和分析，优化了医疗资源的配置和管理，推动了医学科研和创新。MED 医疗仪器设备智慧化将为医疗保健领域带来革命性的变革，提升人们的健康水平和医疗服务的质量。

从图 2 我们看到上榜企业大多分布在上海、北京、深圳和苏州，这四个城市的上榜企业数量分别占上榜企业总数的 26.47%、20.59%、15.88% 和 11.18%，合计上榜企业数共有 126 家，占总上榜企业数的 74.12%。上海和北京分别有 45 家和 35 家企业上榜，也就是说 47.06% 的上榜企业分布在这两个人均 GDP 排名前二的城市。企业高度集中于上述四个城市，这是由于它们经济发展较好，企业研发投入较多，产业链完善，生命科技园多，产业吸引力较强。此外，沈阳和南京也分别有 8 家和 5 家上榜企业，这是由于当

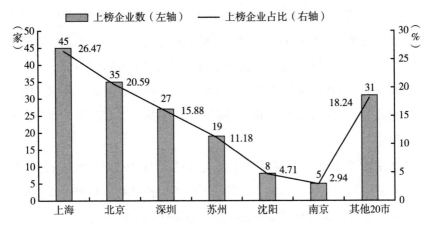

图2 2023年MED医疗仪器设备智慧化上榜企业城市分布

资料来源：广州艾力彼医院管理中心数据库。

地政策支持，近年来也吸引了部分生产和经营企业。

上海、北京、深圳、苏州、沈阳和南京这6个城市共聚集超过80%的上榜企业。MED医疗仪器设备企业的分布，呈现多中心、多城市的发展格局。

2021年6月，国务院办公厅发布的《关于推动公立医院高质量发展的意见》强调了要推动云计算、大数据、物联网、区块链、第五代移动通信（5G）等新一代信息技术与医疗服务深度融合，也要大力发展远程医疗和互联网诊疗，推动手术机器人等智能医疗设备和智能辅助诊疗系统的研发与应用。

近年来，我国医疗器械行业发展迅速，市场规模增速高于世界平均水平，且在全球市场的占比逐年增加。2022年，我国医疗器械市场规模达到1.3万亿元，约占全球市场的27.5%；近五年来，年均复合增长率超过12%。预计到2030年市场规模将达到2.5万亿元。

以迈瑞医疗为例，自2015年以来，该公司在越来越多的产品领域开始尝试人工智能技术的应用，上市的"N系列"高端监护仪、"RE系列"高端超声仪均增添了智慧化的辅助诊断功能。公司对于人工智能技术在医疗设备中的广泛应用程度，领先于进口品牌。

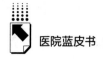

在生命与信息支持领域，迈瑞医疗发布的"SV系列"呼吸机应用了智能人机同步技术，根据患者的多维度呼吸波形态特征，智能识别病人自主呼吸状态，自动配合病人呼吸节律进行通气，提高患者人机同步性。此外，迈瑞医疗发布的"NB系列"新生儿呼吸机，也应用了智能氧控技术，能够自动监测患儿的血氧状态，智能调节呼吸机输送氧浓度，保证患儿血氧在安全目标范围内。

在医学影像领域，迈瑞医疗在已发布的"TE10/20系列"超声仪中，添加了心脏结构自动识别功能。该功能不仅可以提升心脏超声检查的效率和质控水平，还可以帮助初学者快速掌握心脏超声标准切面的扫查技巧。

2022年，公司研发投入319097.30万元，同比增长17.06%。产品不断丰富、技术持续迭代，尤其是高端产品不断实现升级。公司采取自主研发模式，目前已建立起基于全球资源配置的研发创新平台，设有十大研发中心，共有3927名研发工程师。

公司注重通过专利来保护自主知识产权，截至2022年12月31日，共计申请专利8670件，其中发明专利6193件，共计授权专利3976件，其中发明专利授权1847件。

（二）IVD体外诊断设备智慧化上榜企业城市分布

IVD体外诊断设备智慧化是指利用人工智能、机器学习、大数据分析、云计算等技术，赋予IVD体外诊断设备智能化能力。IVD体外诊断设备可以自动分析和解读大量的生物标本数据，并提供准确的诊断结果和个性化的治疗建议。它不仅提升早期诊断率和准确率，还提高治疗效果和患者满意度，促进医疗资源的有效利用，推动医学科研和医疗质量的提升。IVD体外诊断设备智慧化将为医疗保健领域带来革命性的变革，提升人们的健康水平和医疗服务的质量。

根据图3，我们发现上海的IVD体外诊断设备智慧化上榜企业数量明显多于其他城市：总共上榜企业23家，占总上榜数的32.86%。接近三分之一的上榜企业聚集于上海，说明上海在IVD体外诊断设备智慧化的发展中处

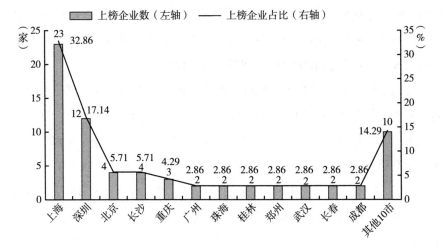

图3　2023年IVD体外诊断设备智慧化上榜企业城市分布

资料来源：广州艾力彼医院管理中心数据库

于领先地位。排在上海之后的深圳上榜企业有12家，占上榜企业总数的17.14%，可见深圳也是IVD体外诊断设备企业集聚城市。上海和深圳的上榜企业共有35家，正好占了上榜企业总数的50%，反映了IVD体外诊断设备企业，在这两个产业中心的聚集度很高。

北京（4家）、长沙（4家）和重庆（3家）也分别有企业上榜，体量明显比上海、深圳小。另外，上榜企业还分布在其他的城市。IVD体外诊断设备企业的城市分布，呈现两中心、两层次共同发展的产业格局。

2020年5月，国家卫健委发布的《关于进一步完善预约诊疗制度加强智慧医院建设的通知》重点鼓励二级以上医院以《医院智慧服务分级评估标准体系（试行）》为指导，推动疾病诊断、治疗、康复和照护等智能辅助系统应用，提高医疗服务效率。

我国IVD体外诊断设备行业飞速发展，2022年市场规模达到1700亿元，预计到2030年市场规模将增至2882亿元，并且在全球市场中的占比将提升到33%以上，增长潜力巨大。

以郑州安图生物工程公司为例，该公司高度重视对研发创新的投入，

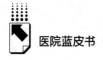
2020~2022年研发投入分别为34637.05万元、48595.46万元和57169.48万元，占当期营业收入的比重分别为11.63%、12.90%和12.87%。持续的研发高投入使公司源源不断的技术创新得到了保障。

公司不断加强研发投入，积极开拓新领域与开发新产品，部分项目已经初见成效：截至2022年12月31日，公司已获专利1154项（包含国际专利51项），其中国内专利授权包含发明专利124项、实用新型专利892项、外观设计专利87项；获得产品注册（备案）证书651项，并取得了444项产品的欧盟CE认证。公司先后承担国家项目14项，省级项目18项，市区级项目24项，完成科学技术成果鉴定（评价）10项，已全面参与93项行业标准制定。

"十四五"期间，公司将逐步完善以郑州为中心，北京、上海、苏州、深圳等地区为分支的研发体系，利用这些地区的人才和技术优势，组建高素质研发团队，建立高水平研发技术平台，进军体外诊断领域前沿技术和产品的开发。

（三）HIT医院智慧技术上榜企业城市分布

HIT医院智慧技术是指在医疗机构中使用和管理信息的技术系统，以支持医疗和健康护理活动的应用和实践。随着科技的发展和信息化水平的提高，医疗行业也逐渐用信息技术来提高医疗服务的质量和效率，提高医疗效率和生产力，改善患者体验，并为医疗机构和研究团队提供有力的支持和数据。

根据图4，总计有138家HIT医院智慧技术上榜企业集中在上海、杭州和北京三个城市，分别占总上榜企业数的20.43%、20.00%和19.57%，说明这三个城市已成为HIT医院智慧技术产品研发和销售的产业集聚中心。深圳、广州的上榜企业数分别有17家和14家，合计占上榜企业总数的13.48%，落后于上海、杭州和北京，成为第二级产业集聚中心，拥有较大的发展潜力。

另外，苏州和厦门上榜企业数分别为9家和6家，除此之外还有8个城市也分别上榜3~5家企业（图4中未显示），成为第三级产业集聚中心。总

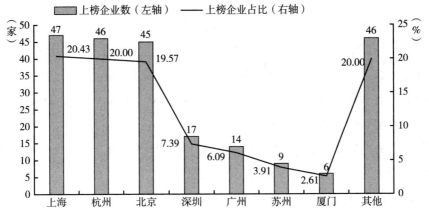

图 4　2023 年 HIT 医院智慧技术上榜企业城市分布

资料来源：广州艾力彼医院管理中心数据库。

体来说，HIT 医院智慧技术的产业格局呈现三中心、多层次、多城市共同发展的特点。

2021 年 6 月发布的《关于推动公立医院高质量发展的意见》重点提到了推动云计算、大数据、物联网、区块链、第五代移动通信（5G）等新一代信息技术与医疗服务深度融合。推进电子病历、智慧服务、智慧管理"三位一体"的智慧医院建设和医院信息标准化建设，大力发展远程医疗和互联网诊疗。因此，HIT 医院智慧技术将成为公立医院高质量发展的必要保证。2023 年 3 月发布的《关于进一步完善医疗卫生服务体系的意见》中指出，要提升服务便捷性，积极运用互联网、人工智能等技术，持续优化服务流程，发挥信息技术的支撑作用，通过发展"互联网+医疗健康"，建设面向医疗领域的工业互联网平台。

根据国际数据公司 IDC 发布的《中国医疗软件解决方案市场预测（2023—2027）》，2022 年，中国医疗软件系统解决方案的市场份额约为200 亿元，预计到 2027 年将会达到 460 亿元，2023~2027 年中国医疗软件系统解决方案的市场年均增长率都将保持在 15% 以上。

以卫宁健康为例，2022 年该公司研发费用同比增加 22.73%；公司的研

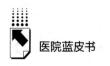

发人员数量从 2063 人增加到了 2487 人。

该公司的 WiNEX 于 2020 年 4 月正式发布，同年 7 月又发布 WinCloud "卫宁云计划"，截至 2021 年末，WinCloud 已在全国范围内 220 余家医疗机构落地，妇产、口腔等专科医生站也已陆续在医院上线使用。为满足医疗数字化转型对于突破传统系统框架的需求，WiNEX 是基于中台思想构建医疗数字化转型平台下的知识驱动型新一代医疗信息系统。通过数字技术，从技术架构、数据架构、业务架构等层面，重新梳理打造具有智慧随行、融合一体、开放互联、极致体验等特点，WiNEX 具备了云化、集团化、线上线下一体化的产品内涵，为搭建未来数字化医疗生态基座，引领行业变革贡献力量。

2022 年，卫宁健康正式发布"1+X"战略。"1"是基于统一中台的 WiNEX 系列产品，实现医疗卫生服务资源数字化；依托开放互联的卫宁数字健康平台 WinDHP，构建行业数字基座"+"，汇聚医、药、健、险等各方能力；通过能力交换兑现价值，在数字空间构建出数字化产品、数据服务创新、互联网医院、医药险联动等"X"个数字健康应用场景，充分释放医疗机构能力，持续丰富医疗数字化生态，为医疗机构开辟更多价值发展的可能性。

（四）MIT 上榜企业城市分布

表 11　2023 年 MIT 上榜企业城市分布

指标	MED	IVD	HIT
上榜城市数（个）	26	22	26
上榜企业（家）	170	70	230
单个城市上榜企业数最大值（家）	45	23	47
单个城市上榜企业家次最大占比（%）	26.47	32.86	20.43
上榜企业数前三城市合计（家）	107	39	138
上榜企业数前三城市合计占比（%）	62.94	55.71	60.00
合计上榜达 80%城市数（家）	6	10	7
合计上榜达 80%城市数占比（%）	23.08	45.45	26.92
合计上榜达 50%城市数（家）	3	2	2

指标	MED	IVD	HIT
合计上榜达50%城市数占比(%)	11.54	9.09	11.54
平均城市上榜企业数(家)	6.54	3.18	8.85
上榜1家次企业的城市数(家)	12	10	8
上榜1家次企业的城市数占比(%)	46.15	45.45	30.77
上榜小于等于2家次企业的城市数(家)	17	17	11
上榜小于等于2家次企业的城市数占比(%)	65.38	77.27	42.31

资料来源：广州艾力彼医院管理中心数据库。

从表11的"上榜企业数前三城市合计占比"这个指标来看，最高的是MED，达到62.94%，HIT以60%次之，最低的IVD也占55.71%，头部企业集中度高且相差不远。从"合计上榜达80%城市数占比"这个指标来看，IVD是45.45%，比MED的23.08%和HIT的26.92%几乎高一倍，反映了IVD后部企业城市分布比较分散。

（五）2023年MIT虚化评价概览

1.MED医疗仪器设备智慧化·医院满意度排行榜

（1）包含14个品类子榜单，分别为CT、MR、X线机、DSA、超声影像、核医学、放疗、监护、呼吸、血液净化、内镜、麻醉、医用激光、病理，上榜名额170个，上榜企业共109家。上榜2个及以上子榜单的企业有24家。上榜数量前三的企业分别为：上榜了9个子榜单的GE，上榜了8个子榜单的飞利浦，上榜了7个子榜单的西门子和东软。可见在MED医疗仪器设备市场中，头部企业仍以进口企业为主，传统的三大巨头GE、飞利浦、西门子在市场上仍占据前三位。东软作为上榜数量并列第三的国产企业，可见国内MED医疗设备市场被进口企业占据的格局正在发生变化。国产企业中，上榜数量仅次于东软的是迈瑞，上榜6个子榜单，联影上榜5个子榜单，安科、科曼、万东各上榜3个子榜单，它们均为国产MED医疗仪器设备的领军企业。

（2）榜单中的国产企业占比为66.06%（72家），进口企业占比33.94%（37家）。14个子榜单中除病理类，其余13个子榜单均有50%及以上的国产企业上榜，由此可见开始崭露头角的国产企业越来越多。但是占有市场大部分份额的仍为进口企业。尤其是在高端产品领域，仅有联影、东软、迈瑞等少数国产企业能跻身前列。

（3）上榜企业中有47.71%为上市企业或上市企业子公司，即52家。其中22家为国产企业，包括东软、迈瑞、联影等；30家为进口企业，包括佳能医疗等。非上市企业占比52.29%，即57家，其中50家为国产企业，包括安科、科曼等；7家进口企业，包括卡尔史托斯、贝朗、日本樱花等。由此可见，能占据MED医疗仪器设备一定市场份额的进口企业更多的是上市企业。上市企业或上市企业子公司一般更具有实力和知名度，市场竞争力更强。CT、MR、X线机、DSA、超声影像、核医学、放疗、监护、血液净化、病理这10个子榜单均有一半及以上的企业为上市企业或上市企业子公司。

2. IVD体外诊断智慧化·医院满意度排行榜

（1）包含7个子榜单，合计70个上榜名额，上榜的企业一共有54家，其中有12家企业重复上榜。罗氏上榜了4个子榜单，是上榜次数最多的企业。另外，有2家企业上榜3个子榜单，分别是迈瑞和雷杜，有9家企业上榜2个子榜单，分别是希森美康、贝克曼、西门子、雅培、强生、迈克、安图、迪瑞和优利特。

（2）在上榜的54家企业中，一共有12家进口企业和42家国产企业，分别占比22%和78%。在三大常规设备、分子诊断设备和微生物设备的榜单中，国产企业的上榜数量是最多的，与进口企业的比例为4∶1，国产品牌的技术能力已经可以跟进口企业看齐甚至更加优秀。而在生化分析仪和化学发光分析仪的子榜单中，国产企业和进口企业的上榜数量接近，比例达到3∶2，说明目前大部分医院用户还是比较依赖进口设备。

（3）上榜的企业中，上市企业的比例达到57%。剩下的国产企业虽然还未上市，但是都拥有自主研发的产品，并且产品多次获得国家优秀医疗设备的称号。

3. HIT 医院智慧技术·医院满意度排行榜

（1）包含 21 个子榜单，合计 230 个上榜名额。软件系统模块共有 79 个厂商上榜，物联网技术模块共有 87 个厂商上榜。从地域分布看，厂商覆盖了 16 个省（直辖市），其中上海、浙江、广东、北京上榜的品牌总数超过 70%，地域分布较为集中。

（2）软件系统模块中，上榜数量超过 4 个的厂商中除重庆中联外，均为上市公司。

（3）物联网技术模块中，仅 7 家医疗信息厂商上榜数量超过 2 个，其中上榜最多的为思创医惠。物联网技术应用厂商更加注重各自细分领域的建设，企业规模相对较小。

（4）从全院信息化系统（HIS）分布情况来看，东华医为占比最高，达 11.44%，卫宁健康、创业慧康、东软集团位居其后，分别为 10.11%，9.84%，9.04%。前四位使用客户占比已超 40%。

（5）从电子病历系统（EMR）厂商总体分布情况来看，嘉和美康、卫宁健康、东华医为分别占比 14.72%、10.72%、10.56%，嘉和美康处于领跑地位。

三 结语

中国东、中部大城市和发达地区的常住人口数量多，GDP 总量也大，因此医疗资源相对充裕，也可以投入更多的资金和资源用于智慧医院的建设，促进医疗服务的升级和优化。相反，西部城市由于常住人口数量少，GDP 总量小，导致智慧医院建设水平较低。要改变这种现状，除了政府要在政策扶持、鼓励创新、人才培养、资金投入等方面加大支持力度，还需要医院积极推进智慧化建设，加快科研成果转化，MIT 医疗产业也要加强在智慧医院技术领域的创新研究和开发。医院、企业和政府的通力合作，将推动智慧化设备和新一代信息技术在医院中的广泛应用，提升医疗服务质量，提

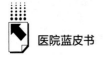

高医疗效率，让医疗资源分配更公平、医疗服务覆盖更全面，更好地满足人民群众的健康需求。

参考文献

1. 庄一强、廖新波主编《中国医院竞争力报告（2023）》，社会科学文献出版社，2023。

2. 庄一强、廖新波主编《中国智慧医院发展报告（2022）》，社会科学文献出版社，2022。

3. 庄一强主编《中国医院评价报告（2020）》，社会科学文献出版社，2020。

4. 《"十四五"全民健康信息化规划》，2022 年 11 月，http：//www.nhc.gov.cn/cmssearch/downFiles/2b34962e39b441f69185a072dd56e725.pdf。

5. 《数字中国建设整体布局规划》，2023 年 2 月，https：//www.gov.cn/zhengce/2023-02/27/content_5743484.htm。

6. 《"千县工程"县医院综合能力提升工作方案（2021—2025 年）》，2023 年 2 月，https：//www.gov.cn/zhengce/zhengceku/2021-11/04/content_5648771.htm。

7. 《"十四五"中医药信息化发展规划》，2022 年 11 月，https：//www.gov.cn/zhengce/zhengceku/2022-12/06/content_5730292.htm。

8. 《国务院办公厅关于推动公立医院高质量发展的意见》，2021 年 06 月，https：//www.gov.cn/zhengce/content/2021-06/04/content_5615473.htm。

9. 《一文读懂我国医疗器械产业发展概况》，2023 年 5 月，https：//www.hbwhexpo.com/article/1751。

10. 《深圳迈瑞生物医疗电子股份有限公司 2022 年年度报告》，2023 年 4 月，http：//file.finance.sina.com.cn/211.154.219.97：9494/MRGG/CNSESZ_STOCK/2023/2023-4/2023-04-28/9132686.PDF。

11. 《国家卫生健康委办公厅关于进一步完善预约诊疗制度加强智慧医院建设的通知》，2020 年 5 月，https：//www.gov.cn/zhengce/zhengceku/2020-05/22/content_5513897.htm。

12. 《郑州安图生物工程股份有限公司 2022 年年度报告》，2023 年 4 月，http：//file.finance.sina.com.cn/211.154.219.97：9494/MRGG/CNSESH_STOCK/2023/2023-4/2023-04-21/9022515.PDF。

13. 《卫宁健康科技集团股份有限公司 2022 年年度报告》，2023 年 4 月，http：//file.finance.sina.com.cn/211.154.219.97：9494/MRGG/CNSESZ_STOCK/2023/2023-4/2023-04-19/9007621.PDF。

专题篇

Theme Reports

B.2

2023年医院智慧化与医工融合发展报告

王兴琳　姚淑芳　庄一强　蔡华*

摘　要： 2023 年初全世界迎来了爆火的 ChatGPT，人工智能（AI）风暴
席卷社会各领域，医疗领域也不例外。AI 的应用，通过医工之
间的交叉与融合，在医疗健康领域发展空间无限。

本文主要以 MED 医疗仪器设备智慧化、IVD 体外诊断设备智慧
化、HIT 医院智慧技术的融合发展为主线，观其市场规模和发展
趋势；察其国际国内成功案例的范式；了解医工融合成败优劣之
所在；打通医工融合在"产学研医投"一体化发展之路。

关键词： 医工融合　融合模式　产学研医投　一体化发展

---

* 王兴琳，博士，广东省卫生经济学会绩效管理与评估分会会长；姚淑芳，博士，广州艾力彼
医院管理中心常务副主任；庄一强，博士，广州艾力彼医院管理中心主任；蔡华，广州艾力
彼医院管理中心副主任。

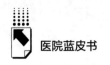
一　医工融合的市场规模与价值预测

在科技高度发达的今天，医学的发展和变革，不仅打破了医学学科间的壁垒，而且打破了医学与其他学科之间的藩篱。以新医工和新医科为例，医工的深度融合已成为近年来的三热：热词、热点、热浪。首先，它是医学和工学跨学科之间高度关注的热词；其次，它成为国家解决"卡脖子"问题，推动创新科技发展的热点；最后，它更在投资界掀起新一轮的投资热浪。因为，学科交叉是当今科技创新的源泉，是科学时代不可替代的研究范式。新医工、新医科建设的发展，给医工融合注入了无限活力。在"大健康"布局下，医工交叉的内涵也发生了扩展和延伸。在"健康中国2030"国家战略目标下，医学正在成为知识流的融合点和创新的爆发点，这点从其市场趋势可见一斑。

（一）MED医疗仪器设备智慧化市场

2022年，一篇名为《万亿级中国医疗器械市场年均增长超10%，高校积极融入医工交叉产业创新生态链》的报道称，2020年MED医疗仪器设备产业营收收入首次突破1万亿元大关。预计未来5年，该产业仍将实现年均超过10%的快速增长。

如图1所示，中国的医疗器械市场发展迅速，2019年以来发展明显提速，2021年增速最大为26%。此外，医疗器械新增上市公司数量也远超其他医药细分领域的上市公司（见图2）。但是，目前中国高端医疗器械市场仍以进口产品为主。中国工程院院士顾晓松指出，5年内，实现高端医疗设备器械发展与当前国际先进水平持平，支撑高值医疗设备自主化率达到70%，国产高值医疗器械元器件、零部件自主化率超过90%。[1] 可见MED医疗仪器设备的市场潜力巨大。

---

[1] 《万亿级中国医疗器械市场年均增长超10%，高校积极融入医工交叉产业创新生态链》，《文汇报》，https://www.usst.edu.cn/_t2/2022/0929/c58a50894/page.psp。

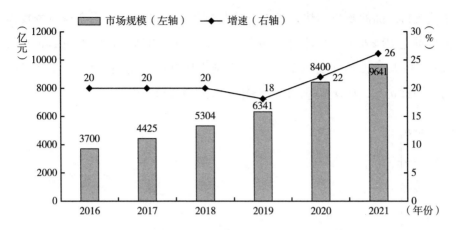

图1 2016~2021年中国医疗器械市场规模及增速

资料来源：众诚智库。

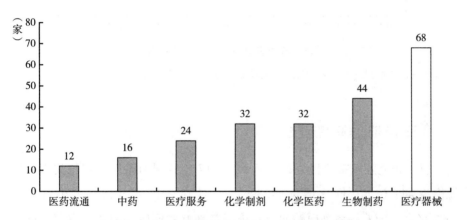

图2 2021年中国医药细分领域新增上市公司数量

资料来源：众诚智库。

（二）IVD 体外诊断设备智慧化市场

我国 IVD 体外诊断设备行业的产品研发和生产能力近年来得到了大幅度的提高，彰显了其强大的生命活力的和市场潜力。据统计，近年来 IVD 体外诊断设备行业发展迅猛，本土企业创新研发的力度持续加大，国内产品替代进口产品的步伐加快，2019 年市场规模达 800 亿元，占全球市场规模的比重达 18%左右，预计到 2030 年中国市场规模将增至 2882 亿元，占比将增至 33%以上。预计到 2023 年底，中国市场规模将达到 1259 亿元（见图3）。由此可见，IVD 体外诊断设备市场有强劲的增长潜力。

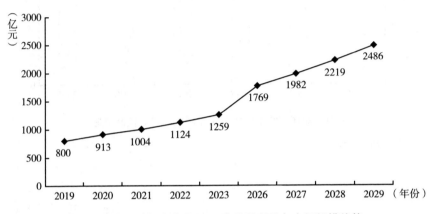

图 3　2019~2029 年中国 IVD 体外诊断设备市场规模趋势

资料来源：《中国体外诊断行业市场规模及未来发展趋势》《美国 IQVIA 数据》。

（三）HIT 医院智慧技术市场

思宇研究院发布的相关数据显示，2017 年我国 HIT 医院智慧技术市场规模为 448 亿元，同比增长 17.59%。预计到 2023 年底市场规模将突破1000 亿元。随着一系列政策出台，由于各地互联网医院的建设需要，可以肯定的是，我国 HIT 医院智慧技术市场正处于高速发展的好时代。

艾力彼数据显示，HIT 企业较 MED 和 IVD 企业而言，相对小而分散，目前暂无合资企业，外企占比仅为 18%，主要以央企、国企和民营企业为主，占比达 82%。

据不完全统计，预计到 2023 年底，MIT 市场规模有望突破 13000 亿元，而且未来每年至少以 10%以上的速度增长。根据 CCID Consulting 发布的报告，预计到 2025 年，中国医工融合市场规模将达到 3687 亿元，年复合增长率约为16.9%。为此，在国家推动科技革命，解决"卡脖子"问题的倡导下，中国的医工融合正在高速发展，MIT市场呈现蓬勃之势。但是，跨学科跨行业的交叉融合，无疑会带来"产学研医投"方面的挑战。

二 医工融合成功模式的借鉴和探索

从20世纪六七十年代开始，美国诸多研究型大学就纷纷投入巨资开展医工交叉学科研究，先后成立了医工交叉研究所或研究中心。中国医工融合研究发端于20世纪80年代，在国家政策和市场需求的推动下，21世纪20年代MIT融合发展进入快速成长期。

（一）发达国家医工融合模式借鉴

1.美国成功模式探索

在20世纪50年代，美国政府开始加强对医疗器械行业的监管，并设立了FDA来确保医疗器械的安全性和有效性。此后，医工融合逐渐发展起来，许多医疗器械公司和生产商不断涌现，如麦迪逊公司（Medtronic）、强生（Johnson & Johnson）等。这些公司在医疗器械领域的不断创新和发展为医工融合打下了很好的基础。此外，美国以院校主导的跨学科合作及技术转让，为医工融合打下了无比良好的基础（见表1）。

表1 美国科研转化及融合案例

融合开始时间	主导机构	融合机构	成果	融合模式*
1960年	麻省理工学院成立医学工程和科学研究所(IMES)	当地医院及行业	技术转让和创业机会与医院和行业结合	院校主导型模式(U-H)
		哈佛医学院	癌症检测技术。申请20项专利,10项已获授权,获1亿美元支持,产品进入临床试验阶段	

续表

融合开始时间	主导机构	融合机构	成果	融合模式*
1998年	斯坦福大学	苹果公司	"心脏研究"的手机应用程序,监测用户心率、心电图和其他生理数据,并将这些数据与Bio-X的数据库进行比对,以研究和识别心脏疾病的风险因素和治疗方法	院校主导型模式(U-B)
2002年	约翰·霍普金斯大学	为学生跨学科学习提供学习平台	支持师生共同开展相关研究进行成果转化	院校主导型平台模式(U-PM)
—	加州大学洛杉矶分校戴维格芬医学院	实验室跨学科合作空间——南塔研究空间(STRS)	南塔研究空间可以找到不同领域的专家,南塔研究空间中的跨学科合作有效推动了科研成果转化	院校主导型平台模式(U-PM)

* U(University)-H(Hospital)［校—医模式］、U-B(Business)［校—企模式］、U-PM(Platform Mode)［校—平台模式］。

首先,美国医学研究倡导跨学科、跨地域、跨组织的协同创新,培造了跨学科合作文化;其次,科研的资金供给多元化,包括研究机构、政府组织、企业、私人、慈善机构、社会团体等,保证有充足的资金量;最后,拥有先进的基础设施,创新是个人价值体现的社会共识。

2. 德国成功模式探索

德国在医工融合方面的优势在于其雄厚的制造业和科技研发实力。其医工融合产业已经形成了完整的价值链,从医疗器械的研发、生产到销售和售后服务都非常完善。此外,德国的政府、学术界和产业界也在医工融合方面积极合作,共同推动这一领域的发展。此外,德国的第三方平台,在科研转化中扮演着重要的角色。如弗劳恩霍夫协会是科学研究与产业发展有机对接的一个典范,同时享有"科技搬运工"美誉;又如史太白国际技术转移机构服务于中小企业,为技术创新转让提供了有价值的服务。

表2 德国医工融合范例

合作的机构/公司	项目名称	产品	融合模式*
德国生物制药公司CureVac+英国制药公司GSK	合作研发新冠病毒疫苗	CureVac负责研发和生产疫苗的RNA技术;GSK负责疫苗的包装、灌装和分发	政府主导型模式(G-B)
西门子+多家医院	医疗影像处理系统	该系统已在德国多家医院应用,获多项国际和国内科技创新奖项,申请了30项专利,20项已获授权,投资2亿欧元,产值预计5亿欧元	企业主导型模式(B-H)
西门子医疗+伦敦的研究型教学医院+伦敦健康科学中心(LHSC)+伦敦圣约瑟夫医疗保健中心	合作开发新型MRI成像技术	"MAGNETOM Free Max"新技术:通过在MRI扫描时,提高图像质量和空间分辨率,缩短成像时间。增加更多的数据点来提高图像质量,从而实现更精确的诊断和治疗	企业主导型模式(B-H)

* G(Government)-B〔政—企模式〕、B-H〔企—医模式〕。

3. 日本成功模式探索

日本在医工融合方面的成功经验主要体现在其领先的医疗器械技术和先进的机器人技术上。例如,日本的一些机器人手术系统在世界上广受欢迎,成为医工融合领域的一大亮点,其企业在医工融合中扮演主要角色(见表3)。

表3 日本医工融合成果案例

合作的机构/公司	项目名称	产品	融合模式
精工爱普生(Seiko Epson)	智能手表、医疗机器人、可穿戴医疗设备等	可穿戴医疗设备和医疗机器人	企业主导型模式(B-H)
佳能医疗系统(Canon Medical Systems)	数字化手术室系统、数字化超声系统、医疗影像云平台、医疗数字化眼科系统等	实现对医疗数据的智能分析和诊断,提高了疾病的诊疗效果	企业主导型模式(B-H)
CYBERDYNE公司	外骨骼设备	外骨骼设备使用先进的传感器和控制系统,可帮助患者改善肌肉力量和运动能力	企业主导型模式(B-H)

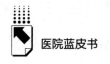

（二）国内成功模式探索

目前国内医工融合发展时间不长，成功案例有限，对现有案例进行量化分析可以更加客观地评估它们的实际价值和影响力，从专利申请、转化金额、经济价值等角度的量化分析。

表4　国内医工融合专利申请及转化金额典型的 H-B 模式案例

年份	单位	转让项目	转化方式	合同金额
2019	北京大学第三医院	"半个性化和完全个性化全膝置换用人工关节及其微创精准手术工具"的相关专利	现金转让	5000万元
2020	四川大学华西医院	"超长效局麻药"两项专利	许可开发	2.5亿元
2021	四川大学华西医院	"新型骨骼肌松弛药物"七项专利	许可开发	5亿元
2021	上海交通大学医学院附属第九人民医院	"植入听觉脑干植入装置"八项专利	许可开发	3000万元
2021	北京积水潭医院	"移动智能动作监测骨科康复指导仪"的相关专利	个人持股+医院现金	——
2022	北京大学第一医院	"IgA 肾病潜在突破性疗法——PKU308/AP－308 药物"的相关专利	许可开发	2.07亿元

资料来源：《医学创新转化黄金时代：趋势、隐忧和对策》。

以医院为主导与企业的合作模式下（见表4），北京大学第三医院和北京积水潭医院均取得了骄人的成绩。除此之外，还有科技园主导型模式（平台模式），如深圳前海深港现代服务业合作新区，引进大量医疗器械、生物医药企业入驻科技园的平台模式；上海交通大学医学院、上海理工大学、上海新微科技集团联合开发的医科与工科主导的医疗器械创新与转化平台；以企业为主导的华大基因与中山大学共同打造的"中山大学—华大基因精准医学联合实验室"。可见，在开发肿瘤新药、前沿科技研发、药物筛选和临床转化等方面，医工融合展现出合作的爆发性、通力性和多元性。

三　国内医工融合的机会与挑战

创新是一个民族进步的灵魂，是一个国家兴旺发达的不竭动力。在"健康中国2030"国家战略目标下，医疗界迎来医工融合"产学研医投"新的爆发点。医学与工学的融合，不再是传统意义上的"1+1＝2"，而是在新科技的推动下，打破所有学科的边界，互相交叉融合，创造出多个新兴领域。例如智慧医疗器械、智慧体外诊断设备和智慧医疗信息化产品等。

（一）国内医工融合的机会

1. 国家及各级地方政府大力倡导与鼓励

2015年《促进科技成果转化法》正式实施以来，一系列鼓励医疗机构科技创新成果转化的政策及配套文件不断出台，国家支持医学创新成果转化的政策体系也逐步完善。《"十四五"优质高效医疗卫生服务体系建设实施方案》提出，要形成一批医学研究高峰、成果转化高地、人才培养基地、数据汇集平台。集中力量开展核心技术攻关，推动临床科研成果转化，加快解决"卡脖子"问题。由此，自上而下形成了医工跨界融合的热潮，也将是未来最热的投资风潮。

2. 跨界创新合力已有共识

目前国内各界都逐步形成共识。各地方政府也积极跟进，并出台和完善各种落地条例。北京、上海、广州、苏州、深圳等地政府关注医企融合，不断强化政策支持、技术转化、学术交流和产业发展等。近年来，国内顶尖医院和医学院校不断探索成果转化路径（见图4），全国三甲医院的专利申请量和转让量呈现稳步增长态势（见图5）。

3. 医学创新范式已形成，转化路径已明晰

医学创新范式逐渐形成"临床需求→医工结合（产品创新和研发）→

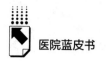

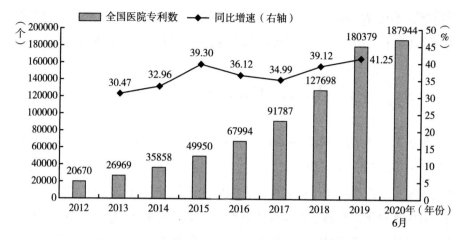

图4 2012~2020年6月全国医院专利申请动态比较

资料来源：众成医械大数据平台。

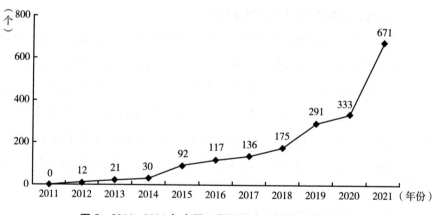

图5 2011~2021年全国三甲医院专利转让量增长趋势

资料来源：incopat数据库，中国医学创新联盟。

建立知识体系→可实现知识迭代→成果服务临床需要"的闭环。医生在临床中，根据需求形成创新理念，通过申请专利，到专利的获得，其创新理念得到最佳保护。并在医院、政府、资本、企业等资源的推动下，其专利被成功转化，并逐渐形成专科创新的良好生态，最终打造出理念—产品—产业—学科—生态的价值链条（见图6）。

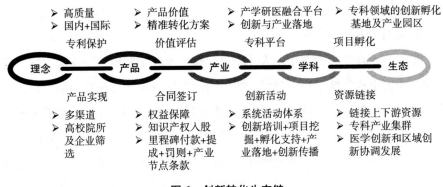

图6　创新转化生态链

资料来源：《医学创新转化黄金时代：趋势、隐忧和对策》。

4.科技园与"产学研医投"一体化聚集合力

目前国内各省份都有较为成熟的科技园区，为科技创新提供了一站式服务的便利和可能。这无疑为医工融合范式的发展，以及生态价值链的形成提供了极佳的物质条件。从全球来看，医工融合/医学转化多采用"临床—科研—教育"创新孵化模式，以及临床—实验室—临床（Bed-Bench-Bed，BBB）研发创新模式，如美国波士顿—剑桥地区、英国·剑桥郡剑桥科技园，以及以色列海法生命科学园等产业聚集区，已取得很好的实践及令人瞩目的成绩。希望国内在政府的推动下，在医工融合各界的努力下，使"产学研医投"的一体化融合形成创新合力。

（二）国内医工融合的挑战

国家卫健委副主任曾益新2022年在一次发言中谈道："当前，医工融合仍处于早期发展阶段，表现在前沿领域原始创新还不足，产学研协同创新体制机制仍需进一步完善，行业增长、产业壮大创新、跨界融合还不够充分，人才要素短缺，营商和监管环境还需要不断完善等等。"吕泽坚、李勇的最新研究提示，目前我国医工融合的主要问题是在基础研究阶段：医工结合学科融合不充分；在应用研究阶段：临床应用需求互动少，科研成果转化难和"产学研用"全链条不贯通。除了上述因素，据艾力彼研究发现，医工融合

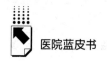

难还表现在以下方面。

1. 复合型人才的匮乏

主要体现在学科教育中的人才不足，在一流医学院校或一流医学学科建设中，我国重视传统学科的建设，而美国则以实现医学终极目标的愿景为方向而设立学校与学科。从20世纪六七十年代开始，美国诸多研究型大学就关注到医学与多学科的交叉与结合，纷纷投入巨资开展医工交叉学科研究，先后成立了医工交叉研究所或研究中心，以促进医工交叉学科研究与人才培养。我国学科的设置起步较晚，且以医学或工学单一学科教学为主。直到2018年，才在智能医学工程专业及"医学技术"一级学科建设上开始发力。众所周知，医工融合从研究到产品生产，其生态链表现为"头多、线长、面广"。头多是指学科的交叉使之纷繁复杂，将涉及人、事、物、财信息等，实属头绪万千；线长是指从理念到产品生产的过程，不是一条线性的直路，而是可能要经历无数次反复折腾的漫长之路；面广是指交叉融合的过程中包含了"产学研医投"的合力，缺一不可。所以，复合型的管理人才培养也至关重要。

2. 大健康科技园定位不清晰

据艾力彼研究发现，在"健康中国2030"的战略布署下，各省（区、市）乃至县（区）都建成了大健康科技园区，并受到各路资本的热捧。但就其现状而言，多地的园区多陷入招不到商、凡商即招、有企业无产业、有产业无集群的尴尬境地。《4成园区产业定位不清晰，警惕这5大误区!》中提出，不少园区面临"产业定位同质化、产业招商盲目化、有企业无产业、产业点高面低"等困境，园区竞争被动陷入"价格战"。一方面"健康中国2030"战略和医工融合发展的大势，需要科技园区对相关产业的孵化和打造，另一方面大量的科技园区又无法肩负起此重任，可见其模糊的定位，使得园区无法整合城市和产业的力量，值得各级政府的关注和重视。

3. 集群化未形成

本文用分层的方式区分医工融合的程度（见图7）。浅层融合度：仅限于外显层面的融合，如挂牌签约、立项合作、共同办公、共同宣传等；中层融合度：进入双方/多方执行层面，有专利、资金和人员的融合等，如专利申报、项目启动、确立项目目标、涉及人财物信息等管理等阶段；深层融合度：表明融合路径通畅，各方的价值和利益有制度保障，可搭建起集群化的产业生态链。从目前成功的案例来看，大多案例处于浅层和中层融合度，或者仅是单一产品融合成功，不代表集群化的产业生态链的建立。这是难点，更是成败的关键。如果能打通深度融合之路，便能与各地方的城市经济发展相关联，因此，医工融合不仅医工双方需要合力，而且需要政府对城市和科技园精准定位。

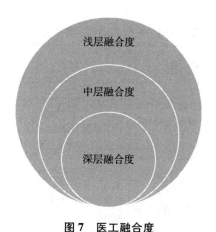

图7 医工融合度

四 医工融合如何实现"产学研医投"落地

根据对国内外医工融合成功模式的分析和探索，我国的医工融合在形成"集群化"方面似乎已万事俱备，就欠"产学研医投"一体化的落地"东风"了。从对国际成功的案例借鉴来看。一是德国的弗劳恩霍夫创新模式，它作为第三方的协会，发挥了极强的跨学科和跨行业整合能力，并通过项目合同制和项目管理制，鼓励高年资学生（其研究人员40%为学生和社会人士）参与研发的低成本高效率的方法，扮演了"科技搬运工"的角色。二

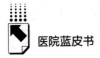

是以城市/区域为单位的产业聚集区模式。如美国波士顿—剑桥地区、英国·剑桥郡剑桥科技园，以及以色列海法生命科学园形成的产业集群化是值得学习和借鉴的融合方式。此外，近年来，国内在医—企（H-B）融合、校—企（U-B）融合、企—校/医（B-U/H）融合方面，都取得了长足的进步及不错的成绩。但是项目的规模比较小，产品多在本院或本市使用，并未真正形成产业生态链和产业化，这无疑是亟待解决的问题。以下将目前国内外医工融合模式进行汇总和比较优劣（见表5），以期为医工融合的落地寻找良方。

表5　国内外医工融合主要模式比较

医工融合模式	典型代表	优势	不足
模式一：政府主导型（G-B）	德国生物制药公司CureVac＋英国制药公司GSK	1）项目具备足够影响力 2）资源整合能力强 3）战略性、基础性项目 4）快捷、市场面广泛	中小型项目不适用
模式二：高校主导型（U-B）	北京大学深圳研究院+平安医疗科技模式	1）以研究为导向的强驱力 2）可实现前瞻基础研究的可能 3）产品实现后市场有保障 4）市场面宽广	1）研究与需求容易脱节 2）双方目标不易统一协调 3）资金的安全性不稳定
模式三：医院主导型（H-B）	北医三院"临床医学协同创新联盟"	1）以临床需求为导向的研发 2）研究与需求较为统一 3）产品市场有保障 4）资金保障性较高 5）适合中小型项目的开发融合	1）项目规模有限，短平快为主，不适用战略型和基础型项目 2）市场半径小，通常以研发医院或区域为半径
模式四：企业主导型（B-H）	西门子医疗+伦敦的研究型教学医院+伦敦健康科学中心（LHSC）+伦敦圣约瑟夫医疗保健中心	1）以市场需求为导向的研发 2）目的性和方向性强 3）资金保障性较高 4）与产业链相融，市场面广	1）企业的强目的性与研发的不确定性易冲突 2）双方兼容不易 3）研发有终止风险

续表

医工融合模式	典型代表	优势	不足
模式五:产业集群型(G-SP-IC-P)*	如美国波士顿—剑桥地区、英国·剑桥郡剑桥科技园、以色列海法生命科学园	1)项目类别多元(大中小皆可) 2)项目孵化及形成产业生态链可能性强 3)项目的支持和服务力强 4)可整合各种强资源 5)带动城市/区域新经济	1)科技园定位不清 2)科技园管理服务不善 3)未形成集群化 4)园区和企业匹配的"猎头"

*: G-SP-IC-P(Government-Scientific Park-Industrial Cluster-Platform)[政-园-集-平台模式]。

毋庸置疑,上述五种模式中,产业集群型(G-SP-IC-P)模式对我国医工融合最有借鉴意义。该模式以城市及区域为单位,发挥现有科技园应有的作用。本文就医工融合"产学研医投"一体化落地作进一步分析。

1. 政府的功能和角色

政府应对科技园进行产业定位,并实现定向招商,为实现产业集群化搭建平台,做好配套服务及监管。明确国家/城市政策、区域内分工协同要求和城市产业发展规划等政策方向;进行产业未来趋势的分析和预测;对周边产业机构(周边产业规模、产业集聚度)进行竞争性分析和评估;整合城市/区域的交通、经济、资源禀赋、综合规划及与周边竞合关系。如针对医工融合的重点 MIT 产业,借助专业的第三方评估,锁定城市优势,明确其产业定位,吸引投资、扩大生产、减低成本及促进同类企业间的配合,发挥产业集群效应,实现城市新经济的转型。

2. 科技园的功能和定位

科技园应定位和确立园区的主导产业。避免模糊不清的科技园发展方向。在定位方面,政府意志、资源禀赋和市场规模是定位的先决条件;产业的筛选、孵化和产业链的确立是定位的必要条件;产业生态的打造和集群化形成的配套管理、服务与产业形成是定位的延伸条件。

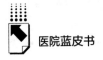

3. 搭建 MIT 产业平台

对于资源禀赋良好的地区和城市，应该积极发挥科技园的作用，在产业集群型（G-SP-IC-P）模式上先行一步。比如，粤港澳大湾区具备良好的资源禀赋。首先，需要搭建三大互认互通平台：①粤港澳医生执业互认互通平台；②粤港澳护士执业互认互通平台；③粤港澳医技人员执业互认互通平台。其次，在广州和深圳 IVD 和 MED 产业的基础上，找到 HIT 产业发展的新机遇，打造湾区 MIT 产业平台；最后，建立医工融合 G-SP-IC-P 模式的"产学研医投"一体化发展平台，实现产业生态链，成就大湾区新经济。

医工融合是未来医学的新范式，是打破学科藩篱，实现科技创新革命的关键。医工融合，不只跨越了科学边界，而且跨进了城市的政经范畴。特别在智慧城市、智慧医院建设的当下，MIT 产业的医工融合如果开发得当，将可能为城市产业带来更广阔的发展空间，成为城市经济的新动力。

目前，医工融合正处在百花齐放的春天，但是以城市为单位的发展方式要担负起呵护和培育果实的重任。产业集群型（G-SP-IC-P）模式是一种值得放大的资源，政府在大健康产业的定位、科技园的配套、产业集群化的形成等方面，可借助独立第三方整合各方力量，精准定位和成就科技园和产业链。抓住春天的机会，培育秋天的果实。让"产学研医投"一体化发展，成为带动城市新经济的发动机。

参考文献

1. 庄一强、曾益新主编《中国医院竞争力报告（2016）》，社会科学文献出版社，2016。
2. 庄一强、王兴琳主编《中国医院竞争力报告（2012）》，社会科学文献出版社，2012。
3. 庄一强、王兴琳主编《中国医院评价报告（2020）》，社会科学文献出版社，2020。
4. 庄一强、廖新波主编《中国智慧医院发展报告（2022）》，社会科学文献出版社，2022。

5. 《未来医疗新风口，寻找中国医工融合创新要素发展基因》，众诚智库，2022-9-6。

6. 谷士贤等：《新时代医工交叉人才培养的思考与展望》，科教发展研究院。

7. 《医学创新转化黄金时代：趋势、隐忧和对策》，清大剑桥，2022-06-19。

8. Grand View Research：Video Telemedicine Market Size, Share & Trends Analysis Report By Application, By Technology, Regional Outlook, Competitive Strategies, And Segment Forecasts, 2019 To 2025, https：//www. grandviewresearch. com/industry-analysis/video-telemedicine-market.

9. Mordor Intelligence：Electronic Medical Records Market - Growth, Trends, COVID-19 Impact, and Forecasts (2023 - 2028), https：//www. mordorintelligence. com/ industry-reports/global-electronic-medical-records-market-industry.

10. Grand View Research：GVR Report cover 3D Bioprinting Market Size, Share & Trends Report, 3D Bioprinting Market Size, Share & Trends Analysis Report By Technology (Magnetic Levitation, Inkjet-based), By Application (Medical, Dental, Biosensors, Bioinks), By Region, And Segment Forecasts, 2023 - 2030, https：//www. grandviewresearch. com/industry-analysis/3d-bioprinting-market.

11. 中商产业研究院：《2022年中国数字医疗行业市场前景及投资研究报告》，https：//www. askci. com/news/chanye/20220926/1624161988632_ 3. shtml。

12. 《"十四五"医药工业发展规划》，http：//www. gov. cn/zhengce/zhengceku/ 2022-01/31/content_ 5671480. htm。

13. 上海市人民政府：《张江临港联动　构筑生物医药新格局》，https：//www. shanghai. gov. cn/nw4411/20221115/53d8cc052a5f455a860abc686fbe1155. html。

14. 中共中央　国务院：《全面深化前海深港现代服务业合作区改革开放方案》，http：//www. gov. cn/zhengce/2021-09/06/content_ 5635728. htm。

15. 广东省科技厅：《抗肿瘤新药临床试验精准医学平台研究成果公示》，http：// old. gstmr1981. com/stm_ kjcg/article. asp？ id=894099。

B.3
医工融合创新发展的现状问题和趋势初步探讨

刘沛昕　江　鸿　肖雨果　严健东　王帅飞*

摘　要： 本报告旨在探讨医工融合创新发展的现状、问题和趋势。从医工融合的概念提出、政策环境、优秀案例等方面，揭示了医工融合创新在我国取得的一定成就和面临的挑战。并针对存在的问题，提出了相关建议，包括加大政府对制定相关法律和伦理规范、健全数据安全机制推动技术标准化与互操作化等方面的支持力度，加强国际国内产学研合作和跨学科人才培养。最后，报告对医工融合的未来发展趋势进行了展望，包括人工智能应用、数字化医疗与健康监测、辅助诊断与辅助治疗、精准医疗与个性化医疗、医疗安全性和病人康复需求、交叉学科发展与人才培养和国际合作交流与跨界创新。本报告的研究，为医工融合创新发展提供参考和借鉴，促进医疗领域进步与提高医疗服务质量。

关键词： 医工融合　创新发展　发展趋势

一　医工融合创新发展的现状

医工融合（Medical Engineering Integration）是指医学与工程技术及其他

---

* 刘沛昕，暨南大学附属珠海医院；江鸿，珠海市人民医院运营管理部统计室主任；肖雨果，珠海市人民医院科研科主任；严健东，珠海市人民医院运营管理部科员；王帅飞，珠海市人民医院运营管理部科员。

多学科领域（如生物学、物理学、材料科学和计算机科学）的交叉研究和协同创新，围绕医学实际需求，将医学和医学以外的广泛学科进行交叉融合，从而更好地服务于医疗实践和满足患者的需求。随着科技的飞速发展，医工融合的研究内容和应用领域不断扩展，包含医、学、研、产、政协同发展，广泛覆盖应用和科学领域，包括医疗设备的设计与制造、医疗信息技术的应用、生物医学工程、生物医用创新材料的研究等。医工融合以临床应用为核心，以提高医疗保健的效率、质量和安全性为目标，最终助力医学工程的创新发展与医学科学进步。

根据中国经济网数据，我国医疗器械生产营业收入 2022 年已有 13000 亿元，我国已为全球第二大医疗器械市场。根据 Frost&Sullivan 的统计，2020 年中国医疗卫生支出总额为 72310 亿元，预计到 2025 年将达到 114860 亿元，2020～2025 年复合年增长率为 9.7%，到 2030 年将进一步达到 166425 亿元。这一增长主要得益于技术进步、医疗需求的增加以及政府对医工融合创新的支持。[①]

医工融合与创新已经具备了前期科学研究的基础。根据知网检索报告（检索时间为 2023 年 6 月 15 日），截至 2022 年，"医工"主题的国内科学研究共计 6835 篇，最早可以追溯到 1982 年，整体为上升趋势，2016 年前后为高速发展期（见图 1）。研究范围涉及 20 门学科，包括医药卫生方针政策与法律法规研究（1595 篇）、医学教育与医学边缘学科（995 篇）、临床医学（573篇）、高等教育（451 篇）、预防医学与卫生学（426 篇）、计算机软件及计算机应用（300 篇）、外科学（241 篇）、数学（225 篇）、肿瘤学（207 篇）、精神病学（194 篇）、心理学（186 篇）、中医学（184 篇）、企业经济（168 篇）、药学（164 篇）、内分泌腺及全身性疾病（161 篇）、宏观经济管理与可持续发展（160 篇）、教育理论与教育管理（156 篇）、妇产科学（155 篇）、自动化技术（149 篇）、特种医学（145 篇）。众多研究表明，医工融合的核心是要从临床

---

① 香港交易所（HKExnews）：《行业概览：弗若斯特沙利文报告》，2022，https://www1. hkexnews. hk/listedco/listconews/sehk/2022/0623/10312479/2022062300112_ c. pdf。

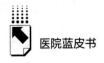

的实际需求出发,通过对新工艺、新产品、新技术的研发与设计,构建新学科体系、新人才培养模式和新教学方法,这些改革是实现医工交叉的重要因素。

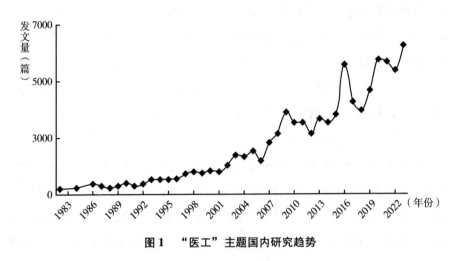

图1　"医工"主题国内研究趋势

与此同时,我国政府将医工融合作为我国重要发展领域,出台的一系列医工融合扶持政策,也是促使市场规模增长的重要因素。2021年,我国共发布49项与医疗创新和转化相关的政策,极大地增强了科研的社会引导和扶持力度。同年,我国医疗健康领域有31项前沿技术取得了历史性突破,集中于癌症、康复、生殖等重需领域。不仅如此,2021年我国早期医疗健康领域融资总额更是达到25亿元/59起的历史新高。欲破坚冰,政策先行。我国政府一直致力于推动医工融合创新,推出了一系列政策措施,涉及资金、技术研发和市场准入等方面,以促进医工融合市场的发展。医工融合的发展前景广阔,随着科学技术的不断进步和人们对健康更加关注,医工融合将在医疗领域发挥越来越重要的作用。

(一)医工融合创新应用的进展情况

医工融合在如下十大领域具有前瞻性的应用价值与发展潜力。

1. 医疗设备创新:医工融合促进了医疗设备的创新发展,例如高精度医学影像设备、可穿戴医疗设备、远程监护设备等。这些设备通过结合工程技术和医学知识，提高了诊断和治疗的准确性、便捷性和效果。

2. 数字化医疗技术：医工融合推动了数字化医疗技术的发展，包括电子健康记录、医疗大数据分析、人工智能辅助诊断等。这些技术利用工程学原理和算法，提高了医疗信息的管理和利用效率，也提升了医学决策的科学化和精准化。

3. 生物医学工程创新：医工融合为生物医学工程领域带来了新的创新机会，例如人工器官、组织工程、生物材料等。工程学和生物学原理的结合，开发出了可植入医疗器械、仿生机器人等新型生物医学工程产品，用于替代或修复受损组织和器官。

4. 脑机接口和神经工程：医工融合在脑机接口和神经工程领域也取得了显著进展。工程技术和神经科学知识的结合，研发出了可以直接与大脑信号交互的脑机接口设备，用于帮助残疾人恢复运动能力和感知能力。

5. 计算机辅助药物研发：结合人工智能、机器学习、应用量子力学、计算化学等理论计算工具，进行计算机的模拟、计算、预测药物与受体生物大分子之间的关系，以此指导设计和优化先导化合物。结合生物信息学和药物信息学，数字化、智能化识别新的药物分子或者治疗靶点，建立药物成分、功效与疾病发生发展机制等方面的关联，提升新药研发效率，降低研发成本。

6. 信息技术辅助病毒检测与疫苗研发：通过高通量病毒检测研发基因芯片，采用光子、微电子等病毒快速检测新方法和新技术，实现器官芯片研发，用于疫苗和候选药物筛选。

7. 计算机辅助癌细胞检测与精准医疗：结合光学先进电子仪器设备，开发先进定位算法，完善发展包括循环肿瘤细胞分析等在内的癌细胞形态学和定位检测，实现精准医疗。

8. 医工创新与中医药现代化改良：采用信息化技术，深度挖掘中药产品在临床样本中的多组数据（基因组、转录组、代谢组、蛋白质组、微生物组等）的性能体现，实现中医药研发生产现代化，标准化。同时通过对中草药成分分析，实现科学育种，推动中成药创新发展。

9. 生物医用材料科技创新：采用先进科学工艺和科学技术，实现高性

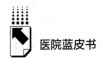

能医疗器械生物材料研发，探讨包括 3D 打印医用新型材料在内的可降解、可吸收、高密度生物医用材料在人体康复中的重要应用发展。

10. 创新创业生态系统：医工融合的创新发展得益于创新创业生态系统的支持。各地政府和高校建立了创新创业孵化器、科技园区等平台，为医工融合领域的初创企业提供资金、技术和市场支持，推动了创新项目的落地和商业化。

总体而言，医工融合在医疗技术、医疗设备、数字化医疗等方面的创新发展呈现出快速增长的趋势。这些创新为医疗行业带来了新的机遇和挑战，也推动了医疗服务的升级和改进。随着技术的不断进步和跨学科合作的加强，我们可以期待更多创新的涌现，并为人类的健康和医疗发展带来积极的影响。

（二）医工融合创新发展的重要政策

医工融合创新发展的重要政策通常体现在政策支持和引导、资金支持和投资引导、人才培养和引进、技术标准和认证体系、创新创业环境和孵化平台等方面。中国医工融合创新发展重点政策，如表 1 所示。

表 1　中国医工融合创新发展重点政策（2011~2023 年）

序号	时间	印发单位	政策名称
1	2011 年	科学技术部	《医疗器械科技产业"十二五"专项规划的通知》
2	2013 年	国务院	《关于促进健康服务业发展的若干意见》
3	2016 年	国务院办公厅	《关于促进医药产业健康发展的指导意见》
4	2016 年	国务院	《关于印发"十三五"国家战略性新兴产业发展规划的通知》
5	2016 年	国家发展改革委	《关于印发"十三五"生物产业发展规划的通知》
6	2016 年	中共中央、国务院	《"健康中国 2030"规划纲要》
7	2017 年	中共中央办公厅、国务院办公厅	《关于深化审评审批制度改革鼓励药品医疗器械创新的意见》
8	2018 年	国务院办公厅	《关于促进"互联网+医疗健康"发展的意见》

续表

序号	时间	印发单位	政策名称
9	2019 年	全国人民代表大会	《中华人民共和国国民经济和社会发展第十四个五年规划和 2035 年远景目标纲要》
10	2020 年	国家卫生健康委、国家医疗保障局、国家中医药管理局	《关于深入推进"互联网+医疗健康""五个一"服务行动的通知》
11	2021 年	国家发展改革委	《关于修改〈产业结构调整指导目录(2019年本)〉的决定》
12	2021 年	工业和信息化部、国家卫生健康委员会、国家发展和改革委员会、科学技术部、财政部、国务院国有资产监督管理委员会、国家市场监督管理总局、国家医疗保障局、国家中医药管理局、国家药品监督管理局	《关于印发〈"十四五"医疗装备产业发展规划〉的通知》
13	2021 年	国家药品监督管理局、国家标准化管理委员会	《关于进一步促进医疗器械标准化工作高质量发展的意见》
14	2022 年	中共中央办公厅、国务院办公厅	《关于深化现代职业教育体系建设改革的意见》
15	2023 年	中共中央、国务院	《质量强国建设纲要》

（三）医工融合创新发展的优秀案例

医工融合在实践中已经涌现出许多优秀的案例，下面是一些具有代表性的例子。

1. 可穿戴医疗设备：传感技术、数据分析和医学知识的结合，开发了各种可穿戴设备，如智能手表、智能血压计、智能血糖仪等，用于监测患者的健康状况和提供实时的医疗反馈。这些设备可以帮助患者更好地管理慢性疾病，提高生活质量。

2. 医学影像处理和诊断：医工融合在医学影像领域有广泛应用。例如，结合图像处理算法和机器学习技术，开发了自动化的肿瘤检测和分类系统，能够帮助医生更准确地诊断癌症和其他疾病。此外，基于医学影像数据的三维重建和虚拟手术仿真技术也为手术规划和培训提供了有

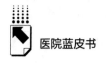

力支持。

3. 3D 打印技术在医疗领域的应用：医工融合与 3D 打印技术的结合为医疗领域带来了革命性的变化。医生可以根据患者的个性化需要，使用 3D 打印技术制造出定制的假体、人工关节和牙齿等医疗配件，不仅增强手术效果而且提高患者的生活质量。

4. 远程医疗和移动医疗应用：移动通信技术和医疗设备的结合，可使医生进行远程医疗，并对患者健康进行监测。患者也可以通过手机应用或远程设备向医生在线咨询和诊疗，尤其是在偏远地区或医疗资源匮乏的地方使用，可以减轻患者的就医负担。

5. 神经工程和脑机接口：医工融合为神经科学和工程学的交叉发展提供了新的机遇。脑机接口技术可使残疾人通过直接与计算机或外部设备连接来恢复运动能力，从而改善他们的生活质量。此外，神经工程的研究还有助于医生理解和治疗神经系统的相关疾病，如帕金森病和脊髓损伤。

6. 医用新材料：医用新材料的重要发展与突破为人体康复及健康守护做出重大贡献。人工视网膜、人工心脏、人工血管、运动医学用线缆、可降解支架管、疝修补补片、功能敷料、功能缝合线、压力纺织品、可降解骨螺钉、体外诊断智能监测设备等对减轻病人痛苦和推动人体生命健康具有重要意义。

这些案例仅仅是医工融合在医疗领域的一小部分体现，随着技术的不断进步和学科之间的进一步交叉融合，我们可以期待更多创新和突破。医工融合的发展为改善医疗保健提供了新的途径和可能性，对于推动医疗技术的创新和提高人类健康水平具有重要意义。

我国各个城市在医工融合领域取得了显著的进展，如上海、北京、深圳、杭州、广州、成都、武汉和珠海等城市对积极推进医工融合的研究有广泛的实践，主要集中在生物医学工程、医疗器械创新和数字医疗技术等方面。在全国范围内，我国各级政府也加大了对医工融合领域的支持和鼓励，推动相关创新项目的发展和落地。

表 2　中国主要代表性城市医工融合优秀案例

城市	领域	优势	代表案例
北京	医疗器械研发、医学影像技术	中国的首都,有一流的医疗机构和研究机构,医学工程专家	中国人民解放军总医院——"泌尿外科腔镜手术机器人系统"
上海	医疗器械创新、医学影像处理	中国的经济中心和科技创新中心。有一流的医疗机构和大学,科研实力雄厚	上海交通大学附属瑞金医院——"AI辅助肺结节影像检测系统"
广州	医疗器械创新、生物医学工程	有一流的医疗机构和大学,积极推动医工融合创新	广州市妇女儿童医疗中心——"智能检查项目预约系统应用"
深圳	生物医学工程、医疗器械创新	科技创新中心和创业孵化基地、创新氛围	中国科学院深圳先进技术研究院——"可编程全息声镊技术及生物医学应用"
杭州	医疗信息技术、数字化健康管理	互联网科技城市、发展潜力较大	浙江大学医学院附属第一医院——"李氏人工肝系统"
成都	医疗器械创新、生物医学工程	活跃的创新氛围、在医疗器械创新方面有优势	四川大学华西医院——"支气管镜手术机器人"
武汉	医疗器械创新、医学影像技术	拥有一流的医疗机构和大学,科研实力较强	华中科技大学附属同济医院"三维影像导航手术机器人整机系统"
珠海	医疗器械创新、数字化医疗技术	具备地方特色的发展潜力	珠海市人民医院以介入医学为核心与清华大学共建的医工融合智慧研究院

二　医工融合创新发展存在问题

医工融合创新发展在取得一定成就的同时，也面临一些问题和挑战。

1. 伦理道德与社会影响问题：医工融合的发展也引发了一系列的法律和道德问题，如隐私保护、数据安全、伦理规范等。在医疗设备和信息技术的使用中，如何平衡科技创新和隐私保护之间的关系，是一个亟待解决的问题。

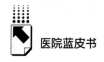

2. 技术标准与互操作性：医疗设备和信息系统的互操作性是医工融合的一个重要挑战。不同设备和系统之间的互联互通，以及数据的共享和整合，需要统一的技术标准和规范，以确保信息的流动和准确性。

3. 人才紧缺与跨学科合作：医工融合需要具备医学和工程背景的跨学科人才。然而，目前医工融合领域的专业人才供应仍然相对不足，同时，医学和工程学科之间的交叉合作也面临一些挑战，如学科语言和文化差异等。

4. 监管和安全注意事项：医疗器械和技术必须经过严格的监管程序，以确保其安全性和有效性。医学工程集成引入了额外的复杂性，因为跨学科解决方案可能涉及多个监管领域。遵守监管要求和驾驭审批流程可能具有挑战性，尤其是在多个学科和技术结合的情况下。

5. 先进技术进步与变革：技术的快速进步对医疗工程集成提出了挑战。要跟上人工智能、机器人和纳米技术等新兴技术的发展，需要不断学习和适应。将这些技术整合到医疗保健实践中，同时确保其安全性、可靠性和有效性，可能具有挑战性。同时，人工智能技术一旦应用到医学临床，该先进算法的可解释性、健壮性问题都是关乎人民生命健康且亟待解决的科学技术难题。

6. 成本、资源与投资：在医疗保健领域开发和实施跨学科解决方案可能成本高昂。研发、临床试验、法规遵从性和制造流程需要大量资源。特别是当传统的资金机制面向特定学科时，确保跨学科项目的资金和投资到位，极具挑战性。

三　医工融合创新发展政策建议

政府、医疗机构和企业在医工融合创新发展中更好的合作，可推动技术的创新与应用，从而提升医疗服务质量、改善患者医疗体验，推动医疗行业的发展和进步。

1. 加大政府支持，制定相关法律和伦理规范：政府应加大对医工融合创新的支持力度，制定和完善医工融合领域的支持政策，包括税收优惠、知识产权保护等，以鼓励创新。加大对医工融合创新的资金支持力度，设立专项资金，鼓励企业和研究机构上马医工融合创新项目，推动科技成果转化和商业化应用。制定医工融合领域的法律和伦理规范，制定和完善相关的隐私保护、数据安全和伦理审查等政策，确保医工融合创新在合法、道德和可控的框架内进行，保护患者的隐私和数据安全。

2. 健全数据安全机制，推动技术标准化与互操作性：随着医疗数据的不断增加和应用范围的扩大，数据安全和隐私保护将成为重要的关注点。医工融合发展需要建立健全的数据安全机制和隐私保护政策，确保医疗数据的安全性和合规性。建立统一的医疗设备和信息系统的技术标准和互操作性规范，促进不同设备和系统之间的数据共享和交流，提高医疗信息的质量、准确性和安全性。

3. 加强国际国内产学研合作，加强人才培养：政府可以组织医工融合领域的专业会议、研讨会和展览会，搭建交流平台，促进学术界、产业界和政府之间的合作与交流。加强与国际医工融合领域的合作与交流，借鉴国外经验和先进技术，促进国内外医工融合相关机构的交流与合作。加大医工融合领域的人才培养力度，推动医学和工程学科人才的跨界交流与合作，培养具备医学和工程背景的高层次专业人才。

四　医工融合创新发展未来趋势

医工融合创新在医疗领域的广泛应用和进一步发展，将为人们的健康和医疗提供更多创新的解决方案。

1. 人工智能的应用：人工智能在医工融合创新中的应用前景广阔。通过机器学习和深度学习等技术，人工智能可以辅助医生进行更精准的诊断、制定个性化的治疗方案，并提高医疗设备和系统的自主性和智能化程度。医工融合将推动人与机器的紧密协作。机器人和智能化系统在手术、康复、护理等领域的应用将进一步发展，通过与医务人员的协同工作，提高医疗质量和效率。

2. 数字化医疗与健康监测：数字化技术在医工融合中的应用将不断深

化。通过工程技术和数据分析手段，收集、分析和解释大量与健康相关的数据，远程医疗、移动健康监测、虚拟和增强现实等技术的运用，将改变传统医疗模式，提高医疗服务的便捷性和可及性。利用人工智能、机器学习和大数据分析，医疗保健专业人员可以识别模式、预测疾病进展，并依据数据分析做出合理决策，优化对患者的护理方案。同时，随着互联网技术的发展，远程医疗和健康监测将成为医工融合创新的重要方向。远程医疗可以提供更便捷的医疗服务，健康监测技术可以实时监测患者的健康状况，提前预防疾病。通过先进的可穿戴设备、生物传感器和远程监测系统，患者可以在舒适的家中接受持续的医疗护理和监测。这种集成有助于患者早期发现健康问题，并与医疗保健专业人员进行远程会诊，从而减轻医院和诊所的负担。

3. 辅助诊断与辅助治疗：新技术与医学诊断相结合，有可能提高疾病检测和监测的准确率。强化后成像技术，如高分辨率成像、功能成像和分子成像，能够更早、更准确地帮助医生诊断各种疾病。此外，人工智能和机器学习算法的使用可以帮助医生分析大量医疗案例并提高诊断准确性。同时，医工融合为外科手术带来了重大进步。机器人和计算机辅助手术系统提高了外科医生的手术成功率，从而减少了侵入性手术，减少了疤痕存留，加快了患者的康复。此外，虚拟现实（VR）和增强现实（AR）技术的集成有助于手术计划制订、模拟和术中指导，改善手术效果。

4. 精准医疗与个性化医疗：医工融合创新将促进精准医疗的发展，根据个体的基因组、生物标志物和临床数据，制定个性化的诊断和治疗方案，提高治疗效果和改善患者体验。医工融合技术将为个性化医疗提供更多可能性。医工融合有助于探索基于个人基因构成、生活方式和其他因素的个性化治疗方法。实现医生对患者个体特征和病情的精准诊断、治疗和监测，设计针对个体特征的靶向疗法，提供个性化医疗方案与康复计划。

5. 医疗安全性和病人康复需求：医工融合可解决传统医学无法实现的医疗安全性和有效性问题，减轻病人痛苦。例如新型药物输送系统的研发，提高了药物的有效性和安全性。纳米医学、植入式设备和靶向药物递送系统等先进技术能够实现药物的精确和可控释放，减少副作用并改善治疗效果。

此外，医工融合彻底改变了假肢和辅助设备领域。材料科学、机器人技术和神经接口技术的进步使高功能、直观的假肢和辅助设备得以开发。这些创新提高了肢体丧失或残疾患者的灵活性和独立性。

6. 交叉学科发展与人才培养：医工融合不仅能够设计新的医疗保健解决方案，还可以通过促进合作、提供专业教育和培训、促进研究和创新、扩大职业机会以及鼓励终身学习来培养跨学科人才。为我国培养跨学科应对复杂医疗挑战的高技能人才队伍提供助力。

7. 国际合作交流与跨界创新：医工融合是一个全球性的发展领域，国际合作与交流将对推动其进一步发展起到重要作用。不同国家和地区的学术界、产业界和政府部门需要加强合作，共享经验、资源和技术，共同推动医工融合的发展。医工融合领域需要不同学科的跨界合作与创新，包括医学、工程学、信息技术、生物学等。跨界合作有助于推动新技术的研发与应用，促进医学的进步。

参考文献

1. 王璐、马峥、许晓阳、刘亚丽：《中国医工结合发展现状与对策研究报告（2019年版）》，《实用临床医药杂志》2019 年第 5 期。
2. 郭文培：《2023. 7. 12. 从 200 亿到 13000 亿！中国已为全球第二大医疗器械市场》，中国经济网，ce. cn/cysc/yy/hydt/202307/12/t20230712_ 38628505. shtml。
3. 香港交易所（HKExnews）：《行业概览. 弗若斯特沙利文报告》，https：//www1. hkexnews. hk/listedco/listconews/sehk/2022/0623/10312479/2022062300112_ c. pdf。
4. 梅林：《高端制剂发展亟待医工交叉融合》，《国际生物医学工程杂志》2023 年第 1 期。
5. 周学良、路璐、刘鹏等：《医工协同，创新发展》，《中国仪器仪表》2022 年第 4 期。

B.4
2023年智慧医院、医院数据治理的政策环境与未来前景发展报告

刘先德　陈培钿　卓进德　陈家伟　蔡光辉*

摘　要： 本报告介绍了在"数字中国"背景下，我国智慧医院建设在数据方面面临的挑战，展望了在数据治理支持下智慧医院的发展前景，并提出具体的发展策略和建议，旨在助力智慧医院建设的可持续发展。本报告首先探讨智慧医院发展历程和医院在数字化转型中面临的挑战，阐述数据治理的价值与意义。其次，结合国家数据基础制度和政策要求，提出智慧医院框架下的医院数据治理体系。最后，展望了数据治理支持下智慧医院发展前景，提出了智慧医院和医院数据治理的发展策略和具体建议，以促进智慧医院建设的可持续发展。

关键词： 智慧医院　医院数据治理　数字中国　健康中国

一　智慧医院与医院数据治理

（一）智慧医院发展历程与面临的挑战

智慧医院建设源自医院内部的信息化建设并逐步向纵深发展，先后经历

---

* 刘先德，广州艾力彼医院管理中心常务副主任；陈培钿，广州艾力彼医院管理中心智慧医院HIC专家；卓进德，博士，广州艾力彼医院管理中心副主任；陈家伟，广州艾力彼医院管理中心智慧医院HIC专家；蔡光辉，广州艾力彼医院管理中心医院认证专家。

了信息化、互联网化、智慧化三个发展阶段。2019年国家卫健委明确提出建设面向医务人员的"智慧医疗"、面向患者的"智慧服务"、面向医院管理的"智慧管理"的智慧医院，并通过电子病历、智慧服务和智慧管理等评级标准，加速推动智慧医院建设与评价标准的发展。2021年10月，国家卫健委、国家中医药局联合印发《公立医院高质量发展促进行动（2021—2025年）》要求各级医院根据自身情况制定近五年的智慧医院发展目标，促进自身实现高质量发展。"以评促建、以评促改、以评促用"的评建结合模式，使近年来的智慧医院建设取得了长足的进步，但也面临相关问题的挑战，特别是数据安全、数据质量、数据应用方面的问题。

- 近年来，智慧医院建设主要仍集中在中大型医院，而对于部分相对落后地区及大部分基层医院，还需有更多关注和支持。
- 智慧医院涉及大量敏感的医疗数据和个人信息，数据泄露、非法访问、恶意攻击或滥用风险也日益显现。
- 在信息系统和数据应用方面，仍以支撑、改善医院业务开展和基础管理为主，信息孤岛、数据质量不高、数据不准等情况仍相对突出。
- 创新技术在互联网诊疗、医疗影像AI辅助诊断、管理智能与智慧化应用方面虽保持世界领先地位，但在数据如何有效支撑诊疗、提升科研水平方面仍处于探索阶段，关键技术仍存在被"卡脖子"的风险。

（二）医院数据治理的价值与意义

智慧医院建设发展的历程表明，我国医院在"数字化"转型、建设智慧医院方面，还有很长的路要走。在"数字中国"背景下，国家公立医院绩效考核标准、新版《三级医院评审标准》相继发布，国家政策对"数据量化"的要求导向明确。同时，近年来国家发布的一系列措施逐步实现了统一住院病案首页填写规范、统一疾病编码、统一手术操作编码、统一医学术语，并促进各级医院开始重视数据管理，但众多医院在数据指标解读、数据采集与校验、数据应用等方面，仍存在关键系统缺失、系统基础数据不完

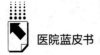

善、部分指标逻辑复杂需大量手工操作导致无法溯源，以及同一指标多个结果、数据不准确等问题。数据应用要求提升使得数据质量问题逐步凸显，也使得医院数据治理工作势在必行。

医院数据治理是指医院在数据管理和利用过程中，通过制定合适的策略、流程和控制措施，确保数据的规范性、准确性、完整性、一致性和可靠性，以实现对数据的有效管理和发挥最大化价值的过程。狭义的数据治理主要包含数据采集、整合、清洗、加工挖掘利用等；广义的数据治理还包含元数据整理、主数据管理、信息安全和隐私处理等。医院数据治理对于医院管理和未来发展有着重要价值和意义。

- 确保数据安全：医院数据涉及大量患者隐私和敏感信息，通过数据治理理顺数据产生、传输和存储的各个管理环节，确保数据安全；同时确保相关数据操作符合国家相关法律法规和隐私保护要求，保护相关群体利益。

- 优化工作流程：医院数据治理过程也是医院业务和管理实现"数字化"转型的过程，通过数据治理医院可逐步理顺数据流程和管理规范，减少过程中的冗余环节，实现业务和管理工作向规范化、标准化、精细化转变提升，提升工作效率与效益。

- 挖掘数据价值：数据治理可帮助医院充分发现和利用数据的潜在价值，挖掘隐含信息、发现新机会和改进工作流程，为医院创造更多的价值。

- 助力辅助决策：数据治理可优化医院数据资源规划，使数据被充分挖掘，提升数据质量，使得获取的数据更准确和更完整，为各级决策人员提供更可靠的辅助支持，有效支撑和推动医院发展。

综合智慧医院发展历程与医院数据治理产生背景分析，智慧医院建设与医院数据治理两者相辅相成，智慧医院建设需要依赖健全的医院数据治理体系，以确保数据的质量、安全和可靠性；医院数据治理为智慧医院的实施和发展提供有力支持。同时，智慧医院的建设也为医院数据治理提供了新的机遇和挑战，智慧医院的建成也是医院数据治理成果最好的体现。

二 智慧医院、医院数据治理政策环境变化

（一）"数字中国"背景下的数据基础制度建设

近年来，数据作为关键生产要素的地位在密集发布的国家政策中被进一步明确。2020年4月《中共中央国务院关于构建更加完善的要素市场化配置体制机制的意见》将数据纳入了生产要素的范围，明确要用市场化配置的方式来激活数据这一生产要素，标志着数据已成为继土地、劳动力、资本、技术之后的"第五大生产要素"，融入了我国经济价值创造体系，成为数字经济时代的基础性资源、战略性资源和重要生产力。2021年3月，十三届全国人大四次会议表决通过的《中华人民共和国国民经济和社会发展第十四个五年规划和2035年远景目标纲要》强调，激活数据要素潜能，推进网络强国建设，以数字化转型整体驱动生产方式、生活方式和治理方式变革。

2022年12月，《中共中央国务院关于构建数据基础制度更好发挥数据要素作用的意见》的发布，加快了我国数据基础制度体系建设。2023年3月，国家数据局的成立，彰显了我国对数据治理和利用的高度重视，为数据要素基础制度建设提供了组织保障，聚焦发挥数据要素的基础性作用，推动数字中国、数字经济、数字社会的规划建设与蓬勃发展。

（二）健康医疗大数据应用及治理的必要性

2016年6月，《国务院办公厅关于促进和规范健康医疗大数据应用发展的指导意见》强调，充分发挥健康医疗大数据作为国家重要基础性战略资源的作用，将健康数据的重要性提升到国家战略资源高度，与一般的数据进行了区分。同年，《"健康中国2030"规划纲要》《国务院关于印发"十三五"卫生与健康规划的通知》相继发布，要求全面深化健康医疗大数据应用，并完善统计制度，加强统计数据分析能力。2022年发布的《国务院办

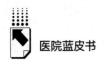

公厅关于印发〈"十四五"国民健康规划〉的通知》强调了完善健康医疗大数据资源要素体系，推进数字健康融合创新发展体系，强化卫生健康统计调查分析应用体系，夯实网络与数据安全保障体系，以上系列政策对于健康医疗大数据的治理与应用提出了要求，也显现了健康医疗数据的重要作用。

《中华人民共和国网络安全法》《中华人民共和国数据安全法》《中华人民共和国个人信息保护法》《网络安全等级保护条例》《信息系统密码应用基本要求》等安全法律法规标准的发布，标志着数据安全已上升为国家安全。而《国家健康医疗大数据标准、安全和服务管理办法（试行）的通知》《关于落实卫生健康行业网络信息与数据安全责任的通知》《国家卫生信息资源分类与编码管理规范》等行业标准规范相继发布，结合当前医院数据问题和应用现状表明，医院探索数据治理势在必行。

在此医院数据要素价值化的关键时期，有关方面应通过数据治理有效地保护好医院数据，提高数据质量、优化工作流程、挖掘数据价值、辅助医院决策，依靠数据治理助力智慧医院建设，实现"三个转变、三个提高"，即在发展方式上由规模扩张型转向质量效益型，狠抓内涵建设、精细管理，提高质量；在管理模式上由粗放的行政化管理转向全方位的绩效管理，走向内涵式的、集约性的高效管理，主要是通过信息化的手段来提高效率；在资源配置上，要从重点投向基础设施、医疗设备逐渐转向投向人力资源来提高人的积极性，提高广大医务人员的待遇。整体提升医院综合竞争力，这些将是未来医院高质量发展的关键。

（三）医院数据治理相关标准与体系框架

数据治理概念的提出最早可追溯到 20 世纪 90 年代，该理念起源于信息技术发展、数据管理需求增加、数据质量挑战，以及数据隐私和安全法规的推动，旨在保证数据的准确性、完整性、可用性和安全性。作为一个综合性的框架和方法论，数据治理已经成为组织中数据管理和数据战略的核心要素，受到企业、政府和监管机构的广泛重视和应用。

● 国际数据资产管理协会（Data Asset Management Association，DAMA）

定义数据治理是对数据资产管理行使权力和控制的活动集合。2015年，DAMA将数据治理划分为数据架构、数据模型与设计、数据存储与操作、数据安全（Data Security）、数据集成与互操作性、文件和内容、参考数据和主数据（Master Data）、数据仓库（Data Warehouse）和商务智能（Business Intelligence，BI）、元数据（Metadata）、数据质量（Data quality）11个管理职能。

- 2018年3月，《数据管理能力成熟度评估模型》（Data Management Capability Maturity Model，DCMM）（GB/T36073-2018）发布，是我国数据管理领域首个国家标准，该标准将组织对象的数据管理划分为八大能力域：数据战略、数据治理、数据架构、数据标准、数据质量、数据安全、数据应用、数据生存周期；并对每项能力域进行细分，形成28个过程域名。DCMM评估模型将成熟度划分为五级：初始级、受管理级、稳健级、量化管理级、优化级。

- 2018年6月，《信息技术服务——治理第5部分：数据治理规范》（GB/T34960.5-2018）发布，提出了数据治理的总则和框架，规定了数据治理的顶层设计、数据治理环境、数据治理域及数据治理过程的要求。该标准为我国各行业、机构开展数据治理提供了可靠的依据，为全面提升社会数据管控与应用能力、发挥数据资产价值、促进行业创新发展提供了重要支持和保障。

- 2020年12月，《信息安全技术——健康医疗数据安全指南》（GB/T39725-2020）发布，为健康医疗数据控制者在保护健康医疗数据时提供了可采取的安全措施参考。该指南指导健康医疗数据控制者进行安全保护，同时也为健康医疗、网络安全相关主管部门以及第三方评估机构等组织开展健康医疗数据的安全监督管理与评估等提供参考。这有利于更好地保护健康医疗信息安全，规范和推动健康医疗数据的融合共享、开放应用，促进健康医疗事业发展。

随着智慧医院建设进程与信息系统应用的深入发展，面对激增的数据量、数据复杂性提高，以及数据质量和数据安全等方面的挑战，数据治理是

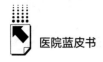
必由之路，也是智慧医院建设发展的基础和保障。综合以上相关数据治理模型、规范和指南，建立健全医院数据治理体系，设置专职部门，明确治理目标、制度规范、标准及流程，定期进行数据培训、数据质控、评估与持续改进，推动治理工作有效执行，保障医院能有效规范、整合、管理和保护医疗数据，实现数据价值最大化，数据赋能驱动助力医院高质量发展。

三　数据治理支撑下智慧医院的未来前景

（一）智慧医院的未来前景

大数据时代的到来，健康医疗数据在提高医院运营效率、提升医疗服务质量、精准防治疾病、辅助决策支持、增强突发公共卫生事件处理能力等方面发挥着巨大的价值。在数据治理提供基础和保障下，智慧医院发展有着广阔前景，以下是医院数据治理下，智慧医院的建设与发展展望。

- 院内数据整合与共享：推动院内数据整合，使不同部门、系统及设备间的数据实现更高效、更顺畅的共享、集成和应用，极大提高院内沟通与协作的效率；同时配套智能化设备的成熟与应用，能有效辅助医生开展临床诊疗工作，为患者提供更全面、准确的信息，以及更精准的医疗健康服务。

- 业务规范与质量管控：梳理医疗质量与安全指标体系，通过系统固化医疗核心制度和规范诊疗行为，并构建临床数据中心，数据赋能帮助管理部门实时了解医疗质量安全情况并预警，及时发现和纠正潜在的质量问题，提高医疗质量管理水平，保障医疗安全。

- 患者参与和自我管理：互联网诊疗模式发展，除了线上线下一体化整合提升患者就医体验外，慢性疾病在线健康管理平台，将帮助医护团队与患者进行沟通协作，为患者提供便捷预约和跟踪诊疗服务；同时让患者能随时查看和管理自己的健康数据，增加对自身健康的了解和控制程度，使患者能够更加主动地参与到医疗过程中。

- 院外数据共享与远程诊疗：数据标准统一与落实、区域信息平台和数据中心构建，将使不同医疗机构间的报告结果、病历数据互认共享成为可能；随着5G、智能化设备的逐步成熟与应用，以及配套管理制度的完善，远程医疗将不再局限于远程会诊、诊断和教学，远程手术操作已成为可能。

- 辅助决策与运营管理："人财物"等运营管理系统的配套、完善与整合，运营数据中心的构建，以及大数据、人工智能等技术的逐步成熟与应用，将为医院整体业务统筹管理、资源配置、绩效考核、财务运营提供更翔实的数据分析与预测，整体上帮助医院做出更科学、精确的决策，提高效率、优化资源利用、改进服务质量，更好地满足患者需求，助力医院提升竞争力和实现可持续发展。

- 临床实践与科研创新：临床数据中心使医护人员可通过大量的临床数据分析，了解患者病区和疾病的发展阶段，便于制订更准确的诊断和治疗计划；科研数据中心、专科专病数据库的建立，大规模临床数据、基因组数据、生物样本等数据的挖掘与应用，将为临床研究、疾病模型建立和新药研发等工作提供新的知识与发现，助力探索新的治疗方法、疾病机制、预防措施、治疗趋势，推动医学进步发展。

- 趋势预测与早期干预：随着数据中心的建设完善、采集数据颗粒细化、数据量的丰富，以及配套人工智能、机器学习、大数据算法等技术的成熟发展，通过监测分析患者的身体指标、生活习惯和疾病风险因素等数据，医护人员可提前识别患者潜在的健康问题，并推荐患者采取相应的预防措施，从而降低疾病的发生和发展风险。

尽管智慧医院有巨大的发展前景，但它同时还面临着数据安全和隐私保护、数据质量，以及医疗服技术标准、政策法规和文化变革等方面的障碍与挑战。总体而言，随着智慧医院建设发展和数据治理工作开展的深入，创新技术将在医疗健康管理、服务效率、医疗质量、医疗安全保障、医院整体运营等方面发挥越来越重要作用，为医疗行业带来更多的机遇和创新，为患者提供更好的就医体验和照护。

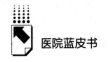

（二）智慧医院和医院数据治理的发展策略

智慧医院是医院未来发展的重要方向，医院数据治理为智慧医院提供了可靠的数据基础，智慧医院建设与医院数据治理两者相辅相成，共同推动医院的数字化转型和高质量发展。但在实际工作开展中，众多医院仍面临系列问题的挑战，在未来智慧医院建设和数据治理工作中，可从以下几个方面推进。

- 建立健全组织架构：组织是工作开展的基础，在医院信息化建设方面，大多数医院早已设有信息化建设与安全委员会，建议医院在此基础上升级完善相关配置与职能，成立智慧医院发展与数据治理委员会，下设智慧医院与数据治理办公室，医院主要领导担任委员会主委，分管信息院领导担任办公室主任，医务、质控、护理、信息等部门负责人为办公室副主任。委员会负责决策重大方向与内容，把控整体发展及战略目标；办公室牵头制定标准、规则和流程；组织文化建设；协调开展具体工作；监督工作实施效果，组织考核。
- 明确建设治理目标：在相关法律法规和伦理规范下，结合医院整体战略和阶段业务发展要求，推动医院信息战略与数据资源规划，评估医院现有数据资源现状和潜力，确定在业务运行和运营管理方面迫切需要解决的关键问题，明确数据的需求目标和优先级，形成详细的解决方案，指导智慧医院与数据治理工作的开展。需要注意的是规划和方案必须注重可落地性，做到问题导向和价值导向，避免"贪大求全"而影响最终的实施效果。
- 完善管理制度体系：在原有的信息化建设与信息安全制度基础上，完善相关数据制度流程规范，建立数据管理、校验以及数据安全和安全隐私保护配套制度，明确各类数据的定义和责任部门，规定数据采集、加工、存储及访问控制流程，确保数据内容符合标准要求与质量要求。同时，参考国家及行业相关标准，结合现有系统、业务流程，构建统一的数据标准体系，完善数据定义与分类，做好元数据、主数据、数据字典、数据模型、业务数据元、数据质量评价指标等数据管理，保障医院各部门、各系统间的数据交互和共享的规范，确保数据的规范性、准确性、完整性、一致性和可靠性。

- 加强数据质量管控：质量管控贯穿数据应用的整个生命周期，涵盖数据采集、存储、处理、分析和应用等各个环节。数据质量问题往往源自数据源和统计口径两个方面，通过数据治理理顺数据管理、数据质控和合规监管的制度、流程与机制，并定期监测数据质量，以及进行数据合规性审查和风险评估。同时，根据监测和评估结果，持续改进数据质量管控策略和流程，以提高数据质量的可持续性和稳定性。确保数据在不同阶段的规范性、准确性、完整性和一致性，为决策和业务需求提供可靠的数据基础支持，并保证数据安全和隐私保护符合相关规范要求。

- 提升数据管理能力：数据作为医院的战略资源，用好数据不仅是管理部门的事情，而且需要全院全员共同提升数据管理能力。通过开展数据管理培训和教育活动，推广数据驱动的决策文化，向全员普及宣传数据管理的重要性、基本概念和最佳实践案例，培养数据思维、数据驱动的习惯和数据安全意识，让员工认识到数据对决策的关键性作用。同时，为医院各级员工提供适用的数据管理和数据应用工具，促进数据在不同部门之间的流动和应用；并配套激励措施，监督和持续改进数据管理。通过整体氛围的营造，增强全院全员数据驱动、数据安全的意识和数据管理、数据应用能力，推动全院更好地利用数据支持决策和提升医院的整体管理水平。

四　结语

"数字中国"建设高速发展的当下，数据基础制度体系、国家数据局的相继建立，进一步明确了数据生产要素的重要性，也加速推动着数字经济、

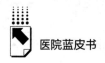
数字社会发展。健康医疗大数据的治理、分析和应用，将在医院医疗质量管理、医疗安全保障和整体运营等方面发挥重要的作用；同时，健康医疗大数据还将为智慧医院提供更智能化、高效率的医疗服务，提升患者的就医体验和医疗服务质量，为医疗行业带来更多机遇和创新。

智慧医院建设在大数据驱动下充满着机遇，但具体建设和数据治理工作中仍面临着数据安全和隐私保护、数据质量，以及技术标准、政策法规和文化变革等方面的挑战。推进智慧医院建设和医院数据治理，需要根据医院实际情况选择合适策略，平衡政策要求、管理效果和投入产出三者之间的关系，制定选择最优的信息战略和数据资源规划方案，国家确定的评建结合模式将持续推动智慧医院建设，确保建设成功落地实施，促进智慧医院建设的可持续发展，将为医院的未来高质量发展提供有力支持。

参考文献

1. 庄一强、曾益新主编《中国医院竞争力报告（2017）》，社会科学文献出版社，2017。

2. 庄一强、王兴琳主编《中国医院评价报告（2020）》，社会科学文献出版社，2020。

3. 庄一强、廖新波主编《中国智慧医院发展报告（2022）》，社会科学文献出版社，2022。

4. 庄一强、廖新波主编《中国医院竞争力报告（2023）》，社会科学文献出版社，2023。

5. 李江峰、任毅、刘淑红：《大数据在医院精细化绩效管理中的应用研究》，《中国医院管理》2020 年第 6 期。

6. 冯晨阳、刘迷迷、刘强、何仲廉、周毅、李超峰：《大数据背景下医院数据质量评价模型及监控管理模式探索》，《医学信息学杂志》2022 年第 7 期。

7. 李竞、齐国强、胡莎莎、李哲明、胡建江、金楚杭、俞刚：《基于"城市大脑"数据模型的医疗数据治理体系探索》，《互联网周刊》2022 年第 7 期。

8. 曹晓均、韦晓燕、毛钤镶：《医院专病数据治理实践》，《中国数字医学志》2021

年第 11 期。

9. 周林丽、彭沛、高世龙、师雯琦、徐晓峰、卓莹、刘子锋：《以医院评审指标数据治理推动医院科学管理水平提升的实践与思考》，《医疗服务标准化》2023 年第 2 期（下）。

10. 郭敬鹏、冯国斌、刘艳亭、李功靖、田旭：《医院数据安全治理框架设计及 实践路径探讨》，《医院信息化》2022 年第 6 期。

B.5

2023年国内外 MIT 医疗产业智慧化
政策环境与未来前景发展报告

庄一强　徐权光　蔡　华　任耀辉*

摘　要： 随着智慧医疗市场的蓬勃发展，加上行业政策的引导扶持，MIT（Medical Equipment and Device 医疗仪器设备、In Vitro Diagnostic 体外诊断设备、Hospital Information Technology 医院智慧技术）医疗产业在推动医疗创新方面扮演着重要角色。MIT 医疗产业借助新兴的信息技术，实现了医疗资源的高效利用和优化，提升了医疗服务的质量和效率。MIT 医疗产业还致力于推动医疗数据的共享与交互，促进多学科合作和远程医疗的发展，为人们提供更加便捷和个性化的医疗服务。人工智能技术已取得的重大进步，将对 MIT 医疗产业发展带来新的机遇和挑战。本文回顾最近国内外智慧医疗领域的政策环境，对国内外 MIT 医疗产业的智慧化未来前景进行深入分析。

关键词： 智慧医疗　医疗产业　智慧化　MIT

近年来，医疗领域正经历着革新浪潮，传统的医疗体系正在发生深刻变化。我们目睹着医疗模式从以疾病为中心向以患者为中心转变，信息化建设由医院临床向区域卫生扩展，医疗管理从基础医疗过渡到个性化定制，医疗

---

* 庄一强，博士，广州艾力彼医院管理中心主任；徐权光，广州艾力彼医院管理中心副主任；蔡华，广州艾力彼医院管理中心副主任；任耀辉，广州艾力彼医院管理中心医院事业部副总经理。

服务由碎片化、非连续的状态向整合性、可持续性发展，而疾病防治观念也由疾病治疗向预防保健转变。

为了适应现代医学的发展趋势，除了要在医疗体制上进行全面且多层次的改革，更需依靠先进技术的支持。根据行业政策的引导，以及医疗数据多年的积累，应用场景的不断进步，计算能力和算法技术等信息技术不断升级，医疗健康服务的发展方式正从业务驱动逐渐转向数据驱动，信息技术的应用也正在从简单的信息化过渡到智慧化应用。

智慧医疗是利用云计算、大数据、物联网、移动互联网、人工智能等新一代信息技术，在诊前、诊中、诊后以及医疗健康支持等各个环节，通过医疗信息在患者、医务人员、医疗机构、医疗设备、医疗保险、社会服务等主体之间流动、共享，以智能方式主动管理和回应医疗健康领域内各方需求的新型医疗健康服务。

在智慧医疗生态系统中，MIT 医疗产业是技术提供方，主要包括三个细分行业。MIT 医疗产业利用自身的优势产品、创新技术和优质服务，解决医疗健康服务的智慧化问题。

面对人口老龄化、慢病患者快速增长、医疗资源供需失衡以及地域分配不均等问题，人民群众对智慧医疗的巨大需求必将增多。MIT 医疗产业智慧化的发展，能够促进医疗健康领域各方的互动，确保参与者获得所需的服务，提高医疗服务的质量和效率，促进资源的合理配置，提供更加便捷和个性化的医疗服务。未来，MIT 医疗产业的智慧化发展，无疑将成为医疗产业的创新热点。

一 国内外 MIT 医疗产业智慧化政策环境

MIT 医疗产业的产品和服务，关系到操作者、使用者或患者的安全健康和信息安全，国外发达经济体为 MIT 医疗产业建立了比较完善的法律法规和监管体系，以保障公众身体健康、生命安全、信息安全为前提，但同时也兼顾了对该产业智慧化创新应用的引导和扶持。另外，国外 MIT 医疗产业

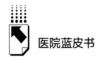

起步较早，企业研发、服务能力强，市场竞争比较充分。因此，对比、分析国内外 MIT 医疗产业智慧化的政策环境，对提升我国智慧医疗生态系统建设的整体水平，有着十分重要的现实意义。表 1 是国外几个发达经济体在 2022 年相继发布的医疗产业智慧化政策。

表 1 2022 年国外医疗产业智慧化主要政策

发布时间	政策名称	国家/地区	主要内容
2022 年 4 月	《人工智能战略 2022》	日本	推动人工智能驱动的医疗诊断系统研发诊断可靠性评估系统，改善在使用人工智能的医疗设备的开发和研究中使用患者数据的环境
2022 年 6 月	《医疗保健中的人工智能》	欧盟	提出了缓解措施和政策选择，最大限度地降低歧视、不平等、信息不安全等风险，并最大限度地提高医疗人工智能的效益，包括对人工智能的生产、使用寿命、提高透明度和可追溯性，以及人工智能工具进行深入的临床验证，并对临床医生和公民进行人工智能培训和教育
2022 年 10 月	《软件和人工智能作为医疗器械变革计划—路线图》	英国	强调确保人工智能和软件在作为医疗设备时能达到预期功能，且能保证安全性；要求人工智能医疗企业有明确的指导，并为软件工作的流线型过程提供支持，也需要有证明遵从性的工具的支持；加强研究机构、医疗系统等多边合作减少消除了市场上的摩擦，对国内需求进行了调整，减少了重复生产，并结合了需求，最终为英国国内的数字医疗提供了一个联合的服务
2022 年 10 月	《人工智能权利法案的蓝皮书》	美国	强调了在医疗领域应用人工智能要注意的人权原则，例如反歧视原则和个人信息保护原则；同时，在没有人类的允许下，不允许任何自动化系统干预医疗等高风险领域

智慧医疗是民生领域的重要应用。中共中央、国务院印发的《数字中国建设整体布局规划》提出，推动数字技术与包括医疗在内的重点领域深

度融合,加快数字技术创新应用。从《"健康中国 2030"规划纲要》到《"十四五"全民医疗保障规划》,医疗健康已被提升到了国家战略层面。随着多项医疗数字化政策的出台和新医改的深入推进,国家有关部门积极为智慧医院、智慧医疗的建设和投资提供帮助,从新技术应用、政策鼓励等方面推动 MIT 医疗产业与医疗健康的深度融合、发展。表 2 是 2022 年我国相继发布的有关医疗产业智慧化发展的主要政策。

表 2　2022 年我国医疗产业智慧化主要政策

发布时间	政策名称	主要内容
2022 年 1 月	《"十四五"卫生健康标准化工作规划》	健全卫生健康信息标准体系,完善 6 类信息标准的制定,聚焦区域全民健康信息化和医院信息化两大重点业务标准。推进互联网、大数据、人工智能、区块链、5G、物联网等新兴信息技术与卫生健康行业融合性标准的供给。加强卫生健康信息标准应用效果评价,促进信息共享互认和互联互通
2022 年 1 月	《医疗机构设置规划指导原则(2021—2025 年)》	加强信息化的支撑作用,切实落实医院、基层医疗卫生机构信息化建设标准与规范,推动人工智能、大数据、云计算、5G、物联网等新兴信息技术与医疗服务深度融合,推进智慧医院建设和医院信息标准化建设,大力发展并规范远程医疗和互联网医疗
2022 年 7 月	《关于进一步推进医养结合发展的指导意见》	推进互联网与对行动不便或确有困难的老年人的医疗健康和护理服务的结合
2022 年 8 月	《〈医疗卫生机构网络安全管理办法〉的政策解读》	进一步促进"互联网+医疗健康"发展,充分发挥健康医疗大数据作为国家重要基础性战略资源的作用,加强医疗卫生机构网络安全管理,防范网络安全事件发生
2022 年 9 月	《深圳经济特区人工智能产业促进条例》	明确人工智能概念和产业边界,建立面向产业的算力算法开放平台,定期制定并发布人工智能场景需求清单,设立人工智能伦理委员会
2022 年 11 月	《关于印发〈"十四五"全民健康信息化规划〉的通知》	加快全民健康信息化建设,培育行业发展新动能,为实施健康中国战略、积极应对人口老龄化战略、构建优质高效的医疗卫生服务体系提供强力支撑

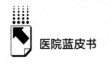

二　国内外 MIT 医疗产业智慧化未来前景

智慧医疗产业目前需求高速增长，市场规模呈加速扩张态势，2023 年预计规模达 4000 亿元。MIT 医疗产业作为智慧医疗关键技术的主要提供方，面对新的医疗模式，同时在创新技术、政策引导、资本流入等外部因素推动下，将面临重大变革和转型。了解 MIT 医疗产业智慧化未来前景，有助于构建共生发展的智慧医疗生态系统。

（一）MED 医疗仪器设备智慧化未来前景分析

MED 医疗仪器设备（以下简称 MED）智慧化是指将人工智能和物联网等先进技术应用于医疗设备，使其具备数据分析、自动化控制、智能决策等能力。影像设备、手术机器人、生命监测仪器、诊断设备等，通过与网络连接、传感器、数据处理和分析技术的结合，实现智能化的功能和特性。它不仅能提高医疗设备的性能和效率，还能实现数据的实时监测和分析，优化医疗资源的配置和管理，推动医学科研和创新。MED 智慧化将为医疗保健领域带来革命性的变革，提升人们的健康水平和医疗服务的质量。

1. 人工智能和机器学习：医疗仪器设备的智慧化通常依赖于人工智能和机器学习技术。这些技术可以使设备学习和适应不同的数据模式，从而提供更准确的诊断和预测。

Olympus cellSens 显微成像软件，利用深度学习改进了分割分析，例如无标记细胞核检测和细胞计数，以获得更准确的数据和更高效的实验结果。

图像分析是许多生命科学应用的关键功能。依靠分割从图像的其余部分提取目标（例如细胞和细胞器）的分析很常见。然而，依赖于亮度和颜色的传统阈值方法可能会错过关键信息，或者可能根本无法检测到目标。cellSens 软件的深度学习技术使用户能够快速训练系统自动捕捉这些信息，提高无标记物体检测、荧光标记细胞的定量分析和基于形态学特征的分割速度和准确性。

cellSens 通过无标记细胞核检测提高实验效率。传统细胞核检测所需的荧光染色和紫外线激发非常耗时，并且会损坏细胞。然而，cellSens 软件可以从简单的透射图像中识别和分割细胞核，因此不需要荧光标记。

cellSens 减少荧光成像过程中的光毒性，以支持准确的数据采集。借助cellSens 软件的深度学习技术，用户可以从低信噪比图像中获取准确的分析数据。该技术具有出色的准确性，同时显著减少了使细胞暴露的激发光量。这可以实现高分辨率分割，同时有助于保持细胞健康。

cellSens 自动化细胞计数和测量节省实验时间。深度学习技术通过自动识别和计算有丝分裂细胞来节省实验时间。该技术还可用于分割组织标本的图像，例如肾小球标本，这在使用传统方法时具有挑战性。

2. 大数据分析：智慧化医疗设备可以处理和分析大规模的医疗数据。通过使用高性能计算和数据分析技术，设备可以从大量的患者数据中提取有用的信息，用于诊断、治疗和研究。这种数据驱动的方法可以帮助医生更好地了解患者的疾病情况，并制定个性化的治疗方案。

Tempus AI 是一家医疗科技公司，致力于利用人工智能和数据分析来改善癌症诊断和治疗。该公司的目标是建立一个以数据为中心的平台，将临床和分子数据整合起来，并运用先进的分析方法，以支持医生、研究人员和患者之间的决策。

Tempus AI 的平台利用人工智能技术，对大量的临床和分子数据进行分析，帮助医生更好地理解疾病的发展和患者的治疗反应。平台整合了临床记录、影像数据、基因组数据和其他相关数据，通过算法和机器学习模型，提供个性化的治疗建议和预测。

通过 Tempus AI 的平台，医生可以获得关于患者的全面数据视图，了解疾病的特征、预后和治疗选项。这种个性化的数据驱动方法有助于医生制订更精确的治疗计划，提高治疗效果和患者生存率。

此外，Tempus AI 还致力于构建一个全球性的癌症数据库，将匿名化的临床和分子数据进行集成和共享。通过这个数据库，医学界可以更好地了解癌症的发病机制、疾病的变异性，以及不同治疗策略的效果。这将加快攻克

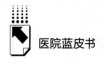
癌症研究的进展，并发现新的治疗方法，实现精准医学的突破。

3. 传感器和物联网：智慧化医疗设备通常配备各种传感器，用于收集使用者生理参数、环境数据等信息，并将数据传输到设备或云端进行分析。通过物联网技术，这些设备可以实现互联互通，实现实时监测、远程诊断和远程医疗。

Butterfly iQ 是一种便携式超声波设备，由 Butterfly Network 公司开发。它是一种通过智能手机或平板电脑连接的超声波探头，获得高质量超声图像的设备。

Butterfly iQ 采用了单晶片传感器技术，利用超声波将人体内部的结构和器官图像化。传感器覆盖了多个频率，使其能够适应不同深度和应用领域的扫描需求。用户只需将 Butterfly iQ 连接到智能设备上的 USB 端口，并通过 Butterfly iQ 的移动应用程序进行操作，即可实时显示超声图像。

这款设备具有可移动性和易用性的特点，使医疗保健专业人员能够在各种环境中进行快速的超声检查，无须依赖传统笨重的超声设备。它的便携性使得 Butterfly iQ 在紧急救援、远程医疗和偏远地区的医疗服务中具有重要的应用价值。此外 Butterfly iQ 还配备了内置的人工智能技术，可以提供实时的图像增强和自动分析功能。这使医生能够更准确地识别病变和异常，并作出更准确的诊断。

Butterfly iQ 仍然处于发展时期，Butterfly iQ 也在开拓其在妇产科、整形外科等多方面的应用；除了医疗诊断外，Butterfly iQ 也在医学院的教学和政府医疗保障等方面发挥独特的作用。

4. 手术机器人：利用机器人技术和精准的三维成像，手术机器人能为医生提供更好的手术控制，提高手术的准确性、患者的术后恢复以及手术结果的预测性。

Mako SamrtRobotics™是美国 Stryker 公司开发的一种机器人辅助手术系统，用于骨科手术中的精确骨切除和植入物放置。Mako SamrtRobotics™系统结合了三维成像、规划软件和机器人技术，旨在帮助医生呈现更准确、更个性化的手术过程。

该系统通过先进的计算机程序，根据患者的解剖结构生成三维模型，并帮助医生制订精确的手术计划。同时，机器人臂具有高度精准的导航能力，可以根据预先设定的手术计划进行动作，同时提供实时反馈和指导，以确保手术的准确性和安全性。在手术期间，医生使用机器人臂来执行预先计划的骨切除和植入物放置。与更原始的骨切除（手工切割块）相比，Mako SamrtRobotics™系统会减少软组织损伤并实现更大程度的骨保存。

5. 虚拟现实和增强现实技术：智慧化医疗设备可以利用虚拟现实（VR）和增强现实（AR）技术，为医患提供更直观和沉浸式的医疗体验。VR 技术可用于手术模拟和培训，让医生在虚拟环境中进行实践操作。AR 技术可以将医学影像叠加在患者身上，帮助医生更准确地定位病变部位。

Surgical Theater 是一家销售用于神经外科术前计划和排练的手术排练平台的初创公司。Surgical Theater 的 360°-3D XR 可视化技术，不仅可以将所有 2D 图像和数据呈现在一个模型中，还可以将患者和医生连在一起，以可视化方式，使患者体验手术过程。该技术支持多用户环境，可动态地用于患者的病例审查、演示和教育方面，也可以为医生提供培训和模拟机会，从而提高医生的手术技能和团队协作能力。另外，这个产品还可以模拟患者特定的解剖结构，以增强医生的情境意识并为每位患者制订个性化的手术计划。

6. 脑机接口技术：该技术主要是解决人类与人工智能的交互问题，通过将人脑与计算机系统紧密连接，使人们能够与计算机进行更快速、更高效的交流。该技术的潜在应用包括治疗神经系统疾病和损伤，提高人类认知能力，甚至可能实现人类与人工智能的融合。

Neuralink 是一家由特斯拉（Tesla）和 SpaceX 的创始人埃隆·马斯克（Elon Musk）创办的神经技术公司，该公司的目标是开发高级脑机接口（BCI）技术，以建立人类和计算机之间的直接连接。

Neuralink 的核心产品是一款名为"Link"的脑机接口装置，它由一系列微型电极组成，可植入大脑的特定区域。这些电极能够记录和刺激神经元的活动，实现对脑信号的高精度读取和干预。通过与外部设备或计算机系统连接，Link 可以传输大脑信号，实现人脑和计算机之间的双向通信。

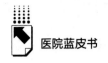

虽然 Neuralink 的研究和发展仍处于早期阶段，但该公司的使命是通过创新的脑机接口技术改善人类生活，并为人们提供更强大的认知和交互能力。该技术近日已获得美国 FDA 批准用于人体临床研究。

（二）IVD 体外诊断设备智慧化未来前景分析

IVD 体外诊断设备（以下简称 IVD）智慧化是指利用人工智能、机器学习、大数据分析、云计算等技术，赋予 IVD 智能化能力。IVD 可以自动分析和解读大量的生物标本数据，并提供准确的诊断结果和个性化的治疗建议。它不仅可以提升早期诊断准确率，还可以提高治疗效果和患者满意度，促进医疗资源的有效利用，推动医学科研和医疗质量的提升。IVD 智慧化将为医疗保健领域带来革命性的变革，提升人们的健康水平和医疗服务的质量。

1. 数据处理和分析能力：智慧化的 IVD 系统应具备强大的数据处理和分析能力。这包括能够实时采集、处理和解读大量的患者数据，并提供准确的诊断结果或预测。

西门子 VersaCell X3 Solution 是一种先进的实验室自动化系统，利用机器人技术和先进的分析能力，优化工作流程，提高运营效率。它能够帮助实验室灵活应对不同的实验需求变化，提高生产力，并节约成本。该系统可以通过单一的机器人样本接口连接多达三台西门子分析仪器，例如化学分析仪和免疫分析仪。

VersaCell X3 Solution 系统具有模块化设计，可以根据实验室的需求定制配置和灵活扩展。它支持多个分析模块，包括临床化学、免疫学、血液细胞分析和血凝分析等。

该系统具有智能样本管理和优先级设置功能，可实现快速和高效的样本处理。它具有样本分流、样本优先级和紧急样本处理功能，以确保重要样本的快速处理和结果生成。

该系统具有先进的样本传输和处理功能，最大限度地减少人为干预和操作错误。它具有高速样本处理、自动试管处理和智能样本追踪等功能，提高了工作流程的效率和结果的一致性。

该系统配备了全面的数据管理功能，包括实时数据监控、结果追踪和报告生成。用户可以轻松访问和管理实验室数据，进行质量控制和性能监测，以确保结果的准确性和可靠性。

该系统采用先进的分析技术和算法，提供准确、稳定和可靠的结果。它具有高度自动化的分析过程，减少了人为错误和实验室工作负担。

另外，VersaCell X3 Solution 系统通过 Atellica®数据管理器进一步提升了整合能力。该系统将仪器结果集中报告到中央终端，实验室人员可以快速访问和审查多个学科的数据，包括化学和免疫测定数据等。Atellica®数据管理器简化了数据审查流程，帮助实验人员更快做出临床决策。这种集中式数据管理方式提高了实验室的工作效率。

2. 自动化程度：智慧化的 IVD 系统应该具备高度自动化的能力，可以通过自动化的流程进行样本处理、分析和报告生成，减少人为干预和操作的需求。

安图生物作为一家生物工程公司，在产品与技术创新方面一直保持着自主创新和整合能力。其全自动生化免疫流水线 Autolas B-1 Series 以量身定制的设计与服务为特色，可为医学实验室提供更加灵活、高效的流水线解决方案。相比传统流水线节约了 60% ~ 80% 的空间，并且具有智能前处理系统、高检测通量、急诊样本优先等特点，进一步提高实验室的检测效率和质量，满足客户的需求。

Autolas B-1 Series 实现了更全面的自动化，包括：分析前自动化（自动去盖、标本自动分配）；分析中自动化（检测、自动复检、自动配置并智能分配免疫洗液）；分析后自动化（结果自动审核、危急值预警、TAT 监控、远程服务、室内质控室间化）。实验室可以单人管理多台设备，从而分配更多的人员投入智力型工作中。

Autolas B-1 Series 所安装的特色智慧化系统使流水线工作更加高效。BF 自动配比上液系统，可以实现免疫仪器浓缩洗液的自动配置和智能分配，节省大量原倍洗液的物流存储成本；Autolink 远程服务系统，可以实现主动式售后，最大限度地避免停机故障的发生；BIQAS 智能质量评价系统，帮助科室远程管理质控，实现室内质控室间化，充分保障检测质量。

3. 智能算法和模型：智慧化的 IVD 系统应该采用先进的算法和模型，

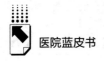
能够对数据进行高效、准确的分析和诊断。这涉及机器学习、人工智能和深度学习等技术的应用。

Grail 是一家专注于癌症早期检测的生物科技公司，其 IVD 产品旨在通过液体活检技术对血液样本进行肿瘤筛查和诊断。

Grail 的 IVD 产品基于最新的基因组学和测序技术，旨在提供高度敏感和特异的癌症检测工具。其核心产品是 Grail Galleri™多癌种类早期筛查试剂盒，可通过一次血液抽样来检测多种癌症的存在和风险。

Grail 的 IVD 技术基于深度测序和机器学习算法，能够分析血液样本中的循环肿瘤 DNA（ctDNA）和其他肿瘤相关标记物。这种液体活检方法能够检测癌症早期的征兆和突变，帮助医生进行早期筛查和确诊。

Grail 的 IVD 产品目前主要用于临床研究和试验，并正在积极推动相关的监管审批和临床验证。该技术的目标是提供一种非侵入性、高度敏感的癌症筛查方法，以便早期发现和治疗癌症，提高患者的生存率和治疗效果。

Grail 通过早期癌症检测和筛查，帮助医患对癌症进行早期治疗和管理，减轻癌症带来的病痛；而 Grail 的 IVD 产品代表了一种创新的方法，可能对癌症诊断和治疗领域产生重要的影响，并对癌症病情的管理提供新的方向和策略。

4. 临床实用性和效益：智慧化的 IVD 系统应该能够提供临床实用的结果，并能为医务人员提供有意义的信息和决策支持，从而改善诊断和治疗的效果，并提高医疗效率。

Fujifilm 推出了 Smart IVD 解决方案，结合了人工智能和数字化技术，该方案可提高临床诊断的准确性、效率和便捷性。

该解决方案利用富士胶片在影像处理和分析领域的专业背景，将人工智能应用于 IVD 中。通过智能算法和机器学习，Smart IVD 解决方案能够对临床样本进行快速、准确的分析和诊断。

Smart IVD 解决方案的应用包括影像诊断、病理学和遗传学等领域。该解决方案可以帮助医生在影像学、病理学和分子诊断中做出更准确、更快速的诊断和决策。

Fujifilm 还开发了基于人工智能的病理学解决方案，能够自动识别和分类组织切片中的病变区域，辅助病理学家进行病理诊断和评估。这有助于提高病理学的检测效率，减少人为误差。

（三）HIT 医院智慧技术智慧化未来前景分析

以"云大物移智"为代表的新一代信息技术，无疑是当今世界最活跃、渗透性最强、影响力最广的创新力量，正在全球范围内引发新一轮的科技革命，并以前所未有的速度转化为现实生产力，引领科技、经济和社会快速发展。这些新技术在医疗领域也已投入使用。据 IDC 预测，2023 年 HIT 医院智慧技术的市场规模，将达到 230 亿元，预计到 2027 年将会达到 460 亿元。

1. 软件技术

（1）人工智能和机器学习

● 深度学习算法：使用多层神经网络结构，如卷积神经网络（CNN）和循环神经网络（RNN），来处理医学影像数据。通过大量的图像数据训练，深度学习算法可以自动学习事物的特征和模式，并在医学图像中检测疾病或异常。

● 自然语言处理（NLP）：该技术应用于医学文本数据处理，如病历记录和研究文献。NLP 技术可以解析和理解文本中的语义和上下文，提取关键信息，并支持临床决策和疾病管理。

● 强化学习：通过与环境的交互学习来优化医疗决策和行为策略。通过定义奖励和惩罚机制，强化学习可以在不确定的环境中进行决策，并逐步改进策略。

（2）数据分析和大数据

● 数据挖掘和特征提取：使用机器学习和统计方法，从结构化和非结构化的医疗数据中发现潜在的模式和关联。数据挖掘技术包括聚类、分类、关联规则挖掘等，用于识别患者群体、疾病风险因素和治疗效果等。

● 预测建模：应用统计模型和机器学习算法，预测患者的疾病风险、临床结果和对医疗资源的需求。预测建模可以支持个性化的医疗干预和决策，提升患者的护理效果。

● 实时数据分析：利用流数据处理和实时分析技术，对连续产生的医

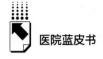

疗数据进行快速处理和决策支持。实时数据分析可以用于监测患者的生理参数、警报响应、紧急情况处理等。

（3）云计算和边缘计算

• 云计算：通过使用云服务提供商的基础设施，医院可以将计算和存储任务迁移到云平台上。云计算提供了按需的计算资源和存储容量，使医院能够处理大规模的医疗数据和应用程序。医院可以使用云上的分析工具和数据库服务，进行数据挖掘、机器学习和数据存储等操作。

• 边缘计算：边缘计算将计算能力推向离数据源更近的边缘设备，如网关、服务器等。边缘计算可以在医院内部的设备上进行数据处理和分析，减少数据传输延迟和带宽限制。医院可以在边缘设备上部署机器学习模型、实时监测系统和远程诊断工具，实现快速响应和实时决策。

（4）数据库和数据管理

• 分布式数据库：分布式数据库使用分布式架构，在多个节点上存储和处理医疗数据。分布式数据库系统可以处理大规模数据，并有高可用性和容错性。医院可以使用分布式数据库来存储和管理海量的医疗数据，以支持数据分析、查询和检索。

• 数据集成和清洗：医院面临来自多个数据源的数据，如医院信息系统、传感器设备和第三方数据源。数据集成技术帮助医院将这些数据源进行整合和清洗，以确保数据的准确性、一致性和完整性。数据集成包括数据清洗、转换和加载过程，以生成一致的数据视图供分析和应用程序使用。

• 数据隐私和安全：医疗数据的隐私和安全至关重要。医院需要采取各种技术和措施来保护数据的隐私和防止未经授权的访问。这包括数据加密、访问控制、身份验证和审计等安全措施。此外，数据备份和灾备方案也是确保数据安全和可恢复性的重要组成部分。

2.硬件技术

（1）医学影像设备

• CT扫描仪：包含X射线发生器、旋转的X射线探测器和计算机系统，用于获取横断面图像。

- 核磁共振仪：由主磁体、无线电频率线圈和计算机系统组成，产生详细的人体组织图像。

- 超声系统：包括超声发射器、接收器和计算机系统，通过声波产生实时的人体内部图像。

（2）传感器和物联网（IoT）

- 生物传感器：例如心率传感器、血压传感器、血糖监测仪等，用于测量患者的生理参数。

- 运动传感器：如加速度计、陀螺仪和位置传感器等，用于监测患者的运动、活动和姿势。

- IoT 设备和网关：用于将传感器数据连接到网络，并通过无线或有线方式将数据传输到后端系统。

（3）服务器和存储系统

- 服务器：高性能计算服务器用于处理复杂的医疗数据分析任务，如图像处理和机器学习算法。

- 存储设备：包括硬盘驱动器（HDD）、固态硬盘（SSD）和网络存储设备（NAS）等，用于大规模医疗数据的存储和访问。

（4）嵌入式系统和物理设备

- 嵌入式系统：集成在医疗设备中的硬件和软件系统，用于控制设备操作、数据采集和通信功能。

- 物理设备和通信设备：包括网络设备、无线路由器、传输介质（如光纤和无线电频率）等，用于设备之间的数据传输和通信。

（四）ChatGPT（Chat Generative Pre-trained Transformer）在医疗健康领域未来发展

基于人工智能的全球医疗保健解决方案的市场规模，预计将从 2023 年的 146 亿美元，增长到 2028 年的 1027 亿美元，年均增长率为 47.7%。在美国，56% 的临床医生认为在未来十年内，大部分决策将借助于人工智能做出。2020 年以来开展人工智能建设的美国医院数量增加了 3 倍。在中国，

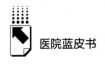

部分医生认为，未来50%的医生将会被人工智能取代。截至2022年，中国有近30%的医院对人工智能领域进行了投资建设。到2025年，预计中国医疗人工智能市场规模将突破300亿元。由此可见，人工智能在医疗领域的应用将日益广泛和深入，也会带来新的机遇和挑战。继互联网和移动互联网引发第三次工业革命之后，以大数据驱动的人工智能技术正在推动第四次工业革命。

在过去几年中，人工智能在医疗保健行业取得了重大进步。最著名的人工智能工具之一是由Open AI开发的自然语言处理模型ChatGPT。ChatGPT通过大量文本数据精心训练，生成自然语言文本内容，对范围广泛的查询，生成类似人类的响应，模拟人类对话作答，这些特点使其成为医疗保健应用的理想交流工具。从个性化治疗计划到远程患者监控，ChatGPT正在改变医疗保健提供者为患者提供医疗服务的方式，逐步在医疗健康产业发挥其独特的影响力。

1. 远程医疗虚拟助手：ChatGPT可用于开发虚拟助手，帮助患者安排预约、接受治疗和管理他们的健康信息。随着远程医疗的兴起，许多患者现在更愿意在舒适的家中接受护理，而由ChatGPT提供支持的虚拟助手，可以为患者提供远程管理健康所需的指导和支持。

2. 临床决策支持：ChatGPT可向医疗保健提供者提供实时的、基于询证的建议，以改善患者的治疗效果。例如，ChatGPT可针对患者的特定情况为医生提供适当的治疗方案，标记潜在的药物相互作用，并为复杂的医疗案例提供临床指南。通过提供快速可靠的支持，ChatGPT可以帮助临床医生节省时间、减少错误并改善患者护理条件。

3. 病情跟踪：结合拥有语音识别技术和实时监测身体数据功能的可穿戴设备，ChatGPT可辅助医护人员完成部分查房问询和基础的健康宣教工作，减轻医护人员压力，避免其在重复性工作中产生倦怠心理。

4. 病历保存：ChatGPT可生成患者病史的自动摘要，这有助于简化病历保存过程。借助ChatGPT，医生和护士可以口述他们的笔记，该模型可以自动总结关键细节，包括症状、诊断和治疗。医疗专业人员还可以使用

ChatGPT 从患者记录中提取相关信息，例如检验结果或影像报告。

5. 医疗翻译：ChatGPT 可提供实时翻译服务，以促进患者与医疗保健提供者之间的沟通。ChatGPT 凭借其先进的语言处理能力，可以准确、快速地翻译医学术语、专业术语和常用表达，让患者了解自己的诊断、治疗方案和用药说明。

6. 药物管理：若想要患者跟踪他们的药物并遵循医嘱的剂量指示可能具有挑战性，尤其是当他们服用多种药物时，这种困难会加剧。ChatGPT 可帮助患者管理他们的药物，包括用药提醒、剂量说明和潜在的副作用。ChatGPT 还可以为患者提供有关药物相互作用、禁忌症和其他可能影响药物管理的重要注意事项的信息。

7. 疾病监测：医学专家和普通市民都可以使用 ChatGPT 来监测全球健康数据，这可以让他们实时了解潜在的疾病并进行提前防御。通过分析来自新闻报道和公共卫生数据库等各种来源的大量数据，ChatGPT 可以检测出新疾病或现有疾病传播的模式和异常。该模型还可以向卫生官员、医疗保健提供者和公众提供自动警报，使他们能够采取适当的措施来防止疾病传播。

8. 医疗写作和文档：ChatGPT 可通过提供实时建议和更正来帮助医疗保健专业人员编写和记录医疗报告，例如临床笔记和出院摘要。

9. 病例数据统计分析：ChatGPT 能够根据反馈和输入的信息进行学习、分析、归类，根据实际情况向医护人员生成重要指标统计结果，为接下来的医护工作及其改善指明方向。

10. 临床试验招募：临床试验是为治疗各类疾病而开发新疗法的重要环节，但招募临床试验参与者具有挑战性。ChatGPT 可通过分析大量患者数据并识别符合试验资格标准的个人，来筛选试验的潜在参与者。通过利用 ChatGPT 的功能，临床试验招募工作可以变得更有效率、更有针对性并且更有效地覆盖不同的人群。

11. 创建症状检查器：症状检查器对于想要了解其症状并确定是否应寻求医疗救助的患者来说是一种宝贵的工具。ChatGPT 可用于开发虚拟症状检查器，以帮助患者识别和解释潜在的健康问题。症状检查器还可以提供后续

步骤的指导，甚至为患者提供在就医前可以采取的自我保健的措施，例如家庭疗法或服用非处方药。

12. 患者分诊：ChatGPT 可通过询问有关患者症状和病史的问题来确定患者病情的紧迫性和严重程度，从而对患者进行分诊。

13. 药物信息：ChatGPT 可提供有关药物的实时信息，包括副作用、相互作用和潜在禁忌证。患者可以使用自然语言与 ChatGPT 进行交流，该模型可以凭准确及时的信息做出响应，帮助患者做出明智的用药决定。ChatGPT 还可以提供有关药物的正确剂量、用药和储存的信息，以及为对特定处方过敏或不耐受的患者提供替代治疗方案。此外，医疗保健提供者可以使用 ChatGPT 随时了解新药、药品召回和制药行业的其他重要更新信息。

14. 医学教育：医学教育是贯穿医疗保健专业人员终生的过程，跟上最新的研究、指南和实践具有挑战性。ChatGPT 可以为医学生和医疗保健专业人员提供相关医疗信息和对资源的即时访问权限，支持他们的持续学习和提高。

15. 心理健康支持：ChatGPT 可为患者提供行为健康支持，包括筛查心理健康状况、提供应对策略以及将患者与资源联系起来以获得进一步支持。

16. 远程患者监护：远程患者监护是一种越来越流行的在提升患者治疗效果的同时降低医疗成本的方法。ChatGPT 可通过分析来自可穿戴设备、传感器和其他监控设备的数据来远程监控患者，从而实时了解患者的健康状况。ChatGPT 可以分析这些数据，并在患者病情恶化或出现其他令人担忧的趋势时向医疗保健提供者发出警报。这可以帮助医疗保健提供者及早干预并防止患者住院或发生其他并发症。

然而，对于医疗行业和医务人员来说，在这类人工智能应用潮中保持审慎态度是非常重要的。根据在美国进行的一项调查，随着人工智能在医疗保健领域的应用越来越广泛，其对人们的安全和隐私的威胁也越来越大。其他伦理问题包括安全问题和人工智能被恶意实体接管的可能性问题等。在欧洲，一项调查发现，患者最信任人工智能与专家判断的结合使用，而不是完全由人工智能做出决定。

与一些潜在患者表达的担忧相比，大多数医疗保健管理者仍普遍认为，加大对人工智能的投资将改善医院和其他医疗机构的治疗效果和患者体验。

三　结语

随着科学技术的飞速进步和人工智能的崛起，医疗行业正迎来一场革命性的转变，智慧医疗不可阻挡地改变着医疗行业的格局。MIT 医疗产业作为智慧医疗关键技术和服务的提供方，在行业政策的引导、支持下，利用"云大物移智"等新一代信息技术，赋能医疗创新及医院高质量发展，实现医疗资源的高效利用和优化，提升医疗服务的质量和效率，为人们提供更加便捷和个性化的医疗服务，改善人们的健康状况。

参考文献

1. 庄一强、廖新波主编《中国医院竞争力报告（2023）》，社会科学文献出版社，2023。
2. 庄一强、廖新波主编《中国智慧医院发展报告（2022）》，社会科学文献出版社，2022。
3. 庄一强主编《中国医院评价报告（2020）》，社会科学文献出版社，2020。
4. AI Strategy 2022, Secretariat of Science, Technology and InnovationPolicy Cabinet office, Government of Japan https：//www8. cao. go. jp/cstp/ai/senryaku/10kai/sanko1. pdf.
5. Artificial intelligence in healthcare：Applications, risks, and ethical and societal impacts https：//www. europarl. europa. eu/RegData/etudes/STUD/2022/729512/EPRS_STU（2022）729512_ EN. pdf.
6. Software and AI as a Medical Device ChangeProgramme－Roadmap https：//www. gov. uk/government/publications/software－and－ai－as－a－medical－device－change－programme/software－and－ai－as－a－medical－device－change－programme－roadmap#introduction.
7. Blueprint for an AI Bill of Rights－MAKING AUTOMATED SYSTEMS WORK FOR THE AMERICAN PEOPLE https：//www. whitehouse. gov/ostp/ai-bill-of-rights/.

8. 《"十四五"卫生健康标准化工作规划》，https：//www. gov. cn/zhengce/zhengceku/2022-01/27/content_ 5670684. htm。

9. 《医疗机构设置规划指导原则（2021-2025 年）》，http：//www. nhc. gov. cn/cms-search/downFiles/f527c66af01742928199dc55216e6c8e. pdf。

10. 《关于进一步推进医养结合发展的指导意见》，https：//www. gov. cn/zhengce/zhengceku/2022-07/22/content_ 5702161. htm。

11. 《医疗卫生机构网络安全管理办法的政策解读》，https：//www. gov. cn/zhengce/2022-09/04/content_ 5708222. htm。

12. 《深圳经济特区人工智能产业促进条例》，http：//www. sz. gov. cn/zfgb/2022/gb1258/content/post_ 10166373. html。

13. 《关于印发"十四五"全民健康信息化规划的通知》，http：//www. nhc. gov. cn/guihuaxxs/s3585u/202211/49eb570ca79a42f688f9efac42e3c0f1. shtml。

14. Deloitte：2022 Global Health Care Outlook https：//www. deloitte. com/content/dam/assets-shared/legacy/docs/perspectives/2022/gx-health-care-outlook-Final. pdf.

15. Digital transformation in the NHS https：//www. crowncommercial. gov. uk/products-and-services/technology/digital-transformation-in-the-nhs? gad=1&gclid=Cj0KCQjw7PCjBhDwARIsANo7CgkZzLoVGI8PyjHxaz6RL_ XEqFiFuHzNoRC41tVebQ74U qiVOIaEblsa AvAtEALw_ wcB&gclsrc=aw. ds.

16. Top 10 Healthcare Technology Trends https：//knowhow. distrelec. com/medical-healthcare/top-10-healthcare-technology-trends/.

17. Recent Advancements in Emerging Technologies for Healthcare Management Systems：A Survey https：//www. ncbi. nlm. nih. gov/pmc/articles/PMC9601636/.

18. 《人工智能医疗器械产业发展白皮书（2023 年）》，https：//www. ylzbzz. org. cn/index. php？m=content&c=index&a=show&catid=28&id=1357。

19. Olympus：https：//www. olympus-global. com/news/2020/nr01614. html.

20. Tempus ：https：//www. tempus. com/.

21. Stryker：https：//www. stryker. com/us/en/joint-replacement/systems/Mako_ Smart Robotics_ Overview. html？cid=jr_ makoknowmore. com&_ gl=1*1mwnan8*_ up*MQ. . &gclid=EAIaIQobChMIsOP60b-Z_ wIV1SrUAR1LWQKCEAAYASAAEgLeTvD_ BwE.

22. Butterfly：https：//www. butterflynetwork. com/government.

23. SurgicalTheater：https：//surgicaltheater. com/products.

24. Neuralink：https：//neuralink. com/.

25. Siemens-Healthineers：https：//www. siemens-healthineers. com/laboratory-automation/advanced-robotic-solutions/versacell-x3-solution.

26. 安图生物：https：//www. antpedia. com/ibook6300/x/615379-x. html https：//

www. autobio. com. cn/Product/productDetail/fid/63/cid/19/id/186。

27. Grail：https：//grail. com/our-products/.

28. Fujifilm：https：//www. fujifilm. com/lv/en/healthcare/mri-and-ct/mri-and-ct/ overview.

29. 13 Healthcare IT Trends to Watch in 2023 https：//www. softermii. com/blog/ healthcare-information-technology-trends-to-watch.

30. 《2022 年 Gartner 新兴技术成熟度曲线公布最新技术趋势》，https：//www. gartner. com/cn/information-technology/articles/what-s-new-in-the-2022-gartner- hype-cycle-for-emerging-technologies。

31. Revolutionizing Healthcare：The Top 14 Uses Of ChatGPT In Medicine And Wellness https：//www. forbes. com/sites/bernardmarr/2023/03/02/revolutionizing-healthcare- the-top-14-uses-of-chatgpt-in-medicine-and-wellness/.

32. 21 Examples Of Big Data Analytics In Healthcare That Can Save People https：// www. datapine. com/blog/big-data-examples-in-healthcare/.

33. Markets andMarkets：Artificial Intelligence in Healthcare Market https：//www. marketsandmarkets. com/Market-Reports/artificial-intelligence-healthcare-market- 54679303. html.

34. 《协和医生：50%的医生未来将被人工智能替代》，https：//xingren. com/web/ article/nCRPZ8pc/wap。

35. 《2021-2022 年度中国医院信息化状况调查报告》，https：//chima. org. cn/Html/ News/Articles/16012. html。

36. The UNESCO Courier：The Fourth Revolution https：//en. unesco. org/courier/2018- 3/fourth-revolution.

智慧医疗服务篇

Smart Medical Services Reports

B.6
2023年智慧医院 HIC 500强研究报告

陈培钿　刘先德　陈家伟　徐权光　姚淑芳　李启渊*

摘　要： 本报告针对 2023 年智慧医院 HIC 上榜医院（以下简称 HIC 100 强、HIC 300 强、HIC 500 强）从地域分布、医院等级、交叉榜单等指标入手，结合上榜医院在人财物等方面的投入、医院信息化评级情况等较丰富的数据进行分析，为我国智慧医院建设与高质量发展提供相关数据支撑。经分析发现，HIC 500 强医院仍主要分布在经济发展良好、医疗资源较丰富的地区，东西部地区上榜医院数据差距有进一步拉大的趋势。从整体建设数据分析，智慧医院建设离不开人财物的投入，以及相关评级工作的推动。

关键词： 智慧医院　信息化建设　HIC 指标

---

* 陈培钿，广州艾力彼医院管理中心智慧医院 HIC 专家；刘先德，广州艾力彼医院管理中心常务副主任；陈家伟，广州艾力彼医院管理中心智慧医院 HIC 专家；徐权光，广州艾力彼医院管理中心副主任；姚淑芳，博士，广州艾力彼医院管理中心常务副主任；李启渊，广州中医药大学公共卫生与管理学院。

一 智慧医院 HIC 榜单分析

（一）地域分布分析

1. 区域分布

如表1、图1所示，2023 年智慧医院 HIC 500 强医院数量按区域划分，与往年相似，以华东、华南、华北等沿海经济发达地区为主要分布区域，西北、东北地区分布的医院相对较少。近年来，各级医院虽积极建设，但没有缩短东西部地区智慧医院建设的整体差距，反而有进一步拉开的趋势。

表1　2023 年智慧医院 HIC 500 强在各区域的分布情况

区域	省(区、市)	100 强	101~300 强	301~500 强	500 强总计
华东	江苏	11	28	34	73
	浙江	10	15	17	42
	山东	4	17	14	35
	上海	12	16	6	34
	福建	5	11	11	27
	安徽	2	2	10	14
	江西	1	3	3	7
	区域总计	45	92	95	232
华南	广东	13	31	23	67
	广西	0	5	3	8
	海南	0	1	0	1
	区域总计	13	37	26	76
华北	北京	14	7	5	26
	山西	1	3	6	10
	内蒙古	2	3	4	9
	河北	1	6	2	9
	天津	1	2	2	5
	区域总计	19	21	19	59

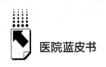

区域	省(区、市)	100强	101~300强	301~500强	500强总计
华中	河南	5	7	12	24
	湖北	4	9	5	18
	湖南	1	3	4	8
	区域总计	10	19	21	50
西南	四川	3	4	10	17
	云南	0	6	3	9
	重庆	0	2	3	5
	贵州	0	0	2	2
	西藏	0	0	0	0
	区域总计	3	12	18	33
西北	新疆	6	2	2	10
	陕西	0	2	7	9
	甘肃	0	2	3	5
	宁夏	0	2	1	3
	青海	0	0	1	1
	区域总计	6	8	14	28
东北	辽宁	3	6	5	14
	吉林	1	3	0	4
	黑龙江	0	2	2	4
	区域总计	4	11	7	22

资料来源:艾力彼医院管理中心数据库。

2. 省(区、市)分布

如表1、图1所示,2023年HIC 100强医院集中分布在20个省(自治区、直辖市),数量较多的仍集中在北京、广东、上海、江苏、浙江等经济发达地区;而仅有一家上榜医院的省份有山西、河北、湖南、江西、天津、广西、云南上年各有一家医院上榜,但2023年退出100强的竞争行列;另外,重庆、陕西、黑龙江、宁夏、海南、贵州、青海、西藏、甘肃9个省

（自治区、直辖市）未有医院入围 2023 年 HIC 100 强榜单。综合 100 强数据分析，有一家及以下医院上榜的省（自治区、直辖市）多达 16 个。

通过对 HIC 500 强医院数量分析，可以看出，排名前八的省（直辖市）：江苏（73 家）、广东（67 家）、浙江（42 家）、山东（35 家）、上海（34 家）、福建（27 家）、北京（26 家）、河南（24 家）共计 328 家（占比 65.6%），除了与地区经济水平有关，地区医院数量也是主要影响因素，智慧医院建设水平与地区经济、医院实力有较强的正相关性；综合数据进一步分析，可以看到，吉林、黑龙江、宁夏、贵州、海南、青海、西藏地区的上榜医院少于 5 家，其中西藏地区的上榜医院数量为零。

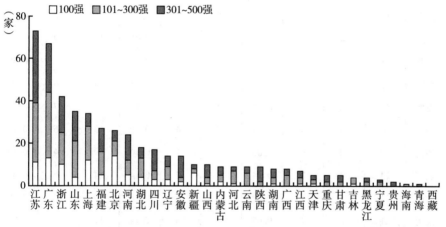

图 1 2023 年智慧医院 HIC 500 强上榜医院在各省（区、市）的分布情况

资料来源：艾力彼医院管理中心数据库。

3. 城市分布

针对 HIC 500 强医院的散列分布情况，本文引入"均衡指数"〔均衡指数＝上榜医院所分布的地级城市数量/该省（自治区）的地级城市总数量〕对其进行分析，如 2023 年上榜医院排名第二的广东，入围 500 强的 67 家医院分布在 15 个地级城市，相比广东全省 21 个地级城市，其均衡指数为 15/21＝0.71。通过此指标可以看出，在地区发展方面江苏最为均衡，广东虽然上榜医院数量排名第 2，但均衡指数却排第 5，位于山东、浙江、福建之后。

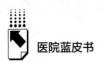

表2　2023年智慧医院HIC 500强各省（区）的均衡指数

省（自治区）	城市数（个）	100强			1~300强			1~500强		
		医院数量（家）	分布城市数（个）	均衡指数	医院数量（家）	分布城市数（个）	均衡指数	医院数量（家）	分布城市数（个）	均衡指数
江苏	13	11	7	0.54	39	13	1.00	73	13	1.00
山东	16	4	3	0.19	21	10	0.63	35	14	0.88
浙江	11	10	3	0.27	25	7	0.64	42	9	0.82
福建	9	5	2	0.22	16	7	0.78	27	7	0.78
广东	21	13	3	0.14	44	13	0.62	67	15	0.71
河南	17	5	1	0.06	12	4	0.24	24	12	0.71
湖北	13	4	2	0.15	13	6	0.46	18	9	0.69
河北	11	1	1	0.09	7	4	0.36	9	6	0.55
内蒙古	12	2	2	0.17	5	3	0.25	9	6	0.50
安徽	16	2	1	0.06	4	2	0.13	14	7	0.44
新疆	14	6	4	0.29	8	4	0.29	10	6	0.43
陕西	10	0	0	0.00	2	1	0.10	9	4	0.40
辽宁	14	3	2	0.14	9	2	0.14	14	5	0.36
山西	11	1	1	0.09	4	2	0.18	10	4	0.36
四川	21	3	1	0.05	7	3	0.14	17	7	0.33
湖南	14	1	1	0.07	4	1	0.07	8	4	0.29
海南	4	0	0	0.00	1	1	0.25	1	1	0.25
云南	16	0	0	0.00	6	2	0.13	9	4	0.25
黑龙江	13	0	0	0.00	2	1	0.08	4	3	0.23
贵州	9	0	0	0.00	0	0	0.00	2	2	0.22
广西	14	0	0	0.00	5	2	0.14	8	3	0.21
宁夏	5	0	0	0.00	2	1	0.20	3	1	0.20
江西	11	1	1	0.09	4	1	0.09	7	2	0.18
甘肃	14	0	0	0.00	2	1	0.07	5	2	0.14
青海	8	0	0	0.00	0	0	0.00	1	1	0.13

续表

省 （自治区）	城市数 （个）	100强			1~300强			1~500强		
		医院 数量 （家）	分布 城市数 （个）	均衡 指数	医院 数量 （家）	分布 城市数 （个）	均衡 指数	医院 数量 （家）	分布 城市数 （个）	均衡 指数
吉林	9	1	1	0.11	4	1	0.11	4	1	0.11
西藏	7	0	0	0.00	0	0	0.00	0	0	0.00

注：均衡指数主要分析上榜医院的城市分布，北京、上海、天津、重庆等为直辖市不作分析。

资料来源：艾力彼医院管理中心数据库。

（二）医院等级分析

如图 2 所示，三甲医院在 HIC 100 强中数量多达 97 家，另还有 1 家三乙医院、2 家三级医院；而 HIC 500 强中三甲医院数量为 403 家，相较于 2022 年的 436 家少了 33 家，新增的三甲以下级别医院中包括三乙医院 3 家、三级医院 24 家、二甲医院 3 家、二乙医院 1 家、二级医院 2 家。综合医院等级数据分析，高级别医院在智慧医院建设方面占据一定优势，但也绝不是三甲医院的专属优势，相较于医院学科建设需要漫长建设周期，只要医院明确战略目标，加强适当投入及管控，级别较低的医院也能在智慧医院建设上取得突破和成效。

（三）交叉榜单分析

交叉榜单分析即将 HIC 500 强上榜医院与同年入围的顶级医院 100 强、省单医院 100 强、地级城市医院 500 强、县级医院 500 强，以及中医医院 500 强和妇产/儿童医院 100 强等榜单中的医院进行对比分析。

如表 3 所示，综合 2021~2023 年 HIC 上榜医院与分层榜单交叉情况分析，作为智慧医院建设领军单位，2023 年顶级医院 100 强有 90 家进入 HIC 500 强，还有 10 家医院未上榜；省单医院、地级城市医院作为建设主力军，2021~2023 年 HIC 500 强中占比保持在 40% 左右；县级医院虽然在医院体量、

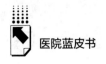
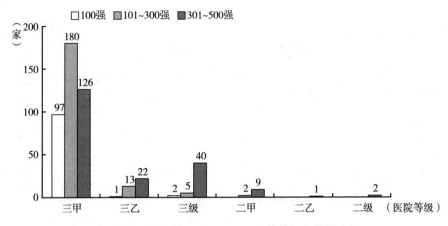

图2　2023年智慧医院HIC 500强的等级和数量分析

资料来源：艾力彼医院管理中心数据库。

建设投入上与省、市级医院相比有差距，但近年来发展也较为迅猛，2023年进HIC 500强县级医院相较2021年翻了一倍，增加了28家，达56家。

表3　2021~2023年智慧医院HIC 500强与分层榜单交叉分析

单位：家

HIC 榜单	顶级医院100强			省单医院100强		
	2021 年	2022 年	2023 年	2021 年	2022 年	2023 年
100 强	47	51	52	10	8	10
1~300 强	87	86	87	45	43	40
1~500 强	100	99	90	66	62	55

HIC 榜单	地级城市医院500强			县级医院500强		
	2021 年	2022 年	2023 年	2021 年	2022 年	2023 年
100 强	18	18	16	5	4	2
1~300 强	60	69	74	17	19	14
1~500 强	121	141	129	28	39	56

资料来源：艾力彼医院管理中心数据库。

如表4所示，综合2021~2023年HIC上榜医院与分类榜单交叉情况分析，2023年中医医院在HIC 100强榜单的数量略有增加，但2023年中医医院500

强中仅有48家进入HIC 500强，相较于西医医院，中医医院在智慧医院建设方面还有着较大提升差距；凭借着服务对象优势，同时也是对于服务质量、满意度有着更高要求，妇产/儿童医院在互联网医疗、智慧医院建设方面发展较早，但近年来，各级医院积极投入智慧医院建设，整体竞争更为激烈，因此，妇产/儿童医院100强中进入HIC 500强的医院数量近三年呈下降趋势。

表4 2021~2023年智慧医院HIC 500强与分类榜单交叉分析

单位：家

HIC榜单	中医医院500强			妇产/儿童医院100强		
	2021年	2022年	2023年	2021年	2022年	2023年
100强	5	4	5	11	11	10
1~300强	21	24	24	33	30	28
1~500强	42	48	48	66	60	56

资料来源：艾力彼医院管理中心数据库。

表5 2023年智慧医院HIC 500强与国家、广东省高水平医院名单交叉叉分析

单位：家

HIC榜单	国家医学中心主体医院	国家区域医疗中心输出医院	广东省高水平重点建设医院
	27家	89家	50家
100强	14	42	12
101~300强	6	23	21
301~500强	1	7	6
未上榜	6	17	11

资料来源：艾力彼医院管理中心数据库。

如表5所示，根据国家发改委、国家卫健委、国家中医药局等部门公布的名单，27家国家医学中心主体医院中，有6家未入HIC 500强榜单；在89家国家区域医疗中心输出医院中，有17家未入HIC 500强榜单。在50家广东省高水平重点建设医院中，有11家未入HIC 500强榜单。综合数据分析，智慧医院建设是助力医院未来高质量发展的关键，国家医学中心主体医

院、国家区域医疗中心输出医院、广东省高水平重点建设医院整体发展水平良好。但仍有 34 家医院未进入 HIC 500 强。

二 智慧医院 HIC 指标分析

本节将主要对上榜医院的建设投入、建设应用、行业影响力指标进行分析。

（一）智慧医院建设投入

1. 资金投入

如表 6 所示，资金投入占比＝智慧医院建设的资金投入/医院总收入，资金投入占比均值为 2021~2023 年 HIC 500 强医院在软件、硬件和系统运维等方面投入占比的平均值，范围包括机房设备、网络设备和信息安全等的投入，不包含基础建筑、装修、弱电、信息科人员成本。综合数据分析，资金投入占比均值 2021~2023 年逐级提升，2023 年 301~500 强资金投入占比均值达 1.53%；结合床位数据分析，床位规模越大，整体营收越大，资金投入占比均值呈现逐级下降趋势。

表 6 2021~2023 年智慧医院 HIC 500 强建设资金投入

HIC 榜单	资金投入占比均值（%）			床位数（张）	资金投入占比均值（%）		
	2021 年	2022 年	2023 年		2021 年	2022 年	2023 年
100 强	1.02	0.96	0.98	≥3000	0.73	0.74	0.80
101~300 强	1.09	1.10	1.24	2000~3000	0.88	1.01	1.00
301~500 强	0.94	1.05	1.53	<2000	1.21	1.49	1.70

资料来源：艾力彼医院管理中心数据库。

2. 人员投入

如表 7 所示，信息人员投入占比＝工程师数量/（开放床位数/100），其中工程师数量是信息部门和厂商长期驻点人数之和。综合"信息人员投入占比"

指标进行分析，2021~2023年数据存在一定的波动，每百床配备的工程师数量保持在1人以上，信息工程师人均服务床位数保持在100床/人以下。

表7　2021~2023年智慧医院HIC 500强信息人员投入

HIC榜单	每百床配备的工程师数量(人)			信息工程师人均服务床位数(床/人)		
	2021年	2022年	2023年	2021年	2022年	2023年
100强	1.35	1.31	1.39	74.07	73.94	71.80
101~300强	1.18	1.26	1.15	84.49	79.64	86.99
301~500强	1.33	1.34	1.01	74.97	74.41	98.32

资料来源：艾力彼医院管理中心数据库。

（二）智慧医院建设应用

1.硬件基础

表8　2021~2023年智慧医院HIC 500强终端设备投入情况

HIC榜单	终端设备占比(台/人)		
	2021年	2022年	2023年
100强	1.22	1.17	1.19
101~300强	0.96	0.94	1.03
301~500强	0.89	0.90	0.97

资料来源：艾力彼医院管理中心数据库。

如表8所示，终端设备占比=终端设备数量/医院员工数，终端设备数量统计的是目前医院使用的电脑、PDA、移动推车、平板等，终端设备占比主要反映医院在物资配套方面的投入情况，与医院整体硬件规划与投入有关。综合数据分析，2021~2023年HIC 500强医院的终端设备投入维持在相对稳定、略有提升的状态。

2.软件建设

软件建设包括基础系统、医疗业务系统、运营管理系统三大部分。其中，2023 年系统应用方面 58 个系统模块中有 50 个模块上线率超过 80%，随着国家智慧医院建设和高质量发展要求的提升，临床相关系统如移动护理系统、重症监护系统、临床数据中心（CDR）、临床决策支持系统（CDSS）等上线率已超 90%；但还有以下系统上线率偏低：预算管理系统上线率为 76.8%，财务一体化接口系统上线率为 71.4%，病历微缩系统上线率为 59%，放射治疗管理系统上线率为 55.4%。

3. 创新应用

持续创新是智慧医院建设保持领先的源泉，当前创新应用主要包括创新技术与管理、服务模式结合，当前智慧医院常见的创新应用包括：患者智慧服务、人工智能影像辅助诊断、AI 电子病历书写和质控、智能机器人应用、智能化物流管理、智能楼宇、5G 创新等。其中有以下应用系统上线率达到 80%以上（见表 9），这些应用不仅完善了医院服务流程而且提高了管理水平，对于全国智慧医院建设创新应用的全面推广有较好的示范作用。

表 9 2023 年智慧医院 HIC 500 强创新应用部分系统上线率

系统名称	患者自助服务系统	患者自助打印系统	患者移动服务系统	智能导诊系统
上线率	100.00%	100.00%	96.40%	83.80%
系统名称	随访管理系统	检查预约系统	药房自动化设备系统	AI 影像辅助诊断系统
上线率	89.20%	96.40%	89.20%	80.40%

资料来源：艾力彼医院管理中心数据库。

（三）行业影响力

行业影响力主要包括医院通过信息化评级，公开发表相关学术论文，以及相关学术任职等指标。如表 10 所示，2021～2023 年 HIC 500 强中通过"医院互联互通标准化成熟度测评（四级以上）"的医院数量整体上稳中有升；通过"电子病历系统应用水平分级评价（五级以上）"，以及"同时通过两个评价的医院"数量 2021～2023 年有着较大提升。在国家系列政策的支持和推动下，各级医院更加重视智慧医院建设与国家信息化评级工作，并

单位：家

表10 2021～2023年 HIC500 强医院国家信息化评级情况

HIC 榜单	电子病历系统应用水平分级评价（五级以上）			医院互联互通标准化成熟度测评（四级以上）			同时通过两个评级的医院		
	2021 年	2022 年	2023 年	2021 年	2022 年	2023 年	2021 年	2022 年	2023 年
100 强	63	86	95	84	92	95	40	53	90
101～300 强	63	107	146	120	158	185	19	30	135
301～500 强	0	17	71	106	116	89	0	0	26
总计	126	210	312	310	366	369	59	83	251

资料来源：艾力彼医院管理中心数据库。

107

期望通过"以评促建、以评促改"的方式提升自身的智慧医院建设水平，综上，国家相关评级对各级医院的智慧医院建设的促进提升效果明显。

三　结语

第一，智慧医院HIC 500强上榜医院主要分布在华东、华南、华北等经济发展较好的东部沿海省份，东西部地区间差距有逐步拉大的趋势。HIC 500强医院数量排名前八省（直辖市）的江苏（73家）、广东（67家）、浙江（42家）、山东（35家）、上海（34家）、福建（27家）、北京（26家）、河南（24家），上榜医院共计328家（占比65.6%）；而上榜数量相对较少的省（自治区）有吉林、黑龙江、贵州、宁夏、海南、青海、西藏少于5家，其中西藏，上榜医院数量为零。

第二，综合智慧医院HIC榜单数据与医院等级分析，2023年HIC 500强中三甲数量为403家，相较2022年的436家少了33家，高级别三甲医院在智慧医院建设上有一定优势，但级别相对较低医院还是存在取得突破和成效的可能。

第三，综合智慧医院HIC榜单数据与分层分类板单的交叉分析。顶级医院是智慧医院建设的领军单位，但2023年顶级医院100强中仍有10家医院未进HIC 500强；省单医院、地级城市医院是智慧医院建设的主力，在2021~2023年HIC 500强中占比保持在40%左右；县级医院近年来发展有较大提升，2023年500强县级医院相较2021年增加28家；分类榜单方面，中医医院相较综合性西医医院差距明显，2023年中医医院500强仅有48家进入HIC 500强；妇产/儿童医院虽早年在互联网医疗、智慧医院建立了一定优势，随着整体竞争的加剧，上榜医院数量近年来呈下降趋势；国家医学中心主体医院、国家区域医疗中心输出医院和广东省高水平重点建设医院，智慧医院建设水平良好，但仍有34家医院未进入HIC 500强榜单。

第四，智慧医院的建设投入方面，受医院规模体量影响，资金投入占比均值2021~2023年逐级提升，301~500强资金投入占比均值达1.53%，床位规模越大，资金投入占比均值呈现逐级下降趋势；人员投入方面2021~2023年数据存在一定波动，每百床配备的工程师数量保持在1人以上，信息工程师人均服务床位数保持在100床/人以下；终端设备投入方面，2021~2023年数据相对稳定、略有提升，终端设备数量与医院员工数占比保持在1左右。

第五，智慧医院建设应用方面，移动护理系统、重症监护系统、临床数据中心（CDR）、临床决策支持系统（CDSS）的上线率相对较高，但预算管理系统、财务一体化接口系统、病历微缩系统、放射治疗管理系统等系统的上线率有待提升；在创新应用方面，患者自助服务系统、患者自助打印系统、患者移动服务系统、智能导诊系统、随访管理系统、检查预约系统、药房自动化设备系统、AI影像辅助诊断系统等应用上线率的提升对于医院服务流程、管理水平，有着较强推广示范作用。

第六，在国家系列政策的支持和推动下，各级医院更加重视智慧医院建设与国家信息化评级工作，并期望通过"以评促建、以评促改"方式提升自身的智慧建设水平，智慧医院HIC 500强上榜医院评级数据显示国家相关评级工作对各级医院的智慧医院建设的促进提升效果明显。

参考文献

1. 庄一强、曾益新主编《中国医院竞争力报告（2017）》，社会科学文献出版社，2017。
2. 庄一强、王兴琳主编《中国医院评价报告（2020）》，社会科学文献出版社，2020。
3. 庄一强、廖新波主编《中国智慧医院发展报告（2022）》，社会科学文献出版社，2022。
4. 庄一强、廖新波主编《中国医院竞争力报告（2023）》，社会科学文献出版社，2023。

B.7

2023年智慧医院HIC分层分类研究报告

陈家伟　刘先德　陈培钿　徐权光　刘建华　田　宾*

摘　要： 本报告根据智慧医院HIC子榜单（分层：顶级医院HIC 80强、省单医院HIC 60强、地级城市医院HIC 80强、县级医院HIC 60强；分类：中医医院HIC 60强、专科医院HIC 60强、社会办医·单体医院HIC 60强），分层分类地对子榜单医院的地域分布、建设投入等情况进行分析，以期借此洞悉现阶段医院信息化发展方向，同时通过与医院竞争力排名各子榜单（顶级医院100强、省单医院100强、地级城市医院500强、县级医院500强、中医医院500强、妇产/儿童医院100强等榜单）进行交叉对比来分析医院综合竞争力与信息化能力之间的关系与规律。总体来看，按区域分析，上榜医院仍主要分布在华东地区，东西部差距依然巨大；按建设投入来看，受疫情影响，顶级医院信息化投入略微下降；通过榜单交叉对比可确认，智慧医院信息化程度越高，医院综合竞争力越强。

关键词： 信息化　智慧医疗　智慧医院　HIC指标

---

* 陈家伟，广州艾力彼医院管理中心智慧医院HIC专家；刘先德，广州艾力彼医院管理中心常务副主任；陈培钿，广州艾力彼医院管理中心智慧医院HIC专家；徐权光，广州艾力彼医院管理中心副主任；刘建华，广州艾力彼医院管理中心副主任；田宾，广州艾力彼医院管理中心医院事业部区域总监。

一 智慧医院 HIC 分层分析

（一）地域分布分析

依据艾力彼发布的 2023 年智慧医院 HIC 子榜单（顶级医院 HIC 80 强、省单医院 HIC 60 强、地级城市医院 HIC 80 强、县级医院 HIC 60 强），按照七大区域及 31 个省（区、市）划分（未含港澳台地区），对上榜医院进行分层分析，具体分布详见表 1、图 1。按七大区域分析，华东地区上榜医院数量最多，共计 129 家医院，接近其他六大区域上榜医院总和（151 家），占上榜医院总数的 46%。华南区域上榜医院基本集中在广东，分布极不均衡。东北地区上榜医院数量最少。按省（区、市）分析，广东、江苏、山东、浙江分列前 4 名，上海、福建并列第 5 名，天津、西藏无医院上榜。

表 1　2023 年智慧医院 HIC 子榜单按地域的分层分布

单位：家

区域	省（区、市）	顶级医院 HIC 80 强	省单医院 HIC 60 强	地级城市医院 HIC 80 强	县级医院 HIC 60 强	合计
华东	江苏	4	1	18	15	38
	山东	4	5	8	12	29
	浙江	6	3	5	10	24
	福建	5	3	4	2	14
	上海	11	3	0	0	14
	安徽	2	0	1	3	6
	江西	2	1	0	1	4
	区域小计	34	16	36	43	129
华南	广东	10	15	13	1	39
	广西	0	3	2	0	5
	海南	0	2	0	0	2
	区域小计	10	20	15	1	46

111

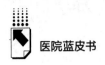

续表

区域	省（区、市）	顶级医院 HIC 80强	省单医院 HIC 60强	地级城市医院 HIC 80强	县级医院 HIC 60强	合计
华北	北京	10	3	0	0	13
	河北	1	1	3	1	6
	山西	1	3	2	0	6
	内蒙古	0	2	4	0	6
	天津	0	0	0	0	0
	区域小计	12	9	9	1	31
华中	河南	2	3	4	3	12
	湖北	5	0	2	4	11
	湖南	1	0	1	1	3
	区域小计	8	3	7	8	26
西南	四川	2	2	4	1	9
	云南	1	2	2	0	5
	贵州	0	1	1	2	4
	重庆	0	1	0	0	1
	西藏	0	0	0	0	0
	区域小计	3	6	7	3	19
西北	新疆	2	0	3	2	7
	陕西	2	0	1	1	4
	甘肃	2	0	0	0	2
	宁夏	0	1	0	0	1
	青海	0	1	0	0	1
	区域小计	6	2	4	3	15
东北	辽宁	3	4	2	0	9
	吉林	3	0	0	0	3
	黑龙江	1	0	0	1	2
	区域小计	7	4	2	1	14

资料来源：广州艾力彼医院管理中心数据库。

（二）医院建设投入

智慧医院建设是一项综合性的系统工程，整体建设涉及临床诊疗、患者服务及运营管理等方面，几乎涵盖院内所有业务，需要医院长期、持续的投

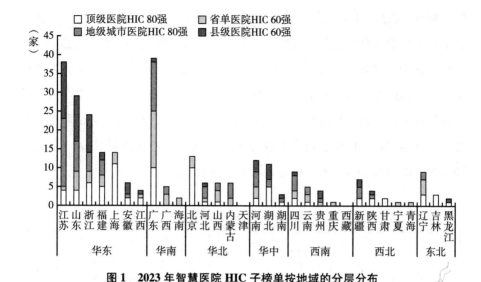

图 1 2023 年智慧医院 HIC 子榜单按地域的分层分布

资料来源：广州艾力彼医院管理中心数据库。

入。本节从人员投入、资金投入及设备投入 3 个方面，对顶级医院 HIC 80 强、省单医院 HIC 60 强、地级城市医院 HIC 80 强、县级医院 HIC 60 强子榜单的投入情况进行分析。

人员投入：信息人员投入占比＝工程师数量/（开放床位数/100），其中工程师数量是信息部门人数和厂商长期驻点人数之和。

资金投入：资金投入占比＝智慧医院建设的资金投入/医院总收入。资金投入占比均值为 2021~2023 年在软硬件和系统运维等方面投入的平均值，包括机房设备、网络设备和信息安全等，不包含基础建筑、装修、弱电、信息科人员成本。

设备投入：终端设备占比＝终端设备数量/医院员工数。终端设备包括电脑、PDA、移动推车、平板等。

如表 2 所示，顶级医院 HIC 80 强、省单医院 HIC 60 强、地级城市医院 HIC 80 强、县级医院 HIC 60 强四个子榜单中：人员投入方面各子榜单医院每百床配备的工程师数量均在 1 人以上；信息化资金投入均值方面顶级医院 HIC 80 强最高，但相较省单医院 HIC 60 强和地级城市医院 HIC 80 强差距有限，而县级医院 HIC 60 强与其他 3 个子榜单仍有差距。整体而言，信息化资金投入均值符合医院分层定位，层级越高，投入越大，但受疫情影响，医院信息化建设方向大多集中在辅助疫情管控方向，建设方向趋同，因此顶级、省单和地级城市子榜单间信息化投入差距不大，而县级医院受本身体量影响信息化资金投入均值与其他榜单医院尚有差距；设备投入方面除县级医院外，终端设备占比均达到了 1 台/人以上的标准，县级医院 HIC 60 强的终端设备占比为 0.97 台/人，接近人均 1 台的水平。

表 2 智慧医院 HIC 分层子榜单的建设投入情况

HIC 子榜单	人员投入		资金投入		设备投入
	每百床配备的工程师数量（人）	人均服务床位数（床/人）	2021~2023年信息化资金投入均值（万元）	2021~2023年信息化资金投入占比均值(%)	终端设备占比（台/人）
顶级医院 HIC 80 强	1.64	60.98	2826.43	0.60	1.24
省单医院 HIC 60 强	1.60	62.50	2488.74	1.07	1.09
地级城市医院 HIC 80 强	1.54	64.94	2321.03	1.19	1.01
县级医院 HIC 60 强	1.35	74.07	1112.52	1.12	0.97

资料来源：广州艾力彼医院管理中心数据库。

二 智慧医院 HIC 分类分析

（一）地域分布分析

依据 2023 年智慧医院 HIC 子榜单（中医医院 HIC 60 强、专科医院 HIC 60 强、社会办医·单体医院 HIC 60 强），按地域划分进行分析，如表 3、图 2 所示。整体来看，华东地区上榜医院数量最多，占上榜医院总数量的 45%，接近一半，而东北地区上榜医院数量最少，仅 4 家，其他地区上榜医院数量在 10~30 家之间。按省（区、市）分析，江苏、广东、浙江、北京、上海的上榜医院数量分列前五，海南、宁夏、青海、西藏、黑龙江五省（区）暂无医院上榜。

表 3　2023 年智慧医院 HIC 子榜单按地域的分类分布

单位：家

区域	省（区、市）	中医医院 HIC 60 强	专科医院 HIC 60 强	社会办医·单体医院 HIC 60 强	合计
华东	江苏	8	7	9	24
	浙江	9	3	5	17
	上海	6	6	0	12
	山东	2	3	5	10
	福建	2	3	4	9
	安徽	1	1	4	6
	江西	2	1	0	3
	区域小计	30	24	27	81
华北	北京	5	7	5	17
	山西	1	1	2	4
	河北	2	0	1	3
	内蒙古	1	0	1	2
	天津	0	1	1	2
	区域小计	9	9	10	28
华南	广东	8	10	6	24
	广西	2	0	0	2
	海南	0	0	0	0
	区域小计	10	10	6	26
华中	湖北	4	2	3	9
	河南	1	3	4	8
	湖南	1	0	0	1
	区域小计	6	5	7	18
西北	陕西	0	1	7	8
	甘肃	1	0	1	2
	新疆	0	1	1	2
	宁夏	0	0	0	0
	青海	0	0	0	0
	区域小计	1	2	9	12
西南	四川	2	3	0	5
	重庆	1	2	0	3
	云南	0	2	0	2
	贵州	0	0	1	1
	西藏	0	0	0	0
	区域小计	3	7	1	11

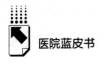

续表

区域	省(区、市)	中医医院 HIC 60 强	专科医院 HIC 60 强	社会办医·单体医院 HIC 60 强	合计
东北	吉林	1	1	0	2
	辽宁	0	2	0	2
	黑龙江	0	0	0	0
	区域小计	1	3	0	4

资料来源:广州艾力彼医院管理中心数据库。

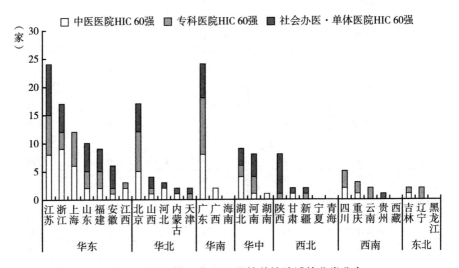

图 2　2023 年智慧医院 HIC 子榜单按地域的分类分布

资料来源:广州艾力彼医院管理中心数据库。

(二)医院建设投入

如表 4 所示,将地级城市医院 HIC 80 强、中医医院 HIC 60 强、县级医院 HIC 60 强、社会办医·单体医院 HIC 60 强子榜单数据进行对比分析,人员投入方面各子榜单医院投入差距不大,每百床配备的工程师数量均在 1 人以上,最低 1.25 人,最高 1.54 人。资金投入方面按地级城市医院 HIC 80 强、中医医院 HIC 60 强、县级医院 HIC 60 强、社会办医·单体医院 HIC 60 强子榜单逐步递减,信息化资金投入占比均值基本在 1% 左右,总体来看,医院层级越高，信息化资金投入越大。设备投入方面，除社会办医·单体医院 HIC 60 强外，均达到或超过了终端设备占比 1 台/人，而社会办医·单体医院 HIC 60 强终端设备占比为 0.96 台/人，整体差距不大。

表 4　智慧医院 HIC 分类子榜单的建设投入情况

HIC 子榜单	人员投入		资金投入		设备投入
	每百床配备的工程师数量（人）	人均服务床位数（床/人）	2021~2023年信息化资金投入均值（万元）	2021~2023年信息化资金投入占比均值（%）	终端设备占比（台/人）
地级城市医院 HIC 80 强	1.54	64.94	2321.03	1.19	1.01
中医医院 HIC 60 强	1.25	62.89	1485.30	0.94	1.1
县级医院 HIC 60 强	1.35	74.07	1112.52	1.12	1.0
社会办医·单体医院 HIC 60 强	1.47	68.03	970.45	1.33	0.96

资料来源：广州艾力彼医院管理中心数据库。

三　交叉榜单

交叉榜单，即艾力彼医院竞争力排名各子榜单（顶级医院 100 强、省单医院 100 强、地级城市医院 500 强、县级医院 500 强、中医医院 500 强、妇产/儿童医院 100 强等榜单）与智慧医院 HIC 各子榜单（顶级医院 HIC 80 强、省单医院 HIC 60 强、地级城市医院 HIC 80 强、县级医院 HIC 60 强、中医医院 HIC 60 强、专科医院 HIC 60 强、社会办医·单体医院 HIC 60 强）进行交叉对比分析，一定程度上反映了医院竞争力与智慧医院信息化建设之间的关系。交叉榜单主要从以下几个维度进行交叉分析。

- 入榜医院数：医院竞争力排名榜单中的医院同时入选智慧医院 HIC 相应子榜单的医院数量。
- 入榜率=入榜医院数/医院竞争力相应子榜单对应排名范围内的医院总数×100%。
- 分布率=各分段入榜医院数/智慧医院 HIC 相应子榜单的医院总数×

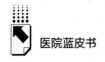
100%（反应智慧医院 HIC 子榜单在对应医院竞争力排名子榜单中的
分布情况）。

（一）智慧医院 HIC 分层子榜交叉分析

智慧医院 HIC 分层子榜上榜医院的交叉榜单情况，如表 5 所示。顶级
医院、省单医院竞争力排名子榜均为 100 强，相对地级城市医院、县级医院
竞争力排名子榜 500 强来看，对比总量较小，因此顶级医院、省单医院排名
与地级城市医院、县级医院分析的排名范围有所不同。

总体来看，入榜率在各个子榜单交叉分析中均呈现正相关性，在医院竞争
力相应子榜单排名越靠前智慧医院 HIC 入榜率越高，说明医院的信息化程度与
医院竞争力呈正比，信息化程度高的医院大多竞争力较强。在分布率方面，由
于顶级医院、省单医院竞争力排名仅 100 强，范围较小，且顶级、省单医院大多
均是各区域、领域的领军、代表医院，因此信息化建设方面差距有限，最终分
布率受排名区间内医院总数量影响逐步递增；而地级城市医院、县级医院分布
率均呈现逐步递减趋势，且呈指数级降低，说明地级城市医院、县级医院间信
息化建设程度差距较大，60%以上的智慧医院 HIC 上榜医院主要集中在医院竞争
力排名前 100 强中，由此看出信息化对医院竞争力的巨大提升作用。

表 5 2023 年智慧医院 HIC 分层子榜上榜医院的交叉榜单分析

单位：家，%

医院竞争力相应子榜排名	顶级医院 HIC 80 强			省单医院 HIC 60 强		
	入榜医院数	入榜率	分布率	入榜医院数	入榜率	分布率
1~10 强	10	100.00	12.50	10	100.00	16.67
11~50 强	34	85.00	42.50	23	57.50	38.33
51~100 强	36	72.00	45.00	27	54.00	45.00
医院竞争力相应子榜排名	地级城市医院 HIC 80 强			县级医院 HIC 60 强		
	入榜医院数	入榜率	分布率	入榜医院数	入榜率	分布率
1~100 强	54	54.00	67.50	38	38.00	63.33
101~300 强	22	11.00	27.50	15	7.50	25.00
301~500 强	4	2.00	5.00	7	3.50	11.67

资料来源：广州艾力彼医院管理中心数据库。

（二）智慧医院 HIC 分类子榜交叉分析

智慧医院 HIC 分类子榜上榜医院交叉榜单情况，如表 6、表 7 所示。由于医院竞争力排名对专科部分进行了子榜单的细分，导致数据分析结构与中医医院、社会办医·单体医院有所不同，因此将专科子榜单进行单独分析展示（见表 7）。

中医医院 HIC 60 强、社会办医·单体医院 HIC 60 强的入榜率及分布率均呈现从高到低逐步递减趋势（见表 6），但相对地级城市医院和县级医院来看，其分布更加集中在医院竞争力相应子榜单的前 100 强内，特别是社会办医·单体医院 HIC 60 强，医院竞争力相应子榜排名前 100 强的医院占据了其智慧医院 HIC 分类子榜医院 88.33% 的名额，101~300 强、301~500 强，仅分别占据 8.33% 和 3.33%，均未超过 10%，由此可以看出，医院竞争力相应子榜排名前端医院与后端医院的智慧医院信息化水平差距极大。

表 6　2023 年智慧医院 HIC 分类子榜上榜医院的交叉榜单分析-1

单位：家，%

医院竞争力相应子榜排名	中医医院 HIC 60 强			社会办医·单体医院 HIC 60 强		
	入榜医院数	入榜率	分布率	入榜医院数	入榜率	分布率
1~100 强	44	44.00	73.33	53	53.00	88.33
101~300 强	14	7.00	23.33	5	2.50	8.33
301~500 强	2	1.00	3.33	2	1.00	3.33

资料来源：广州艾力彼医院管理中心数据库。

专科医院 HIC 60 强子榜单医院对应竞争力排名妇产/儿童和肿瘤两个子榜，另有部分其他专科（口腔、心血管等）暂未纳入医院竞争力排名榜单中（以下统称为"榜外"医院）。如表 7 所示，专科医院方面从入榜医院数、入榜率及分布率来看，均呈现由高到低的递减趋势，说明妇产/儿童医院在专科类医院中智慧医院信息化程度较高，肿瘤医院次之，榜外其他专科（口腔、心血管等）的信息化程度相对较低。结合医院特点综合分析，妇产/儿童以及肿瘤医院虽为专科医院，但大多为"大专科小综合"医院，相关

科室配置相对齐全，而口腔、心血管等专科更多偏向纯专科，科室配置相对单一，因此在医院信息化建设方面存在较大的差距。

表7 2023年智慧医院HIC分类子榜上榜医院的交叉榜单分析-2

单位：家，%

医院竞争力子榜分类	专科医院HIC 60强		
	入榜医院数	入榜率	分布率
妇产/儿童	34	34.00	56.67
肿瘤	15	18.75	25.00
榜外	11	—	18.33

资料来源：广州艾力彼医院管理中心数据库。

四 行业影响力

随着"互联网+"时代的开启，信息技术被应用到各行业的业务运行和管理运营中。在此背景下，结合国家一系列政策，各级医院的信息化建设亦取得了一定成果。

2022年12月21日，国家卫生健康委办公厅发布《关于2021年度全国三级公立医院绩效考核国家监测分析情况的通报》，报告显示三级公立医院电子病历系统应用水平平均等级达到3.83级，78.55%的三级公立医院电子病历系统应用水平达到四级及以上水平，9.75%的三级公立医院达到五级及以上水平。结合报告数据推测，至2023年三级公立医院电子病历系统应用水平将基本全面达到四级以上水平，未来三级公立医院电子病历系统应用水平分级评价目标将调整为五级起步。因此，在电子病历系统应用水平分级评价基础上结合医院信息互联互通标准化成熟度测评，可对医院信息竞争力进行综合评估。

如表8所示，获得两项评审高等级通过的医院中，从数量看，排名前三的子榜单分别是顶级医院HIC 80强、地级城市医院HIC 80强、专科医院HIC 60强，从获得两个评审结果的榜单占比来看，排名前三的分别是顶级医院HIC 80强、专科医院HIC 60强、地级城市医院HIC 80强。整体看来无论是数量还是占比，前三名结果不变，仅二、三位排序有变化，前三子榜单具有较强的信息化竞争力。社会办医·单体医院HIC 60强，仅1家获得两个评审，且数量、占比均为最低，这从侧面反映出在自身体量较小、缺乏政策硬性要求，并完全依靠自筹资金建设的情况下，社会办医·单体医院智慧医院信息化普遍缺乏政策压力及投入动力。

表8 2023年智慧医院HIC子榜单上榜医院信息化评审情况

单位：家，%

HIC子榜单	电子病历系统应用水平分级评价（五级以上）	医院信息互联互通标准化成熟度测评（四级以上）	获得两个评审结果	
			数量	占比
顶级医院HIC 80强	59	76	57	71.25
省单医院HIC 60强	23	54	22	36.67
地级城市医院HIC 80强	44	69	37	46.25
县级医院HIC 60强	23	37	15	25.00
中医医院HIC 60强	16	52	15	25.00
专科医院HIC 60强	35	56	32	53.33
社会办医·单体医院HIC 60强	3	16	1	1.67

资料来源：广州艾力彼医院管理中心数据库。

五 结语

第一，结合智慧医院HIC分层分类各子榜数据分析，除省单医院HIC 60强以华南地区上榜医院最多外，其他各子榜（顶级医院HIC 80强、地级城市医院HIC 80强、县级医院HIC 60强、中医医院HIC 60强、专科医院HIC 60强、社会办医·单体医院HIC 60强）均以华东地区上榜医院数为最。整体来看华东地区上榜医院数遥遥领先，东北地区最少，上榜医院分布与区域经济及人口密度基本一致。

第二，关于智慧医院建设的资源投入。资金投入方面，遵循规模越大，资金投入越高，但投入占比均值下降。与 2022 年榜单相比，顶级医院投入明显下降，2023 年投入总额与省单和地级城市医院接近。人员投入方面，每百床配备的工程师数量较 2022 年榜单除省单医院子榜单和中医医院子榜单有小幅下降外，其余子榜单均有小幅提升，但整体波动不大。设备投入方面，整体看来较 2022 年榜样数据有小幅提升。综上分析，上榜医院在信息人员、设备方面投入仍在持续加大，而受疫情影响，近年来医院信息化建设大多集中在辅助抗疫方面，建设内容趋同，因此顶级医院的信息化投入较往年有明显下降。

第三，从交叉榜单分析可以看出，医院竞争力排名各子榜的入榜率均遵循排名顺序，排名越靠前智慧医院 HIC 子榜单入榜率越高，说明医院竞争力越强，智慧医院信息化程度越高。智慧医院信息化建设已成为医院提升竞争力的重要手段。

第四，各子榜单医院的高等级信息化评审（电子病历系统应用水平分级评价五级以上、医院信息互联互通标准化成熟度测评四级以上）通过数量较 2022 年均有所上升。顶级医院电子病历和互联互通双项目高等级过审比例最高，信息化建设竞争力最强；省单医院信息化建设竞争力与其医疗实力不匹配，落后于地级城市医院和专科医院；社会办医·单位医院实现零的突破，有 1 家医院通过双评审，但信息竞争力仍排在各子榜单末位。

参考文献

1. 庄一强、王兴琳主编《中国医院竞争力报告（2022）》，社会科学文献出版社，2022。
2. 陈培钿、王文辉、吴庆洲、徐权光、刘欣：《2022 年智慧医院 HIC 500 强研究报告》，载《中国智慧医院发展报告（2022）》，社会科学文献出版社，2022。
3. 中国医院协会信息化专业委员会：《2021~2022 年度中国医院信息化状况调查报告》。
4. 吴士勇、胡建平：《全面健康信息化调查报告—区域卫生信息化与医院信息化（2021）》，人民卫生出版社，2021。

B.8
2023年转化医学研究报告

庄一强　姚淑芳　雷至珊　周韬涛*

摘　要： 本报告对2023年转化医学最佳医院100强的地区分布和部分排名指标数据进行分析。从地区分布看，入围机构数量最多的省（市）为北京（20家），其次为上海（19家）、广东（12家），上榜机构数量较多的省（区、市）拥有较多顶尖的高等院校、规模较大的医疗器械企业、出台较多创新转化鼓励政策，具备利于产学研医融合发展的优质资源。从排名指标看，入围医院近3年的发明专利授权件数呈上升趋势，Ⅰ期临床试验项目数、干细胞临床研究项目数、院士人数、中华医学会任职人数、国家重点研发计划项目数均值呈阶梯状分布，排名靠前的医院开展较多临床试验项目、拥有较多的行业领军人才，具备较强的基础研究和临床试验实力。100强医院中包含72家综合医院，且大部分为高校附属医院，高校临床学科建设和医院转化医学的发展相辅相成。

关键词： 转化医学　产学研医　院企合作

2021年6月发布的《国务院办公厅关于推动公立医院高质量发展的意见》指出，鼓励医学技术创新，推动科技成果转化，提出打造国家级和省级高水平医院，开展前沿医学科技创新研究和成果转化，实施高层次医学人才培养，

---

* 庄一强，博士，广州艾力彼医院管理中心主任；姚淑芳，博士，广州艾力彼医院管理中心常务副主任；雷至珊，广州艾力彼医院管理中心数据分析师；周韬涛，广州艾力彼医院管理中心数据分析师。

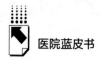

带动全国医疗水平迈上新的大台阶。同年9月发布的《国家卫生健康委员会关于印发公立医院高质量发展促进行动的通知》提出，支持公立医院牵头或参与联合建立研发机构、科研成果转移转化中心。依托国家医学中心和国家区域医疗中心建设一批高水平的医药、医疗设备和器械的临床研究基地和科研成果转化基地。可见，创新成果转化是医院走向高质量发展的关键。

2021年秋季，艾力彼发布了首届转化医学最佳医院排行榜——"2021年转化医学最佳医院50强"，随着研究逐步深入，榜单扩大到100强，以期为医院提供更多标杆，促进转化医学的研究和发展。2023年转化医学最佳医院100强榜单主要从专利成果、成果转化、平台投入、临床应用四个维度对医院进行评价，转化研究投入和研究成果转化处于全国领先地位的医院，含综合医院、中医医院、专科医院，不含部队医院。

一 转化医学最佳医院100强所在地区分析

2023年转化医学最佳医院100强分布在19个省（区、市）。如图1所示，北京上榜医院最多，有20家，其次为上海、广东，分别有19家、12家医院上榜，浙江、江苏、湖南、四川、湖北、河南、天津各有4至7家医院上榜。从城市分布情况看，有44家医院来自北京、上海、天津、重庆4个直辖市，47家医院来自15个省会城市，3家医院来自2个计划单列市（深圳、青岛），其余来自5个其他地级城市（温州、洛阳、南通、苏州、徐州）。上榜机构数量较多的省（区、市）拥有较多顶尖的高等院校、规模较大的医疗器械企业、出台较多创新转化鼓励政策，具备利于产学研医融合发展的优质资源。

二 转化医学最佳医院100强特征分析

转化医学最佳医院100强中包含72家综合医院，22家专科医院（其中9家肿瘤医院），6家中医医院。排名越靠后，专科医院和中医医院上榜数量越多（见图2）。

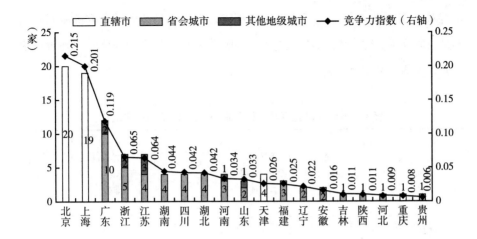

图1　2023年转化医学最佳医院100强各省（区、市）入围机构数及竞争力指数

资料来源：广州艾力彼医院管理中心。

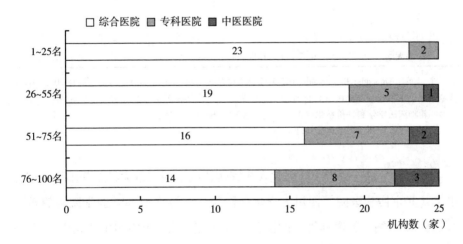

图2　2023年转化医学最佳医院100强各名次梯队的医院类型

资料来源：广州艾力彼医院管理中心。

转化医学最佳医院100强大部分为高校附属医院，其中近七成是高校直属医院。转化医学最佳医院10强直属于8家高校，这些高校医学相关学科无论在国际榜单还是国内榜单的排名都相对靠前，除中南大学外，其他高校均有双一流医学类学科。高校临床学科建设为医院打造基础研究的基石、培养具备临床实践能力的人才，医院转化医学的发展为高校临床学科建设提供方向，两者相辅相成。

表1 2023年转化医学最佳医院10强所属高校排名对比

高校	直属附属医院上榜名次	英国Q.S.全球临床医学学科排名*	软科中国大学专业排名(临床医学、基础医学)**	艾力彼高校临床医学专业排名***	教育部临床医学学科评价****
四川大学	1	201~250	5、7	6	A-
北京协和医学院	3	201~250	1、—	—	—
上海交通大学	2、5	80	3、—	1	A+
复旦大学	4	74	4、2	2	A
中南大学	7	301~350	9、9	8	A-
北京大学	6、8	38	2、1	3	A-
广州医科大学	9	—	18、—	23	B-
中山大学	10	151~200	12、6	4	A-

注：* 英国Quacquarelli Symonds 2023年全球大学临床学科（Medicine）排名。** 软科2023中国大学专业（临床医学、基础医学）排名。*** 艾力彼2021高校临床医学专业（五年制）排名。**** 教育部第四轮临床医学学科评价结果（A+、A、A-、B+、B、B-、C+、C、C-）。

资料来源：广州艾力彼医院管理中心。

转化医学最佳医院100强包含3家转化医学国家重大科技基础设施依托单位（北京协和医院、四川大学华西医院、上海交通大学医学院附属瑞金医院）、2家纳入新序列管理的国家工程研究中心（中国中医科学院西苑医院、首都医科大学宣武医院）、17家国家医学中心依托单位、33家国家临床医学研究中心依托单位、55家国家疑难病症诊治中心依托单位。超6成入围医院拥有干细胞临床研究机构资质，大多数机构拥有医院独立的建制的转化医学研究中心。各种转化医学研究中心的建设为临床实践提供多样化的平台，促进基础研究和临床试验的交叉融合。国家也出台了一些政策鼓励转化平台发展，《国务院关于印发〈公立医院高质量发展促进行动（2021—

2025年）〉的通知》提出支持公立医院牵头或参与联合建立研发机构、科研成果转移转化中心，依托国家医学中心和国家区域医疗中心建设一批高水平的医药、医疗设备和器械的临床研究基地和科研成果转化基地。《"十四五"生物经济发展规划》提出，围绕重大疾病预防和治疗加快建设研究型医院、临床医学研究中心和转化医学研究中心鼓励有条件的医疗机构设立研究型病房，加强医工、医校结合试点开展临床研究制度创新，提升医药卫生成果转化和功能验证能力。转化医学最佳医院100强排名靠前的医院拥有较多转化医学相关平台。

将转化医学最佳医院100强按名次分成4个梯队，对比2020年到2022年的发明专利授权情况（见图3），可见每一个梯队近3年的发明专利授权件数均呈上升趋势。《2022年中国专利调查报告》显示，近5年，我国发明专利产业化率整体呈稳步上升态势，由2018年的32.3%提高至2022年的36.7%。"十四五"规划提出2025年每万人口高质量发明专利拥有量达12件，根据国家知识产权局统计，2022年，我国高价值发明专利拥有量达到132.4万件，同比增长24.2%，占发明专利有效量的比重超4成，每万人口高价值发明专利拥有量已达9.4件。高质量发明数量不断上升，为专利产业化率提高夯实基础。根据《国家卫生健康委办公厅关于2021年度全国三级公立医院绩效考核国家监测分析情况的通报》，2021年每百名卫生技术人员科研经费和每百名卫生技术人员科研成果转化金额较2020年均有所增加。有效发明专利产业化率的提高、科研经费和科研成果转化金额增加，意味着医院的创新转化实力不断增强。

药物临床试验机构备案管理信息平台显示，全国已备案的药物临床试验机构已超过1350家，转化医学最佳医院100强均为药物临床试验机构备案机构，且药物临床试验项目数量多。将转化医学最佳医院100强按名次分成4个梯队，对比部分指标的均值（见图4），可见Ⅰ期临床试验项目数、干细胞临床研究项目数、院士人数、中华医学会任职人数、国家重点研发计划项目数均值呈阶梯状分布，排名靠前的医院开展较多临床试验项目、拥有较多的行业领军人才，具备较强的基础研究和临床试验实力。1~25名的医院

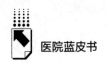
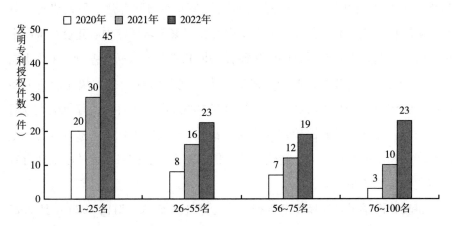

图3 2023年转化医学最佳医院100强2020~2022年发明专利授权件数（中位数）

资料来源：广州艾力彼医院管理中心。

各指标均与26~100名的医院拉开一定差距，可见第一方阵的医院在转化医学上的发展具有较大优势。

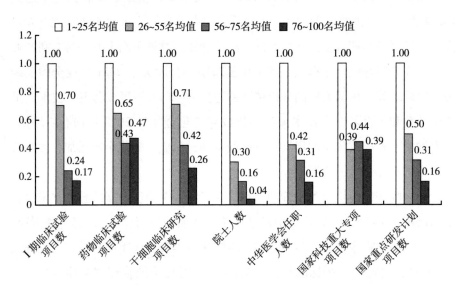

图4 2023年转化医学最佳医院100强部分指标各名次梯队对比

注：以1~25名均值为1。

资料来源：广州艾力彼医院管理中心。

三 转化医学研究典型案例

2023 年转化医学最佳医院 100 强中多家医院与高校、企业等合作研究的转化医学成功案例获得国家及地方科学技术奖项。2020 年度国家科学技术奖励大会获奖名单显示，转化医学最佳医院 100 强中 1 家医院获得国家技术发明奖二等奖，2 家医院获得国家科学技术进步奖一等奖，21 家医院获得国家科学技术进步奖二等奖。转化医学最佳医院 100 强中 22 家获奖医院共 18 个获奖项目中，有 14 个获奖项目是医院与企业、高校或研究所之间合作的科研项目，占比达 77.78%；完全由医院参与的项目只有 4 个，占比达 22.22%。上海交通大学医学院附属仁济医院与复星诊断科技（上海）有限公司、怡䐁生物科技（上海）有限公司合作的"新一代宫颈癌体外诊断试剂的临床研究成果转化和应用"项目和复旦大学附属华山医院与上海市食品药品检验研究院、上海上药第一生化药业有限公司合作的"多黏菌素 B 的技术突破与产业化"项目获得 2022 年度上海产学研合作优秀项目奖一等奖。北京医院与中国食品药品检定研究院、北京义翘神州科技股份有限公司、神州细胞工程有限公司合作的"重大病毒性传染病防控产品研发支撑平台和评价关键技术创新和应用"等项目获得 2021 年度北京市科学技术奖科学技术进步奖一等奖。中山大学孙逸仙纪念医院与广州市基准医疗有限责任公司、深圳市精锋医疗科技有限公司合作的"膀胱癌微创精准诊疗体系建立与推广应用"等项目获得 2021 年度广东省科学技术奖科技进步奖一等奖。除上述获得奖项的医院案例外，2023 年转化医学最佳医院 100 强还有很多典型的转化医学研究案例（见表 2）。

由于篇幅有限，还有很多医院转化医学案例未被列出，包括一些正在研究阶段的项目，例如北京大学口腔医院与北京柏惠维康科技股份有限公司合作的国家重点研发计划重点专项"经口入路微创颅颌面外科智能手术机器人系统"正式启动；华中科技大学同济医学院附属协和医院联合中国科学院国家纳米科学中心开发出一种"智能超分子肽"滴眼液，正联合公司准备 IND 申请。从案例看，医院转化医学项目实现"从试验台到病床旁"有多种模式，有些项目是医院独立研究，获得产品直接应用于临床，实现院内转化；有些项目是医院与高校、研究院所等科研机构合作申请专利权后，转让给企业实现产品化；有些项目是医院与企业合作共同研发。医院可以在专利授权、专利转让、管线开发、产品批准等转化医学研究的各阶段尝试各种合作模式，拓宽研究视野，涌现更多的医院研究实现产品化的成功案例。

表 2　2023 年转化医学最佳医院 100 强近期转化医学研究典型案例

医院	时间	近期典型案例
上海市第六人民医院	2023 年 5 月	上海市第六人民医院骨科联合武汉联影智融医疗科技有限公司共同研发全球独创的具有生物骨整合能力以及免髓内固定特点的个性化定制肱骨远端表面置换假体
北京积水潭医院	2023 年 4 月	北京积水潭医院与北京爱康医疗集团研发的"围肘关节系列技术成果"、与北京罗森博特科技有限公司共同研发的"智能化骨折复位机器人"、与天智航医疗科技公司联合研发的"关节手术机器人产品技术"3 项重要科技成果签署转化协议，转化金额近 2 亿元
首都医科大学附属北京天坛医院	2023 年 4 月	首都医科大学附属北京天坛医院与北京万思医疗科技有限公司研发的血管介入手术机器人产品——"脑血管介入手术辅助操作系统"正式通过三类医疗器械审查，允许上市销售
上海市同济医院	2023 年 4 月	同济医院—华仁药业股份有限公司成果转化项目签约，按照协议定价 3000 万元将泌尿外科的一种用于获取目标对象硬度参数的装置及方法成果以专利许可方式进行转化
中国医学科学院肿瘤医院	2023 年 2 月	中国医学科学院肿瘤医院、吉林省肿瘤医院和江苏恒瑞医药股份有限公司研发的 PD-L1 抑制剂阿得贝利单抗（艾瑞利®）获国家药品监督管理局正式批准上市

续表

医院	时间	近期典型案例
复旦大学附属肿瘤医院	2023年2月	复旦大学附属肿瘤医院和浙江绍兴鼎晶生物医药科技股份有限公司,围绕"乳腺癌多基因检测"技术成果开展转化合作,签约总价高达3100万元
首都医科大学宣武医院	2022年8月	东软医疗与首都医科大学宣武医院互联网医疗诊治技术国家工程实验室联合研发的脑缺血图像辅助评估软件——NeuBrainCARE(NBC),正式获得国家药品监督管理局三类医疗器械注册证
郑州大学第一附属医院	2022年6月	郑州大学第一附属医院与赛德特生物制药有限公司就多项嵌合抗原受体T(CAR-T)细胞治疗新技术转让签约,本次签约成果转化总金额超过了8000万元
温州医科大学附属眼视光医院	2022年5月	远大医药与温州医科大学附属眼视光医院签订战略合作协议,将根据研发进度分阶段支付人民币7000万元,以获得温医大眼视光医院用于近视防控的技术和新型眼用制剂("GPN00884")产品在大中华区范围内的技术及知识产权权益,后续会根据相关产品销售情况支付销售提成费用
西安交通大学第一附属医院	2022年4月	西安交通大学第一附属医院和西安蓝极医疗电子科技有限公司联合研发的当前世界上汽化切割效率最高的200W蓝激光手术设备成功推出,正式获得国家药品监督管理局颁发的三类医疗器械注册证

资料来源:广州艾力彼医院管理中心。

四 交叉榜分析

2023年转化医学最佳医院100强中有66家医院上榜"2022年顶级综合医院100强",85家医院上榜"2021年度中国医院科技量值（STEM）100强",对同时进入多个榜单的医院的名次进行相关性分析。结果显示,2022年顶级综合医院100强名次与2021年度中国医院科技量值（STEM）100强名次呈高度相关,与2023年转化医学最佳医院100强名次呈中度相关,2021年度中国医院科技量值（STEM）100强名次与2023年转化医学最佳医院 100 强名次也呈中度相关（见表3）。可见综合实力强的医院，传统科研实力也强，但传统科研实力强的医院转化医学实力不一定也强。学术科研能力是评价顶级医院的六大维度之一，医院科技量值从科研产出、学术影响、科技条件三方面反映医院的传统科研实力。而转化医学从专利成果、成果转化、平台投入、临床应用四大维度对医院进行评价，着重于将研究成果应用到临床、产业化的过程。

表3 各榜单名次的相关系数

相关系数	2021 年度中国医院科技量值(STEM)100 强名次	2023 年转化医学最佳医院 100 强名次
2022 年顶级综合医院 100 强名次	0.855 **	0.702 **
2021 年度中国医院科技量值(STEM)100 强名次	—	0.679 **

注：** 显著性水平小于 0.01。
资料来源：广州艾力彼医院管理中心。

五 结语

转化医学最佳医院 100 强排名靠前的医院在转化医学发展上具备较大优势，拥有更多的转化中心，各种转化医学研究中心的建设为临床实践提供多样化的平台，促进基础研究和临床试验的交叉融合；隶属于高校的临床学科建设成果优异，与医院转化医学发展相互支持和促进，推动医学领域的发展和提供高质量医疗服务。

随着我国转化医学的发展，医院不仅要有传统科研实力，而且需要有创新转化能力，将创新研究成果应用到临床，更需要开展产学研医协同发展的模式，与院校、企业强强联手，再以临床需求、产品需求作为研究方向，令转化医学的发展形成一个螺旋上升的发展态势，解决我国生物医药领域的"卡脖子"问题。

参考文献

1. 庄一强、廖新波主编《中国医院竞争力报告（2023）》，社会科学文献出版社，2023。

2. 庄一强、廖新波主编《中国智慧医院发展报告（2022）》，社会科学文献出版社，2022。

3. 庄一强、王兴琳主编《中国医院竞争力报告（2022）》，社会科学文献出版社，2022。

4. 庄一强、王兴琳主编《中国医院评价报告（2020）》，社会科学文献出版社，2020。

5. 庄一强、曾益新主编《中国医院竞争力报告（2017）》，社会科学文献出版社，2017。

6. 庄一强主编《中国医院竞争力报告（2020～2021）》，社会科学文献出版社，2021。

7. 庄一强主编《中国医院竞争力报告（2019～2020）》，社会科学文献出版社，2020。

8. 国家知识产权局：《2022年中国专利调查报告》，2022年12月。

9. 英国Q. S. 世界大学排行网：https：//www. topuniversities. com/。

10. 软科中国大学排名：https：//shanghairanking. cn/rankings/bcmr/2022。

11. 中国医院科技量值（STEM）排名：http：//top100. imicams. ac. cn/home。

12. 《国家卫生健康委办公厅关于2021年度全国三级公立医院绩效考核国家监测分析情况的通报》：http：//www. nhc. gov. cn/yzygj/s3594q/202212/f40bfe4606eb4b1d8e7c82b1473df9ae. shtml。

13. 《国家发展改革委关于印发〈"十四五"生物经济发展规划〉的通知》（发改高技〔2021〕1850号）：https：//www. ndrc. gov. cn/xxgk/zcfb/ghwb/202205/t20220510_ 1324436. html。

14. 《国务院办公厅关于推动公立医院高质量发展的意见》（国办发〔2021〕18号），https：//www. gov. cn/zhengce/content/2021-06/04/content_ 5615473. htm。

智慧医疗产业篇

Smart Medical Industry Reports

B.9

2023年MED医疗仪器设备智慧化和IVD体外诊断设备智慧化研究报告

刘剑文　任耀辉　刘兆明　梁婉莹*

摘　要： 随着国家政策的支持和市场需求的增加，MED医疗仪器设备市场已经进入迅速发展的阶段。另外，IVD体外诊断设备行业随着市场环境和我国人口结构的变化也得到了快速发展，目前是医疗市场最活跃且发展最快的行业之一。本报告从企业上榜数量、上榜企业地域分布、是否上市等方面对榜单进行分析。企业上榜数量方面，MED智慧化榜单上榜数前三的企业依次为GE、飞利浦、西门子、东软（并列第三）。IVD智慧化榜单上榜数前三的企业分别为罗氏、迈瑞和雷杜；地域分布上，MED智慧化上榜企业中有接近80%的企业来自上海、北京、广东和江苏。IVD智慧化上榜企业中数量最多是来自上海，其次为深圳；在上市情况

---

* 刘剑文，广州艾力彼医院管理中心大数据研究部总监；任耀辉，广州艾力彼医院管理中心医院事业部副总经理；刘兆明，广州艾力彼医院管理中心医院认证专家；梁婉莹，广州艾力彼医院管理中心数据分析师。

方面，MED 智慧化榜单有接近 5 成上榜企业为上市企业，IVD 智慧化榜单中有超 5 成的上榜企业为上市企业，上市企业在市场中更具竞争力。

关键词： 医疗仪器设备　体外诊断设备　厂商品牌

一　引言

"健康中国 2030"国家战略致力于提高全民健康水平，医疗仪器设备行业发展对促进卫生和健康事业建设有重要作用，因此政府一直在加大对医疗仪器设备行业的政策扶持和投入。表 1 显示近三年来我国有关医疗仪器设备部分政策。

表 1　近三年来我国医疗设备部分政策

政策名称	发文日期	相关部门	内容
《政府采购进口产品审核指导标准(2021 版)》	2021 年 5 月	工信部	137 种医疗器械全部要求 100% 采购国产;12 种医疗器械要求 75% 采购国产;24 种医疗器械要求 50% 采购国产;5 种医疗器械要求 25% 采购国产
《中华人民共和国国民经济和社会发展第十四个五年规划和 2035 年远景目标纲要》	2021 年 5 月	全国人民代表大会	推进国家组织药品和耗材集中带量采购使用改革，发展高端医疗设备。完善创新药物、疫苗、医疗器械等快速审评审批机制，加快临床急需和罕见病治疗药品、医疗器械审评审批，促进临床急需境外已上市新药和医疗器械尽快在境内上市
《关于进一步深化改革促进检验检测行业做优做强的指导意见》	2021 年 9 月	国家市场监督管理总局	鼓励检验检测机构参与检验检测仪器设备、试剂耗材、标准物质的设计研发,加强对检测方法、技术规范、仪器设备、服务模式、标识品牌等方面的知识产权保护,建立国产仪器设备"进口替代"验证评价体系,推动仪器设备质量提升和"进口替代"

续表

政策名称	发文日期	相关部门	内容
《"十四五"医疗装备产业发展规划》	2021年12月	工信部等10个部门	提出到2025年,医疗装备产业基础高级化、产业链现代化水平明显提升,主流医疗装备基本实现有效供给,高端医疗装备产品性能和质量水平明显提升,初步形成对公共卫生和医疗健康需求的全面支撑能力
《"十四五"医药工业发展规划》	2021年12月	工信部等9个部门	重点发展新型医学影像、肿瘤治疗等领域的医疗器械,支持企业整合科技资源,围线医疗器械生产的关键技术、核心装备、新型材料开展攻关,开发和转化应用一批先进技术,构筑产业技术新优势
《国家卫健委开展财政贴息贷款更新改造医疗设备的通知》	2022年9月	国家卫健委	对医疗机构设备购置和更新改造新增贷款实施阶段性鼓励政策。该医疗贴息贷款政策面向符合区域卫生规划的所有公立和非公立医疗机构,款项主要用于开展诊疗、临床检验、重症、康复、科研转化等医疗设备购置
《国家卫生健康委关于发布〈大型医用设备配置许可管理目录(2023年)〉的通知》	2023年3月	国家卫健委	与2018年版目录相比,管理品目由10个调整为6个,其中,甲类由4个调减为2个,乙类由6个调减为4个。甲类大型医用设备兜底条款设置的单台(套)价格限额由3000万元调增为5000万元人民币,乙类由1000万~3000万元调增为3000万~5000万元人民币

如表1所示,2022年9月,国家卫健委发布《国家卫健委开展财政贴息贷款更新改造医疗设备的通知》,刺激医院用户对医疗设备购买的需求,带动相关国产企业的业绩增长。

2023年3月，《国家卫生健康委关于发布〈大型医用设备配置许可管理目录（2023年）〉的通知》发布，与2018年版目录相比，管理品目由10个调整为6个，首次将配置大型医疗器械纳入乙类管理目录的价格兜底提高到3000万元。意味着今后购置价格低于3000万元的CT、MR均无须再办理配置许可证，这将有助于促进更多中高端设备需求的释放。

二 MED 医疗仪器设备发展现状

（一）MED 医疗仪器设备

1. MED 医疗仪器设备发展现状

国家药品监督管理局药品监督管理统计报告显示，截至2022年12月底全国实有医疗器械生产企业3.3万家，比2022年增长14%。

从区域分布看，截至2022年12月，广东省拥有医疗器械生产企业4968家，占全国总数的15.2%，占比最高，具有产业聚集优势；位居其后的是江苏4814家（占比达14.8%）、山东3332家（占比达10.3%）。

我国MED医疗仪器设备相较于国外起步晚，但随着国家整体实力增强、政府对MED医疗仪器设备扶持力度加大、市场需求增加等因素的驱动，现已到了发展更加迅速的阶段，企业不仅数量增长多，也在不断进行技术创新和产品研发。进口替代已成为MED医疗仪器设备行业的主要发展方向，同时进口替代也开始从中低端市场走向高端市场。如东软医疗、联影、明峰的256排及以上的高端CT、联影的5.0T磁共振成像系统等产品已逐步填补了我国高端医疗市场的空白。

2. 榜单分析

MED医疗仪器设备智慧化·医院满意度排行榜评价对象为参与智慧医院建设的医疗仪器设备（不含体外诊断设备）厂商品牌。下文将从地域分布、产地分布、是否上市等方面对榜单进行分析。

MED医疗仪器设备智慧化·医院满意度排行榜共包含14个子榜单，分别为 CT 类、MR 类、X 线机类、DSA 类、超声影像类、核医学类、放疗类、监护类、呼吸类、血液净化类、内镜类、麻醉类、医用激光类、病理类，上榜名额共 170 个。

本次上榜企业共 109 家。如图 1 所示，上榜 2 个及以上子榜单的企业有 24 家。上榜数量前三的企业分别为：上榜 9 个子榜单的 GE，上榜 8 个子榜单的飞利浦，上榜 7 个子榜单的东软和西门子。可见在医疗仪器设备市场中，头部品牌仍以进口设备为主，传统的三大巨头"GPS"——GE、飞利浦、西门子在市场上仍占据前三位。东软能作为上榜数量并列第三的国产企业，可见国内医疗设备市场被进口品牌占据的格局正在发生变化。

国产品牌中，上榜数量仅次于东软的是迈瑞，上榜 6 个子榜单，另外联影上榜 5 个，安科、科曼、万东各上榜 3 个，它们均为国产 MED 医疗仪器设备的头部企业。

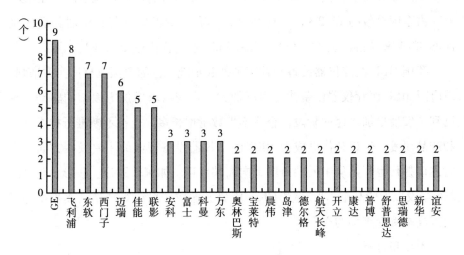

图 1　2023 年 MED 医疗仪器设备智慧化·医院满意度排行榜企业上榜数量

注：此处企业上榜数量指上榜两个及以上子榜单的企业。
资料来源：广州艾力彼医院管理中心数据库。

如图2所示，上榜企业总部主要分布在上海、北京、广东和江苏，109家上榜企业中有接近80%的企业来自这四个省份。上海聚集了一批具有国际影响力的医疗器械企业和研发机构，27家上榜企业中有74%的企业为国产企业。另外上海自贸区和临港新片区等创新平台也为MED医疗仪器设备企业的发展提供了良好的环境；北京作为首都，拥有众多高水平的科研机构、大学和医院，为MED医疗仪器设备的创新研发提供了良好的环境和支持；广东拥有一批具有创新能力和市场竞争力的MED医疗仪器设备企业，在深圳、广州等地设立了一批MED医疗仪器设备创新研发平台和孵化基地，为企业提供了发展平台；江苏具有完整的医疗仪器设备产业链和供应链体系，苏州、南京等地集聚了大量的医疗仪器设备企业和研发机构。

在地级市分布方面，深圳和苏州的上榜数量排在前两位，分别为15家、9家，远多于其他城市。其中位于深圳的企业包括迈瑞、科曼和安科等，全为国产品牌。深圳拥有国家级高新技术产业开发区，在高新技术医疗仪器设

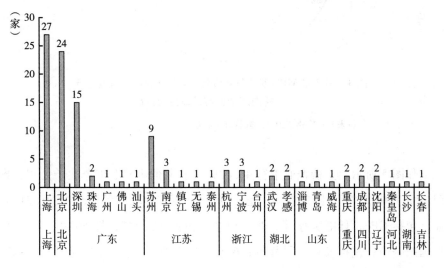

图2 2023年MED医疗仪器设备智慧化·医院满意度排行榜上榜企业总部所在地分布

注：进口企业总部所在地指其在中国的总部。

资料来源：广州艾力彼医院管理中心数据库。

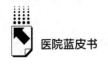
备领域形成了较为成熟的产业集群，为 MED 医疗仪器设备企业的发展提供了有力的支持。

如图 3 所示，榜单中的国产企业占比达 66.06%，进口企业占比达 33.94%。从图 4 可见，14 个子榜单中除病理类，其余 13 个子榜单均有 50% 及以上的国产企业上榜，由此可见崭露头角的国产企业越来越多。但是占据市场大部分份额的仍为进口企业。尤其是在高端产品领域，仅有联影、东软、迈瑞等少数国产企业能跻身前列。

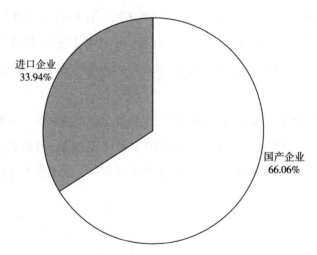

图 3　2023 年 MED 医疗仪器设备智慧化·医院满意度排行榜国产企业与进口企业占比

资料来源：广州艾力彼医院管理中心数据库。

如图 5 所示，上榜企业中有 48.62% 为上市企业或上市企业子公司，即 53 家，其中 23 家为国产企业，包括东软、迈瑞、联影等；30 家为进口企业，包括 GPS、佳能医疗等。非上市企业占比 51.38%，即 56 家，其中 50 家国产企业，包括安科、科曼等；6 家进口企业，包括卡尔史托斯、贝朗、日本樱花等。

上市企业或上市企业子公司一般更具有实力和知名度，在市场的竞争力更强。如图 6 所示，CT 类、MR 类、X 线机类、DSA 类、超声影像类、核

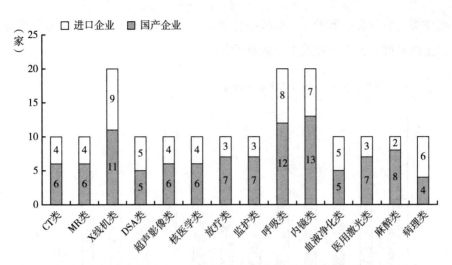

图 4　2023 年 MED 医疗仪器设备智慧化·医院满意度排行榜
国产企业与进口企业分布

资料来源：广州艾力彼医院管理中心数据库。

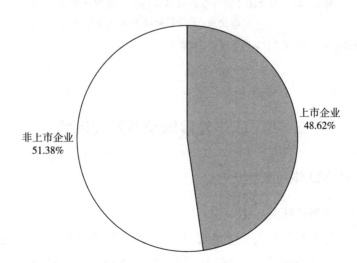

图 5　2023 年 MED 医疗仪器设备智慧化·医院满意度排行榜
上市企业与非上市企业占比

注：上市企业包括集团或业务独立上市子公司。
资料来源：广州艾力彼医院管理中心数据库。

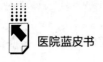

医学类、放疗类、监护类、血液净化类、病理类这 10 个子榜单均有一半及以上的品牌为上市企业或上市企业子公司。

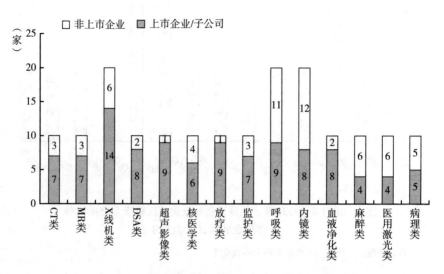

图 6　2023 年 MED 医疗仪器设备智慧化·医院满意度排行榜
上市企业/子公司与非上市企业分布

资料来源：广州艾力彼医院管理中心数据库。

三　IVD 体外诊断设备发展现状

（一）IVD 体外诊断设备

1. IVD 体外诊断设备发展现状

IVD 体外诊断设备行业是保证人类健康的医疗体系中不可或缺的一环。随着我国经济的发展，国民的健康意识逐渐增强，健康需求也不断增加，过去几年体外诊断技术行业发生了巨大的改变。近年来，由于市场环境和我国人口结构变化，国家不断加大在公共卫生领域的投入，体外诊断设备行业得到了快速发展，已成为医疗市场最活跃并且发展最快的行业之一。

目前全球 IVD 体外诊断设备的市场细分领域和格局并没有发生太大变化，主要还是以免疫诊断、生化诊断、微生物检测、分子诊断、血液学诊断、POCT 六大领域为主。免疫诊断主要用于激素、肿瘤标记物、内分泌功能、传染性疾病等项目的检测，受化学发光市场推动，免疫诊断是近年来 IVD 体外诊断设备领域规模最大、新增品种最多的细分领域，而我国免疫诊断技术亦出现高速发展趋势，进口替代空间巨大。生化诊断主要集中于酶类、糖类、脂类、蛋白和非蛋白氮类、无机元素类、肝功能、肾功能等项目的检测，生化诊断是国内外发展最早、最成熟的体外诊断细分领域。随着国内体外诊断技术水平的更新换代，近十年国内生化诊断的市场趋于成熟，增长逐渐放缓。分子诊断主要应用于感染性疾病、肿瘤诊断、遗传病诊断、优生优育等项目的检测。近年来，全球对核酸检测的需求急剧增加，导致分子诊断成为体外诊断设备领域增速最快的子行业。目前国内分子诊断起步较晚但增速迅猛，正从产业导入期步入成长期，未来有赶超之势。

2. 榜单分析

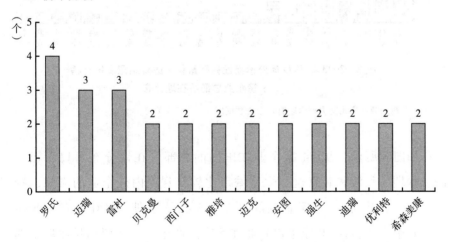

图 7　2023 年 IVD 体外诊断设备智慧化·医院满意度排行榜企业上榜数量

注：此处企业上榜数量指上榜两个及以上子榜单的企业。

资料来源：广州艾力彼医院管理中心数据库。

IVD 体外诊断设备智慧化·医院满意度排行榜一共有 7 个子榜单，分别是生化分析仪、化学发光分析仪、血凝分析仪、三大常规设备、分子诊断设备、微生物设备、POCT，每个子榜单公布前 10 强的企业，合计 70 个上榜名额，而上榜的企业一共有 54 家，其中有 12 家企业属于重复上榜。根据图 7 的企业上榜数量可以看出，只有罗氏 1 家企业各上榜 4 个子榜单，迈瑞和雷杜 2 家企业各上榜 3 个子榜单，另外还有 9 家企业各上榜 2 个子榜单，分别是贝克曼、西门子、雅培、迈克、安图、强生、迪瑞、优利特和希森美康。

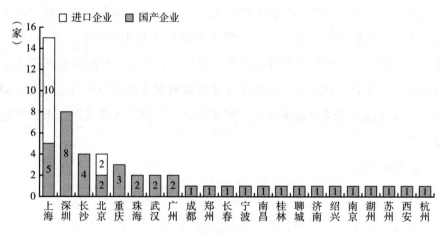

图 8　2023 年 IVD 体外诊断设备智慧化·医院满意度排行榜
上榜企业总部所在地分布

资料来源：广州艾力彼医院管理中心数据库。

如图 8 所示，从 54 家企业在国内的总部所在地分布可以看出，上海、深圳、长沙和北京这些大型城市比较受到国内外企业的青睐，特别是上海，总共拥有 15 家企业的总部，其次是深圳，拥有 8 家企业的总部。其中上海包括 10 家进口企业和 5 家国产企业，深圳和长沙均全部为国产企业，北京则包括 2 家进口企业和 2 家国产企业。可见，进口企业大多都倾向于在上海和北京设立总部，而国产企业会偏向选择深圳、上海和长沙。

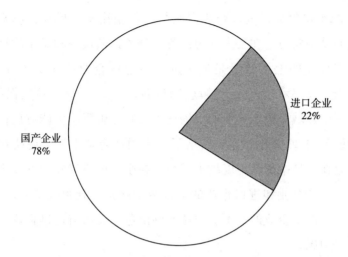

图 9 2023 年 IVD 体外诊断设备智慧化·医院满意度排行榜国产企业与进口企业占比

资料来源：广州艾力彼医院管理中心数据库。

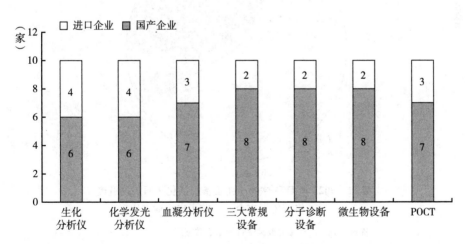

图 10 2023 年 IVD 体外诊断设备智慧化·医院满意度排行榜国产企业与进口企业分布

资料来源：广州艾力彼医院管理中心数据库。

在上榜的 54 家企业中，一共有 12 家进口企业和 42 家国产企业，分别占比为 22%和 78%，进口企业占比与上年相比不增反降，说明国产企业有一定的品牌实力。在三大常规设备、分子诊断设备和微生物设备的榜单中，国产企业的上榜数量是最多的，和进口企业的比例为 4∶1。与 2022 年相比，三大常规设备和微生物设备的国产企业上榜数保持一致，说明在这两个领域里国产企业的市场竞争力和品牌影响力能有所保持。而分子诊断设备与 2022 年相比，新增了一家国产企业上榜，说明在此领域中国产企业在用户中的认可度越来越高。在生化分析仪和化学发光分析仪的榜单中，国产企业和进口企业的上榜数量接近，比例为 3∶2，说明在这些领域中，国产企业的技术能力还不够出色，无法与进口企业拉开差距（见图 9、图 10）。

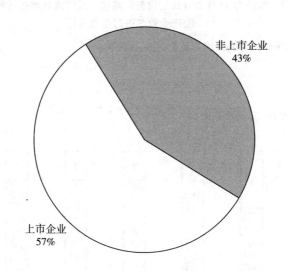

**图 11　2023 年 IVD 体外诊断设备智慧化·医院满意度
排行榜上市企业与非上市企业占比**

资料来源：广州艾力彼医院管理中心数据库。

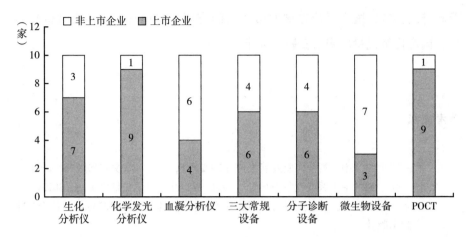

图12 2023年 IVD 体外诊断设备智慧化·医院满意度排行榜
上市企业与非上市企业分布

资料来源：广州艾力彼医院管理中心数据库。

将上榜的企业按照是否上市来划分，可以看出，上榜的企业中上市和非上市的数量相距并不大，占比分别为57%和43%。与2022年相比，2023年上榜的非上市企业数量有所增加，在微生物设备和血凝分析仪的子榜单中，非上市企业的数量甚至超过上市企业，说明非上市企业的自主研发技术可以跟上市企业媲美甚至更优，同时也能占据一定的市场份额。在化学发光分析仪和POCT的子榜单中上市企业与非上市企业的占比均为9∶1，说明上市企业的技术水平与非上市企业存在较大差距，市场占有率和知名度也更高（见图11、图12）。

四 结语

中国医疗仪器设备行业正积极推动设备的技术创新以及提升生产研发水平，这些新兴技术领域的布局和发展将成为我国医疗仪器设备行业持续高速发展的核心动力。此外，加上政府出台的一系列政策，以鼓励国内企业发展、支持医院购买国产产品。随着国内医疗仪器设备企业创新能力的提升以

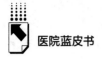
及政府的支持，国产医疗器械的市场份额有望逐步增加，逐步实现进口替代。国产化替代将成未来发展主旋律。

参考文献

1. 庄一强主编《中国智慧医院发展报告（2022）》，社会科学文献出版社，2022。
2. 庄一强主编《中国医院竞争力报告（2022）》，社会科学文献出版社，2022。
3. 金东、陈玉俊、崔筱平主编《中国医疗器械行业数据报告（2023）》，社会科学文献出版社。
4. 《郑州安图生物工程股份有限公司2022年年度报告》，2022。
5. 《迪瑞医疗科技股份有限公司2022年年度报告》，2022。

B．10

2023年医院信息化研究报告

徐权光　刘嘉豪　翁佳宁　蔡光辉　葛洪超*

摘　要： 本报告主要介绍了中国医院信息化行业的发展现状和相关政策。据IDC的报告预计，中国医疗软件系统解决方案市场2023~2027年将保持高速增长。同时，随着区县级医院逐步迈入三级评审时代，医院信息化市场将拥有更大的发展空间。此外，本报告中还介绍了HIT医院智慧技术·医院满意度排行榜的研究方法，并对上榜厂商的地域分布和企业情况进行了简要分析。通过HIT医院智慧技术·医院满意度排行榜，评估医疗软件系统子系统和物联网技术应用子系统的实际表现，一方面，为HIT厂商提供了与医疗机构直接接触的平台，提升了HIT厂商在医疗机构中的知名度；另一方面，为医疗机构提供合适的HIT厂商。

关键词： 医疗软件系统　物联网技术　医院信息化

一　医院信息化行业发展现状及相关政策

1. 医院信息化行业发展现状

医院信息化市场将会恢复高增长态势。根据国际数据公司（International

---

*　徐权光，广州艾力彼医院管理中心副主任；刘嘉豪，广州艾力彼医院管理中心分析师；翁佳宁，广州艾力彼医院管理中心分析师；蔡光辉，广州艾力彼医院管理中心医院认证专家；葛洪超，广州艾力彼医院管理中心产业发展部项目总监。

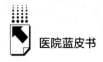

Data Corporation，IDC）最新发布的《中国医疗软件解决方案市场预测（2023—2027）》，中国医疗软件系统解决方案市场 2022 年市场份额约为 200 亿元，预计到 2027 年将会达到约 460 亿元；预计，2023~2027 年医疗软件系统解决方案市场年均增长率都将保持在 15%以上。

2. 相关政策

近年来，医院信息化发展相关政策如表 1 所示，随着技术的发展和国家政策的大力支持，中国医院信息化也得到了发展。从医院全面普及电子病历系统，到全国建设统一的电子病历系统，医疗机构将以电子病历建设为基础，通过互联网技术和物联网应用与医疗服务的融合，逐步推进医院信息化发展，并进一步发展统一的医疗保障信息平台。

在医院信息化水平不断提升的同时，中国医院信息化政策也为医院信息化厂商提供了一些机遇和挑战。根据艾力彼 2022 年县级医院竞争力报告可知，2022 年县级医院 100 强全部晋升为三级医院。2021~2023 年 500 强医院中三级医院数量从 276 家上升到 341 家，相比 2020 年三级县医院占比提升了 13%。在《"千县工程"县医院综合能力提升工作方案（2021—2025 年）》和《三级综合医院评审标准（2020 版）》等政策的推动下，区县级医院逐步迈入三级评审时代。并且国家卫健委明确，到 2025 年全国至少有 1000 家县级医院拥有三级医院医疗服务水平。在政策的引导以及医院自身快速发展的背景下，更多的区县级医院将从二级医院迈入三级医院，抑或从三级医院迈入三甲医院。在医院信息化市场竞争激烈的当下，争夺有限的市场份额，对于新进入者和小型厂商来说，更应着重服务于区县级医院信息化的发展。

表 1 医院信息化发展相关政策

发布时间	政策	信息化建设的核心要点
2018 年	《电子病历系统应用水平分级评价标准》	电子病历分级标准
2019 年	《国务院办公厅关于加强三级公立医院绩效考核工作的意见》	发挥大数据优势，强化考核数据分析应用，提升医院科学管理水平

续表

发布时间	政策	信息化建设的核心要点
2019年	《国家卫生健康委办公厅关于印发〈医院智慧服务分级评估标准体系(试行)〉的通知》	明确0~5级医疗机构智慧服务分级标准
2020年	《三级综合医院评审标准(2020版)》	转向以日常监测、客观指标、现场检查、定性与定量相结合的评审工作模式
2020年	《国家医疗健康信息医院信息互联互通标准化成熟度测评方案(2020年版)》	促进卫生健康信息标准的采纳、实施和应用
2021年	《DRG/DIP支付方式改革三年行动计划》	建立管用高效的医保支付机制
2021年	《"十四五"全民医疗保障规划》	构建全国统一的医疗保障信息平台
2022年	《"十四五"国民健康规划》	构建权威统一、互联互通的全民健康信息平台

资料来源：艾力彼医院管理中心根据公开资料整理。

二 HIT医院智慧技术·医院满意度排行榜概览

1. 满意度调查

HIT医院智慧技术·医院满意度榜单的研究对象为参与国内智慧医院建设的11个类别的医疗软件系统以及10个类别的物联网技术应用（见表2）。

鉴于国内医院信息化厂商发展不均衡，医疗机构在选择医疗软件系统供应商时面临着一系列难题，如难以评估厂商的后续服务能力和服务费用，无法了解产品在同级医院的实际应用效果，以及产品从进场到上线所需的时间、稳定性和拓展性能等。总的来说，医疗机构在选择医院信息化产品时缺乏有效的行业评估和横向比较手段。为解决医疗机构在选择医院信息化产品时所面临的选择和鉴别困难的问题，艾力彼医院管理中心（以下简称"艾力彼"）开展了HIT医院智慧技术·医院满意度调查。该医院满意度调查指标体系涵盖三个方面：第一是厂商品牌竞争力，根据厂商品牌在市场的占有率、中标医院的数量和金额、通过高水平互联互通以及高水平电子病历评审的医院数量等评价厂商实力；第二是医院满意度，根据医院对厂商产品的

实际使用反馈进行评价，包括厂商产品的服务价格，医院对厂商产品售前、售中、售后等服务的实际使用体验；第三是厂商实力及未来发展，根据厂商的人才梯队实力、营收能力、研发投入以及发明专利等评价厂商的实力。HIT 医院智慧技术·医院满意度排行榜，可反映医疗软件系统、物联网技术应用的实际表现，一方面，为 HIT 厂商提供与医疗机构直接接触的平台，提升厂商在医疗机构中的知名度。另一方面为医疗机构展示具有竞争力优势的 HIT 品牌，以提升医疗机构的智慧建设效果。

表 2　HIT 医院智慧技术·医院满意度排行榜参评对象

医疗软件系统:(11 个)	物联网技术应用:(10 个)
全院信息化管理系统(HIS)	医疗物联网平台
电子病历管理系统(EMR)	设备生命周期管理系统
实验室信息系统(LIS)	智慧病房(床旁交互)
医学影像信息管理系统(PACS)	智慧物流
医院运营管理系统(HRP)	消毒质量追溯系统
信息集成中心	医疗废物管理系统
药师管理系统	智能楼宇管理系统
移动医护系统	院内导航系统
绩效管理系统	人员定位系统(婴儿防盗)
DRGS 管理系统	智能停车系统
互联网医院信息系统	

资料来源：艾力彼医院管理中心数据库。

2. 医院基本信息

本研究采用问卷调查的方式进行数据收集，在医院反馈的有效信息中：三级及以上医院的占比达 78.06%，三甲医院占比达 51.80%。国家医疗健康信息互联互通标准化成熟度达四级甲等的医院占比为 22.60%、五级乙等的医院占比为 3.77%。电子病历系统应用水平为六级的医院占比为 2.07%、五级的医院占比为 12.24%、四级医院占比为 51.98%，电子病历系统应用水平为四级及以上的医院占比达 66.29%（见图 1、2、3）。

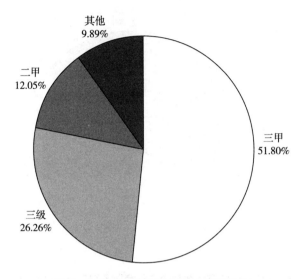

图 1　医院反馈的有效数据中等级分布

资料来源：艾力彼医院管理中心数据库。

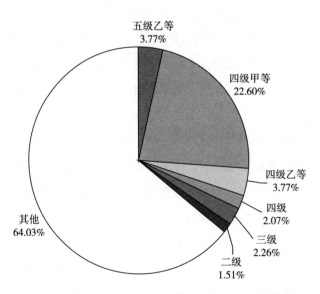

图 2　医院反馈的有效数据中国家医疗健康信息互联互通标准化成熟度等级分布

资料来源：艾力彼医院管理中心数据库。

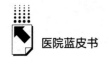

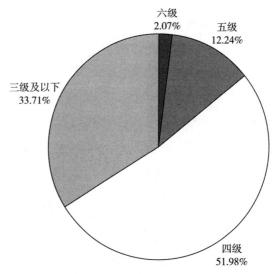

图3 医院反馈的有效数据中电子病历系统应用水平等级分布

资料来源：艾力彼医院管理中心数据库。

截至2022年末，通过国家医疗健康信息互联互通标准化成熟度测评的医院共有766家，其中等级达到五级乙等的有72家、四级甲等的有599家、四级乙等的有79家、四级的有2家、三级的有12家、二级的有2家。国家卫健委发布的《2022年中国卫生健康统计年鉴》中显示，截至2021年底，三级以上的医院有3275家，国家医疗健康信息互联互通标准化成熟度测评结果为三级以上的医疗机构占全国三级以上医院的23.39%。

三级公立医院更加重视以电子病历为核心的医院信息化、智慧化建设。截至2023年8月，通过电子病历系统应用水平分级评价的高水平医院（5级及以上）的有312家，其中1家医院获评8级、3家医院获评7级、40家医院获评6级，268家医院获评5级。国家卫生健康委办公厅印发的《2021年度全国三级公立医院绩效考核国家监测分析情况的通报》指出，2021年，全国三级公立医院参加电子病历系统应用水平分级评价的比例达到99.71%，电子病历系统应用水平全国平均级别达3.83级（见图4）。从医院看，78.55%的三级公立医院的电子病历系统应用水平分级达到4级及以上水平（占比较2020年提高13.66个百分点），9.75%的三级公立医院达到5级及以上水平；从省份看，北京、上海、江苏、浙江、河南、新疆等省份的平均等级在4级以上；山西、山东、西藏等省份的电子病历系统应用水平等级整体提升较快。电子病历系统应用水平分级评价和国家医疗信息互联互通标准化成熟度测评是目前衡量医院信息化发展水平的重要标准之一。目前，我国医疗机构的医疗信息互联互通和电子病历系统应用水平普遍较低，医院信息化产业仍有广阔的市场。

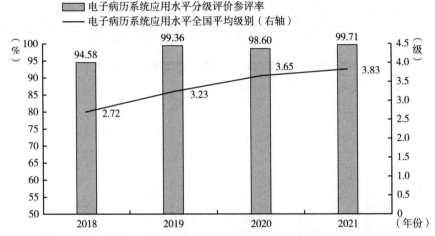

图4 2018~2021年三级公立医院电子病历系统应用水平分级评价情况

资料来源：艾力彼医院管理中心数据库。

三 HIT医院智慧技术·医院满意度排行榜分析

1.榜单概览

在HIT医院智慧技术·医院满意度排行榜中，软件系统模块共有79个厂商上榜，而物联网技术模块则有87个厂商上榜。根据地域分布，HIT医院智慧技术·医院满意度排行榜中的厂商覆盖了16个省（直辖市）（见图5）。其中，上海、浙江、广东、北京上榜的品牌总数超过70%。

在HIT软件系统·医院满意度排行榜中，产品上榜数量超过3个的厂商中，除了重庆中联之外，其余均为上市公司（见图6）。

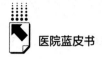

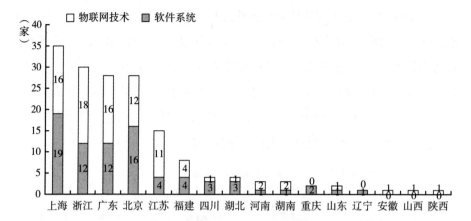

图5 HIT医院智慧技术·医院满意度排行榜厂商分布

资料来源：艾力彼医院管理中心数据库。

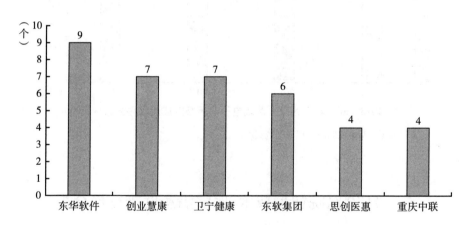

图6 HIT软件系统·医院满意度排行榜厂商产品上榜数

注：此处企业上榜数量指上榜四个及以上子榜单的企业。
资料来源：艾力彼医院管理中心数据库。

根据2021年上市公司医院信息化营业收入的数据（见图7），可以将上市公司分为三个梯队。第一梯队包括东华软件和卫宁健康，它们的营业收入总额超过20亿元。第二梯队包括创业慧康、东软集团和万达信息，它们的营业收入总额在10亿~20亿元。第三梯队包括易联众、嘉和美康、和仁科技、阳普医疗和思创医惠，它们的营业收入在 10 亿元以下。

在上市公司中，卫宁健康和创业慧康专注于医院信息化领域，以全院信息化管理系统（HIS）研发为核心，为医院提供涉及医院信息化领域的其他产品。东华软件、东软集团、万达信息和易联众则在提供信息行业整体解决方案和信息化服务领域广泛布局，医院信息化只是其中的一部分业务。嘉和美康与和仁科技则更专注于医院信息化的特定细分领域。

在 HIT 物联网技术·医院满意度排行榜中，产品上榜超过 1 个的医院信息化厂商仅有 7 家（见图 8），其中，思创医惠、真趣信息和昂科信息是产品上榜数量最多的厂商。总体而言，物联网技术应用厂商更加注重在各自的细分领域进行建设。相比软件系统厂商，这些物联网技术应用厂商的企业规模相对较小。

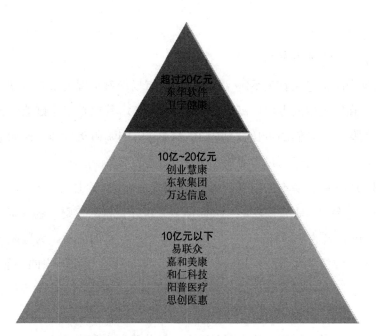

图 7　2021 年上市公司医院信息化行业阶梯（按医疗信息化业务的营业收入计）

资料来源：各上市企业年报，艾力彼医院管理中心整理。

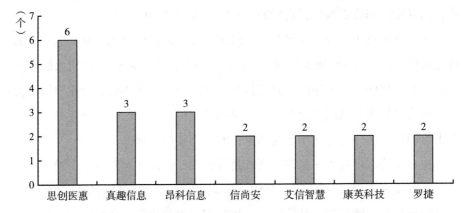

图 8　HIT 物联网技术·医院满意度排行榜厂商上榜数

注：此处企业上榜数量指上榜两个及以上子榜单的企业。
资料来源：艾力彼医院管理中心数据库。

2. 子榜单分析

（1）全院信息化管理系统（HIS）

根据全院信息化管理系统（HIS）厂商市场份额情况的数据（见图 9），东华医为在医院中的占比最高，达到了 11.44%。其次是卫宁健康、创业慧康和东软集团，它们的占比分别为 10.11%、9.84% 和 9.04%。这四家厂商的市场份额占比已经超过了 40%。

HIS 是医院最基本的信息系统，它集成了门/急诊挂号、核价、收费、配药和住院登记、收费等功能，同时涵盖了医疗机构人、财、物等资源调配信息。HIS 具备收集、存储、处理、提取和交换数据的能力，为医院各部门提供病人诊疗信息和行政管理信息的支持，满足所有授权用户的功能需求。它是医院各项医疗业务开展的必要工具，也是其他医疗应用软件系统运行的基础。

医院管理者应该充分认识到 HIS 对医院的重要性和意义。它不仅提供了高效的信息管理和优化流程，还提升了医院的运营效率与医疗服务质量，并支持决策制定和资源优化。通过充分利用 HIS，医院管理者可以更好地监控和管理医疗流程、优化资源分配，并提供更好的医疗服务体验。因此，认识

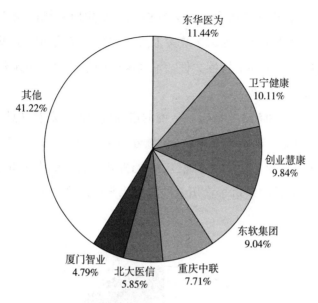

图 9　全院信息化管理系统（HIS）厂商分布情况

资料来源：艾力彼医院管理中心数据库。

到 HIS 的重要性，并积极推动其有效应用，对于医院的发展和整体管理水平的提升具有重要意义。

（2）电子病历管理系统（EMR）

2018 年，国家卫健委发布《关于进一步推进以电子病历为核心的医疗机构信息化建设工作的通知》，要求医疗机构在进行电子病历信息化建设过程中，加强医院信息平台建设，使分布在不同部门的不同信息系统形成基于平台的、整体统一的电子病历信息系统。2020 年，国家卫健委发布《关于进一步完善预约诊疗制度加强智慧医院建设的通知》，要求以电子病历为抓手，推进医院内部信息系统集成整合。要求医疗机构利用互联网、物联网等信息技术，实现医院内部信息系统的互联互通、实时监管。2021年，国家卫健委、国家中医药管理局联合印发《公立医院高质量发展促进行动（2021—2025 年）》，提出重点建设电子病历、智慧服务、智慧管理"三位一体"的智慧医院信息系统，完善智慧医院分级评估顶层设计。并要求到 2022 年，全国二级和三级公立医院电子病历系统应用水平平均级别分别达到 3 级和 4 级，国家在政策上大力支持电子病历行业发展，不断出台电子病历规范类和支持性文件，推动医院的电子病历系统建设，电子病历行业迎来巨大发展。

从电子病历管理系统（EMR）厂商的市场份额占比来看（见图 10），嘉和美康、卫宁健康、东华医为的市场份额分别为 14.72%、10.72%、10.56%，嘉和美康在市场份额上处于领先地位。从行业优势看，东软集团已累计助力51 家医院客户通过国家电子病历系统应用水平高级别（5 级及以上）评审（见表 3）。

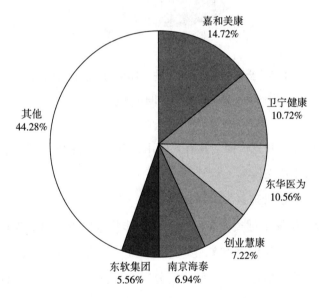

图 10　电子病历管理系统（EMR）厂商市场份额占比

资料来源：艾力彼医院管理中心数据库。

表 3　电子病历管理系统行业优势

厂商名称	行业优势
嘉和美康	助力 8 家医疗机构通过 2022 年度电子病历应用水平高等级评审
卫宁健康	截至 2022 年，新助力 7 家医院顺利通过电子病历应用水平五级评审

厂商名称	行业优势
东华医为	助力14家医疗机构通过2022年度电子病历应用水平高等级评审，累计助力40家医院客户通过电子病历应用水平高等级评审
创业慧康	助力7家医疗机构通过2022年度电子病历应用水平高等级评审
南京海泰	助力6家医疗机构通过2022年度电子病历应用水平高等级评审
东软集团	助力16家医疗机构通过2022年度电子病历应用水平高等级评审，累计助力51家医院客户通过电子病历应用水平高等级评审

资料来源：艾力彼医院管理中心数据库。

目前，电子病历管理系统厂商主要分为两类。一类是以电子病历系统为主要产品的厂商：这类厂商专注于电子病历系统的开发和提供，同时也开发与电子病历相关的医疗应用软件，为医院提供全面的医院信息化服务。这些厂商在临床科研、支持病案管理以及满足政府监管等方面具有一定的优势。由于专注于电子病历领域，它们通常能够提供更为全面、专业的电子病历系统，并能够满足医院的特定需求。另一类是提供多种医疗应用软件的厂商，电子病历只是它们产品中的一种。由于提供了多种医疗应用软件，这些厂商可以更好地满足医院在不同领域的需求，例如医疗影像、药物管理等。这两类厂商在电子病历行业中各有优势，医院在选择电子病历系统时需要综合考虑自身需求，并进行合适的评估和选择。

四 结语

我国医院信息化行业的快速发展离不开政策的有力支持和科学引导。政策的制定和实施为医院信息化产业提供了良好的发展环境和指导方向。政策的支持在医院信息化建设和推广应用方面起到了关键作用。国家制定了一系列政策，鼓励医疗机构推进电子病历系统建设，加强信息系统集成和互联互通，提升医疗服务质量和效率。

在深化医院信息建设方面，医院管理者应更加重视数字化手段的支撑作用。通过引入信息化系统和技术，医院可以提升临床、科研、服务和管理等方面的综合实力，从而提高医院的整体效能，增强医院的品牌影响力。

医院信息化厂商应紧密关注国家政策的变化，根据政策导向调整产品和服务策略，以满足政策要求和市场需求。同时，厂商应加大技术创新投入，推动产品的不断升级和改进，提供更高质量、更智能化的医院信息化产品和服务。

综上所述，医院和医院信息化厂商都需要在不同方面进行提升，以适应发展的需求。医院应注重内涵建设、数字化转型和高效管理，而医院信息化厂商应关注政策变化、技术创新和与医院的合作，以提供更优质的产品和服务。

参考文献

1. 庄一强主编《中国医院竞争力报告（2020～2021）》，社会科学文献出版社，2021。
2. Thompson T, Brailer D., "Health IT Strategic Framework," *US Department of Health and Human Services*, 2004.
3. 舒婷、赵韡、刘海一：《2020年我国医院电子病历系统应用水平分析》，《中国卫生质量管理》2022年第1期。
4. 中国医院协会、戴小欢：《2014—2020年中国医院信息化发展研究报告》，中国协和医科大学出版社，2021。
5. IDC中国：《中国医疗软件解决方案市场预测（2023—2027）》，2023。
6. 艾瑞咨询：《中国医疗信息行业研究报告》，2023。

智慧医院助力社会办医发展篇

Smart Hospital Helps Social Medical Development Reports

B.11

2023年社会办医·单体医院发展报告

刘建华　蔡华　罗芸　黄泽维　翁佳宁*

摘　要： 在国家促进社会办医的大背景下，社会办医医院数量不断增加，已成为医疗服务的重要力量。作为我国医疗卫生服务体系的重要组成部分，社会办医对满足人民群众多样化、多层次的医疗卫生服务需求具有重大意义。本报告旨在通过分析社会办医·单体医院排行榜，从地域分布、变化趋势、起源类型等角度，跟踪社会办医·单体医院的发展变化。经分析发现，社会办医·单体医院正呈现出强者愈强、弱者愈弱的主要格局。榜单中三级医院和综合医院占据主导地位，头部医院的综合实力不断提升。

关键词： 社会办医　单体医院　地域分布　变化趋势

---

* 刘建华，广州艾力彼医院管理中心副主任；蔡华，广州艾力彼医院管理中心副主任；罗芸，广州艾力彼医院管理中心量化咨询专家；黄泽维，广州艾力彼医院管理中心助理咨询师；翁佳宁，广州艾力彼医院管理中心数据分析师。

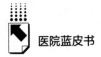
2022年12月14日，中共中央、国务院印发的《扩大内需战略规划纲要（2022—2035年）》对医疗卫生服务体系建设提出了新的要求，加大了对民间投资的支持和引导力度。坚持毫不动摇巩固和发展公有制经济，毫不动摇鼓励、支持、引导非公有制经济发展，促进公有制经济和非公有制经济优势互补、共同发展。完善支持政策，发挥政府资金引导带动作用，引导民间资本参与新型基础设施、新型城镇化、交通水利等重大工程和补短板领域建设。鼓励民营企业增加研发投入，推动设备更新和技术改造，扩大战略性新兴产业投资，提高自主创新能力，掌握拥有自主知识产权的核心技术。鼓励和引导非国有资本投资主体通过参股控股、资产收购等多种形式，参与国有企业改制重组。切实保护民营企业的合法权益，培育和维护公平竞争的投资环境。加强对民营企业的服务、指导和规范管理。可见，在未来一段时间内，国家将继续引导鼓励社会办医，强化监管，促进社会办医的规范发展。

一　社会办医·单体医院排行榜（2020~2023年）分析

（一）社会办医·单体医院总体特征分析

1. 社会办医·单体医院100强

（1）地域分析

入围2023年社会办医·单体医院100强的省（区、市）有21个，其中华东地区表现最强，共有31家医院入围。江苏省入围的医院数目最多（13家），广东次之（12家）。江苏、广东、河南、浙江、陕西5个省份的竞争力指数位列前五（见图1）。

（2）等级

在2023年社会办医·单体医院100强中，有三级医院95家，数量同比增加2家；二级医院4家，数量同比减少2家（见图2）。近年来，随着国家相关政策的推动，社会办医·单体医院100强的综合实力在不断上升，更多的综合竞争力较强的三级医院进入榜单。

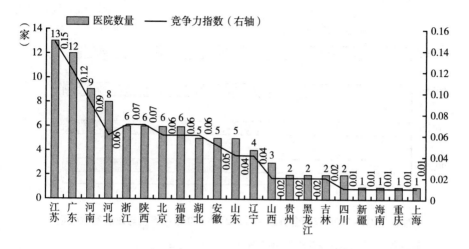

图1 2023年社会办医·单体医院100强省（区、市）分布

资料来源：艾力彼医院管理中心数据库。

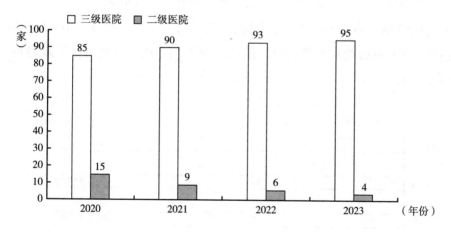

图2 2020~2023年社会办医·单体医院100强中三级、二级医院数量

资料来源：艾力彼医院管理中心数据库。

（3）起源

从起源上看，入围医院的分布整体趋于稳定。在入围2023年社会办医·单体医院100强的医院中，原创医院有54家，改制医院有46家，改制医院数量近三年小幅度上升。（见图3）。

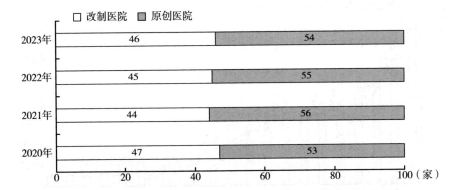

图3 2020~2023年社会办医·单体医院100强中原创与改制医院数量

资料来源：艾力彼医院管理中心数据库。

（4）类型

从类型上看，入围2023年社会办医·单体医院100强的医院中，综合医院有87家，占主导地位，数量与上一年持平，近四年整体呈小幅度上升趋势，而专科医院在百强榜单中的数量与上年相同，但整体呈下降趋势。（见图4）。

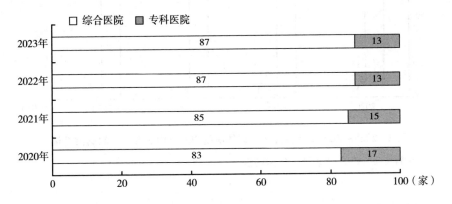

图4 2020~2023年社会办医·单体医院100强中综合与专科医院数量

资料来源：艾力彼医院管理中心数据库。

2. 社会办医·单体医院500强

（1）地域分析

2023 年社会办医·单体医院 500 强分布于全国 30 个省（区、市），江苏、广东、浙江、四川、河南位列前五。第一梯队主要由江苏省、广东省和浙江省组成，三个省份入围医院数量分别为 52 家、49 家和 46 家（见图 5）。

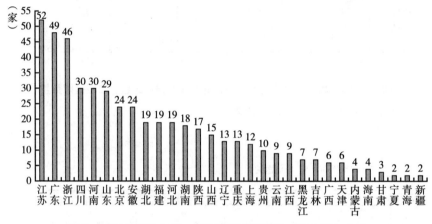

图 5　2023 年社会办医·单体医院 500 强省（区、市）分布

资料来源：艾力彼医院管理中心数据库。

（2）等级

2023 年社会办医·单体医院 500 强中的三级医院有 249 家，其中 100 强内有 95 家，占比 95%，101~500 强为 154 家，占比 38.5%，表明三级综合医院更具有冲击榜单头部的潜力，也表明该榜单中医院的规模和等级正在稳步提升（见图 6）。

（3）起源

2023 年社会办医·单体医院 500 强中原创医院 387 家，改制医院 113 家（见图 7）。改制医院数量近四年呈持续上升趋势。近年来，随着医院改革相关政策的不断推动，更多改制医院进入社会办医·单体医院 500 强榜单。

（4）类型

2023 年社会办医·单体医院 500 强中综合医院 367 家，占比 73.4%，

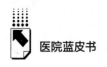

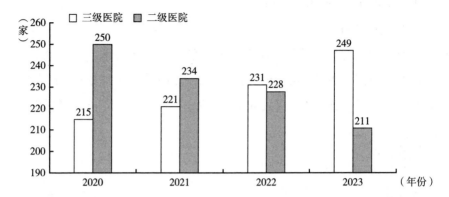

图6 2020~2023年社会办医·单体医院500强中三级、二级医院数量

资料来源：艾力彼医院管理中心数据库。

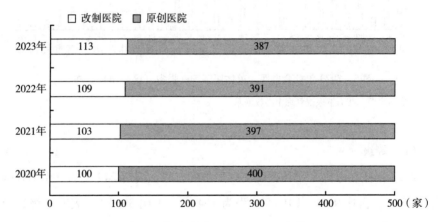

图7 2020~2023年社会办医·单体医院500强原创与改制医院数量

资料来源：艾力彼医院管理中心数据库。

专科医院133家，占比26.6%（见图8）。通过比较近四年的变化趋势发现，社会办医·单体医院500强中综合医院数量从2021年开始呈逐年下降趋势。

3.2023年社会办医·单体医院100强和500强中医院的分布特征

在地域方面，在经济发达而优质的公立医院资源相对没有那么集中的区

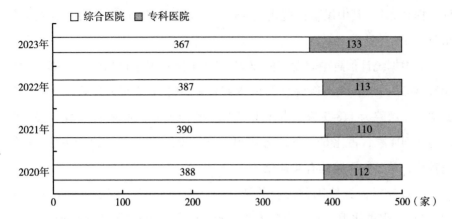

图8　2020~2023年社会办医·单体医院500强综合与专科医院数量

资料来源：艾力彼医院管理中心数据库。

域中，社会办医·单体医院竞争力更强大，如江苏、广东、浙江等省份的医院在该榜单上竞争力较强，而如北京、上海等优质公立医疗资源相对集中的地区，社会办医·单体医院的竞争力相对薄弱。

在医院等级方面，社会办医·单体医院中100强内有三级医院95家，占比为95%，101~500强为154家，占比为38.5%，表明头部榜单中三级医院占主导地位，三级医院的综合竞争力更强。

在医院起源方面，100强中原创医院数量多于改制医院，其中原创医院有54家，改制医院数量近四年小幅度上升；而500强医院中，改制医院数目虽逐年增加，但总体数目较少，只有113家，仅占22.6%。

在医院类型方面，100强与500强均以综合性医院为主，其中100强中有87家综合性医院，占87%；而在500强中有367家综合性医院，占比有所下降，为73.4%。

（二）社会办医·单体医院500强竞争力分析

国家卫健委数据显示，在2022年1月至2022年4月期间，全国医院总诊疗人次数约为12.9亿人次，同比提高1.2%。其中民营医院总诊疗人次数超2亿人次，同比提高5.5%，占比16.1%；医院总出院人数达6514万人，

同比提高2%，其中民营医院占比18%，出院人数达1204.2万人，较上年增长2.2%（见表1）。

另根据统计信息中心发布的2021年全国医疗卫生机构资源数据，截至2021年11月底，全国医院总数为36451家，比2020年同期增加1339家，其中公立医院为11847家，占比32.5%，比2020年同期减少38家，民营医院为24604家，占比67.5%，比2020年同期增加1377家。民营医院数量增速较快，是公立医院的有益补充。

综合分析，虽然民营医院的数量（占比67.5%）较多，但服务能力（总诊疗人次占比16.1%，出院人数占比18%）与公立医院存在较大差距，未来民营医院要不断提升医疗质量与专科诊疗能力，才能在医疗行业有一定的影响力和话语权。

表1　2022年1~4月中国医院服务量

	诊疗人次(万人次)				出院人数(万人)			
	2021年1~4月	2022年1~4月	占比(%)	增长率(%)	2021年1~4月	2022年1~4月	占比(%)	增长率(%)
医院	127684.9	129272.7	—	1.2	6383.9	6514	—	2
公立医院	108000.6	108514.7	83.9	0.5	5205.2	5309.7	82	2
民营医院	19684.4	20758.1	16.1	5.5	1178.7	1204.2	18	2.2

资料来源：国家卫健委统计信息中心。

1. 总体竞争力（交叉榜单）

结合2023年中国医院竞争力排名中的地级城市医院500强、县级医院500强榜单，其中社会办医医院有47家。其中，有2家入围地级城市医院100强，6家入围地级城市医院101~300强，27家入围地级城市医院301~500强。2家入围县级医院100强，7家入围县级医院101~300强，3家入围县级医院301~500强。在社会办医·单体医院500强中，没有医院入围顶级医院100强，也没有医院入围省单医院100强。

表 2　2023 年社会办医·单体医院 500 强与其他榜单交叉情况

交叉机构数（家）	榜单类别					
	地级城市医院 500 强			县级医院 500 强		
	100 强	101~300 强	301~500 强	100 强	101~300 强	301~500 强
1						
2	√			√		
3						√
6		√				
7					√	
27			√			

资料来源：艾力彼医院管理中心数据库。

2.竞争力要素分析

从竞争力要素指标角度对 2021~2022 年社会办医·单体医院 100 强榜单进行分析，2022 年社会办医·单体医院 100 强榜单中"高级职称人数/全院职工人数"和"全院职工人数/实开床位数"与 2021 年相比有轻微增长，"年住院手术量/年出院量"与 2021 年持平，"床位使用率"较 2021 年有所下降，平均住院天数较 2021 年轻微上升。

从地域来看，2022 年榜单中"年住院手术量/年出院量"指标从高到低排列，依次为西部、东部、中部，其中东部与中部较 2021 年有所下降。从高级职称人才拥有情况来看，2022 年"高级职称人数/全院职工人数"指标从高到低排列，依次为中部、东部、西部，三个地区较上年均有所上升。从工作负荷来看，2022 年榜单中"全院职工人数/实开床位数"指标从高到低排列，依次为东部、西部、中部，其中东部、西部较上年上升，中部地区下降。从运行效率来看，2022 年榜单中"床位使用率"指标从高到低排列，依次为中部、西部、东部，东部和中部较上年有所下降，而西部较上年上升。而 2022 年"平均住院天数"指标从高到低排列，依次为东部、西部、中部，其中中部、西部较上年有所下降，东部较上年上升。（见表 3）。

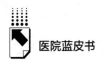

表3 2021~2022年社会办医·单体医院100强各区域竞争力要素均值

竞争力要素	东部		中部		西部		100强	
	2021	2022	2021	2022	2021	2022	2021	2022
年住院手术量/年出院量	0.43	0.40	0.41	0.37	0.38	0.44	0.41	0.41
高级职称人数/全院职工人数	0.11	0.13	0.12	0.15	0.08	0.09	0.11	0.13
全院职工人数/实开床位数(人/张)	1.41	1.57	1.54	1.39	1.37	1.47	1.43	1.53
床位使用率(%)	85.86	78.84	89.87	82.87	77.65	81.56	84.22	79.97
平均住院天数(天)	9.35	9.67	9.31	8.61	9.38	8.99	9.37	9.41

资料来源:艾力彼医院管理中心数据库。

二 2023年社会办医·单体医院榜单变动分析

1.总体变动分析

2023年社会办医·单体医院100强新入围的医院为2家,同比减少10家(见表4)。

表4 2023年社会办医·单体医院100强新入围机构数

单位:家

年份	新入围机构数
2023	2
2022	12

新入围100强医院最多的省份是广东(12家);北京(6家)。这些省份的区域竞争力有所增强。江西、云南跌出百强医院各1家(见表5)。

表5 2023年社会办医·单体医院100强变化情况

省(市)	江西	云南	广东	北京
2023年	0	0	12	6
2022年	1	1	11	5
变化情况	−1	−1	1	1

2. 新进榜单医院

2023年社会办医·单体医院100强的变化趋势不大，其中从起源上看，2家新进榜单医院中原创医院、改制医院各1家；从类型上看，新入围的2家医院均为综合医院，从等级上看，这2家均为三级医院，表明2023年冲进100强的医院都为优质的三级综合医院。

跌出100强的医院中三级医院2家；其中原创医院为1家，改制医院为1家；类型上，均为综合医院（见表6）。

表6 2023年社会办医·单体医院100强新进、跌出医院变化情况

医院	等级		起源		类型	
	三级	二级	原创	改制	综合	专科
新进医院	2	0	1	1	2	0
跌出医院	2	0	1	1	2	0

资料来源：艾力彼医院管理中心数据库。

三 结语

社会办医·单体医院正呈现强者愈强，弱者愈弱的格局。从入围榜单医院的等级和类型来看，100强内有三级医院95家，占比为95%，101～500强为154家，占比为38.5%，从2023年新晋100强榜单的医院来看，2家医院都为三级综合医院，三级医院和综合医院占主导地位的特征持续增强，三级综合医院也更加具备冲击榜单头部的实力和潜力。

从入围榜单医院的区域分布上看，经济发达而优质公立医院资源相对没

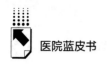
有那么集中的区域社会办医·单体医院的竞争力强大，如江苏、广东、浙江等省份在该榜单上竞争力较强，而如北京、上海等优质公立医疗资源相对集中的地区，社会办医·单体医院的竞争力相对薄弱。

从本榜单与其他榜单的交叉情况显示，社会办医·单体医院总体竞争力与公立医院存在较大差距。本榜单中没有医院入围顶级医院 100 强和省单医院 100 强榜单，仅 2 家入围地级城市医院 100 强，2 家入围县级医院 100 强。这表明社会办医医院作为公立医院资源的有益补充，其综合竞争力和实力仍需要提升。

竞争力要素分析显示，2022 年社会办医·单体医院 100 强医院的"高级职称人数/全院职工人数"和"全院职工人数/实开床位数"比值与 2021 年相比有轻微增长，"年住院手术量/年出院量"与 2021 年持平，"床位使用率"较 2021 年有所下降，"平均住院天数"较 2021 年轻微上升。从地域来看，东部和中部地区 2022 年榜单中"年住院手术量/年出院量"指标比值较 2021 年均有所下降。从高级职称人才拥有情况来看，东部、中部和西部地区均较上年上升。从工作负荷来看，东部和西部地区"全院职工人数/实开床位数"指标比值较上年上升，中部地区下降。从运行效率来看，"床位使用率"指标从高到低排列，依次为中部、西部、东部，东部和中部较上年有所下降，而西部较去年上升。"平均住院天数"指标均值从高到低排列，依次为东部、西部、中部，其中中部、西部较上年有所下降，东部较上年上升。

参考文献

1. 庄一强主编《中国医院竞争力报告（2019～2020）》，社会科学文献出版社，2020。
2. 《统计信息中心：2022 年 1~4 月全国医疗服务情况》，http：//www.nhc.gov.cn/mohwsbwstjxxzx/s7967/202208/2598192699864f04932849fcd81ddeda.shtml。
3. 中华人民共和国民政部：《2019 中华人民共和国行政区划简册》，中国地图出版社，2019。
4. 中华人民共和国国家统计局：《2019 中国统计年鉴》，中国统计出版社，2019。

B.12

2023年社会办医·医院集团及上市医疗服务企业发展报告

蔡 华 姚淑芳 刘建华 梁竞涛*

摘 要： 本报告对比分析2023年社会办医·医院集团100强和上市医疗服务企业60强排行榜，了解社会办医·医院集团及上市医疗服务企业竞争力发展变化情况。研究发现，2023年社会办医·医院集团旗下成员医院数量减少，规模逐渐缩小，但医院集团化依旧是未来的发展趋势。专科类别中眼科和妇儿科医院仍占主导，新增心脏病专科医院集团。社会办医·医院集团总部区域竞争力最强的仍是华东和华北地区，总部城市分布变动较大，但北京和上海仍是医院集团数量最多的城市，社会办医·医院集团100强上市集团数量减少。2023年上市医疗服务企业扩大了榜单范围，新增17家入围上市医疗服务企业，排名次序变动明显。A股主板的上市医疗服务企业和深交所上市企业数量最多，上市医疗服务企业并购扩张趋势明显，医疗服务企业收入出现"有机增长"，社会办医已逐渐朝提质增效和高质量方向发展。

关键词： 社会办医 上市医疗服务企业 竞争力

---

* 蔡华，广州艾力彼医院管理中心副主任；姚淑芳，博士，广州艾力彼医院管理中心常务副主任；刘建华，广州艾力彼医院管理中心副主任；梁竞涛，广州艾力彼医院管理中心助理咨询师。

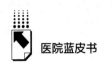
一 2023年社会办医·医院集团竞争力分析

社会办医·医院集团的定义：同一个企业集团法人，由该集团控制（全资、控股、可合并报表）的独立法人医院组成的在中国大陆运营的医院群，包括ST上市医疗服务企业，不包括无股权关系的集团、医联体、医共体等。

（一）社会办医·医院集团100强旗下成员医院数量减少，规模缩小

2023年社会办医·医院集团100强共有成员医院1419家，较2022年减少66家。由表1可进一步得知，2023年社会办医·医院集团100强中前10名平均拥有53.3家成员医院，同比减少16.5家；2023年社会办医·医院集团100强中后10名平均拥有6.8家成员医院，同比减少0.2家。可见，社会办医·医院集团100强旗下成员医院数量在减少。根据国家统计局发布的数据，2015~2020年民营医院数量从14518家增长至的23524家。民营医院的快速发展逐渐暴露出一系列问题，2020年2.3万余家的民营医院亏损金额高达1300亿元，部分民营医院倒闭，因此，一些医院集团旗下的优质医院在减少。

社会办医·医院集团100强旗下成员医院数量虽在减少，但医院集团化依旧是未来的发展趋势。医院集团化是现代医院发展到一定阶段的必然产物，"医院集团化"有利于形成规模经济、实现转诊分流、提高服务质量、扩大品牌效应，能在激烈的医疗市场中更具有话语权。

表1 2022年与2023年社会办医·医院集团旗下成员医院数量变化

单位：家

集团分层	2022年	2023年	增量
前10名平均拥有医院数	69.8	53.3	-16.5
100强平均拥有医院数	14.85	14.19	-0.66
后10名平均拥有医院数	7	6.8	-0.2

（二）社会办医·医院集团100强以综合医院为主，专科医院以眼科和妇儿科医院占主导，新增心脏病专科医院集团

按集团类别划分，2023 年社会办医·医院集团 100 强中，综合类别医院集团共有 73 家，较 2022 年增加 1 家；专科类别医院集团共有 27 家。27 家专科类别医院集团共涵盖 12 个专科方向，其中眼科 8 家，妇儿科 5 家，骨科 3 家，康复科、口腔科各 2 家。与 2022 年相比，涵盖专科数量不变，但专科方向有所变动：减少了肿瘤专科，新增了心脏病专科。各专科类别医院集团数量具体变动如下：妇儿科医院集团减少 2 家，骨科、康复科、心脏病科医院集团均增加 1 家，美容、肿瘤类医院集团均减少 1 家（详见图 1）。

由上述分析可得，社会办医·医院集团 100 强的医院集团类别仍以综合医院为主，专科医院为辅，涉及专科有所变动，但眼科和妇儿科仍是专科医院集团的主导。

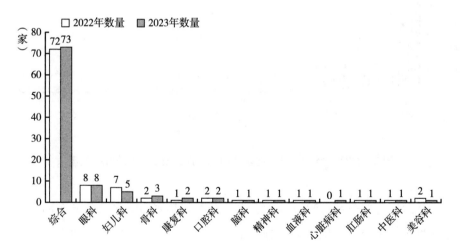

图 1　2022 年与 2023 年社会办医·医院集团 100 强综合及专科医院集团类别

（三）社会办医·医院集团100强总部区域分布

2023 年社会办医·医院集团 100 强的集团总部分布在 40 个中国城市和

1 个海外城市。与 2022 年相比，集团总部分布在城市数量上减少了 1 个中国城市，具体变动为上饶、绍兴、天津、新乡 4 市均新增了 1 家集团总部，而昆明、潜江、张家港、诸暨、淄博 5 市不再有集团总部分布。

从城市数量上看，北京市是社会办医·医院集团 100 强总部分布最多的城市，共有 25 家，较 2022 年增加 2 家；其次是上海市，共有 10 家，但较 2022 年减少了 3 家（见图 2）。此外，佛山市较 2022 年也新增了 2 家医院集团总部。自 2022 年以来，社会办医·医院集团 100 强评比已具备国际化视野，将海外资本在中国大陆投资的医院集团进纳入评比，2023 年有 1 家总部分布在海外城市（新加坡）的医院集团入围。

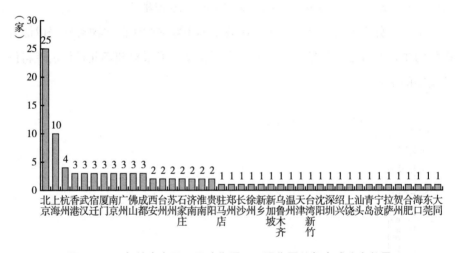

图 2　2022 年社会办医·医院集团 100 强集团总部全球分布数量

从地区分布来看，2023 年社会办医·医院集团 100 强总部分布的 40 个中国城市与 1 个国外城市可划分为华东、华北、华南、华中、西南、西北、东北、新加坡八大地区。按照集团总部分布数量划分，八大地区可划分为三大梯队。华东与华北地区是第一梯队，集团总部数量合计 68 家，其中华东有 39 家集团总部分布，是集团总部分布最多的地区，但较 2022 年减少了 3 家；华北地区有 29 家集团总部分布，较 2022 年增加 3 家。华南、华中、西南 3 个地区是第二梯队，集团总部总数为 27 家，其中华南有 14 家，较 2022

年增加3家；华中7家，较2022年减少2家，西南6家，较2022年减少2家。第三梯队是西北、东北、海外地区（新加坡），该梯队集团总部分布较少，西北3家，东北和新加坡各1家（见图3）。

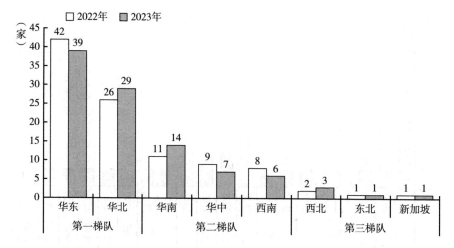

图3　2022年与2023年社会办医·医院集团100强总部地区分布

（四）社会办医·医院集团100强上市集团数量减少

2023年社会办医·医院集团100强中上市集团共有35家，较2022年减少6家。35家上市集团总部分布在20个中国城市，其中北京市是上市集团总部分布最多的城市，有9家，与2022年持平；其次是上海市，有4家，较2022年减少了3家；香港、成都、贵阳、西安均有2家上市集团总部。此外，与2022年相比，浙江绍兴与河南新乡是2个新增的上市集团总部所在城市。以省份分布统计，2023年社会办医·医院集团100强共分布在15个省（直辖市），排名前三的是北京、上海、浙江。

2023年有多家医疗行业企业退市：5月22日，辅仁药业收到上交所《关于辅仁药业集团制药股份有限公司股票终止上市的决定》；6月5日，深交所决定对"和佳医疗"的股票终止上市；6月9日，"宜华健康"被深交所摘牌退市，成了2023年首支退市的医疗服务股。在严格的退市制度之下，

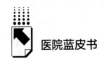
"应退尽退"已成为必然。退市制度的严格执行也有利于市场优胜劣汰，实现资本市场的健康稳定发展。社会办医医院只有坚持高质量发展，才能在行业取得较好的成绩。

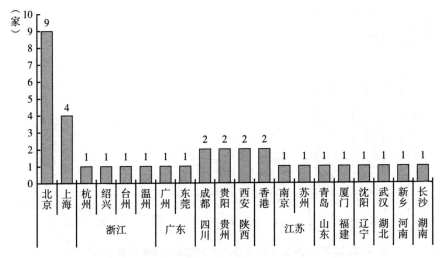

图4　2023年社会办医·医院集团100强中上市集团总部省市分布

二　2023年上市医疗服务企业竞争力分析

（一）2023年上市医疗服务企业榜单范围扩大，排名次序变动明显

上市医疗服务企业（以下简称上市医服企业）是指单独上市的医疗服务企业或上市综合企业下属的能够单独披露医服营业收入的企业。2023年上市医服企业60强榜单的评价对象为同一个集团法人控制（全资、控股、可合并报表）的法人医疗机构，包括医院、诊所。包括ST上市医服企业，不包括无股权关系的医院集团、医联体、医共体等。

2023年上市医服企业60强榜单参考美国《财富》500强总榜单的评价方法，以参与评价的上市医服企业披露的2022年医疗服务总收入作为唯一评价指标进行降序排列，取前 60 强列入榜单（见表 2）。与 2022 年上市医服企业 50 强榜单相比，2023 年的 60 强榜单在数量与排名次序上均发生了变动。从入围的上市医服企业数量上看，2022 年只将前 50 强纳入榜单，而 2023 年则扩大了榜单的范围，将前 60 强的上市医服企业纳入榜单评价中。2023 年榜单与 2022 年相比，新增了 17 家入围上市医服企业，同时也有 7 家上市医服企业被挤出榜单。从入围上市医服企业排名次序上看，2023 年榜单与 2022 年相比变动明显，尤其是 25 名以上的企业变动较大（见表 2），说明当前形势下医服企业的竞争越来越激烈。但排名前 4 位的仍然是爱尔眼科、美年健康、华润医疗、环球医疗，其中爱尔眼科两年来稳居第一，2022 年医疗服务总收入约为美年健康的两倍，龙头地位稳固。

表 2 2022 年与 2023 年上市医服企业榜单排名情况

企业名称	2023 年名次	2022 年名次	2022 年医疗服务总收入(万元)
爱尔眼科	1	1	1606882.56
美年健康	2	2	851873.73
华润医疗	3	4	833645.80
环球医疗	4	3	621122.00
平安好医生	5	——	615982.10
复星医药	6	5	608000.00
远东宏信	7	6	421595.00
海吉亚医疗	8	11	319564.80
华厦眼科	9	——	313015.23
新里程	10	——	264234.04
国际医学	11	7	264012.63
通策医疗	12	8	257259.87
瑞慈医疗	13	10	237502.70
锦欣生殖	14	14	236447.90
大东方	15	19	224135.75
三星医疗	16	15	206520.80
信邦制药	17	12	186017.20

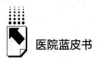

续表

企业名称	2023 年名次	2022 年名次	2022 年医疗服务总收入（万元）
康华医疗	18	13	184563.30
普瑞眼科	19	—	171455.18
固生堂	20	16	162456.10
瑞尔集团	21	—	162355.30
希玛眼科	22	25	152617.47
医思健康	23	—	148833.10
康宁医院	24	—	147683.50
朗姿股份	25	18	140580.35
康健国际医疗	26	27	135317.24
乐普医疗	27	—	129250.48
金陵药业	28	17	121419.19
弘和仁爱	29	32	114295.10
三博脑科	30	—	106835.19
澳洋健康	31	23	100669.42
盈康生命	32	20	99672.65
朝聚眼科	33	21	99004.40
江河集团	34	24	96142.06
何氏眼科	35	22	94990.63
新华医疗	36	28	84242.56
宏力医疗管理	37	31	72778.90
创新医疗	38	29	70833.53
新世纪医疗	39	30	62975.70
光正眼科	40	26	56212.36
益佰制药	41	34	45678.66
兴齐眼药	42	35	40567.17
ST 中珠	43	37	30303.03
马应龙	44	40	25866.86
欧普康视	45	42	25292.88

企业名称	2023年名次	2022年名次	2022年医疗服务总收入（万元）
尚荣医疗	46	—	24912.41
大湖股份	47	—	22295.35
模塑科技	48	47	22010.03
济民医疗	49	—	21713.20
方盛制药	50	36	21665.48
长江健康	51	39	17985.01
海南海药	52	43	16994.97
朗玛信息	53	46	16331.59
莎普爱思	54	45	15470.72
永和智控	55	—	13006.27
浙江震元	56	50	10418.72
悦心健康	57	—	9325.31
光莆股份	58	—	7842.55
贵州百灵	59	—	4891.02
麦迪科技	60	—	4869.37

注：ST是"警示存在终止上市风险的特别处理"，简称"退市风险警示"，适用于存在股票终止上市风险的公司。

（二）2023年A股主板的上市医服企业和深交所上市企业数量最多

因2023年上市医服企业榜单由50强增至60强，故榜单内医服企业上市地点的分布在数量上发生了一定的变动。2023年，60强榜单内在境内上市的医服企业共42家，其中在深交所上市的医服企业数量最多，有28家上市医服企业，较2022年增加4家；上交所14家，较2022年增加2家。2023年60强榜单内在境外上市的医服企业共有18家，较2022年增加4家，全部集中在港交所（见图5）。

由上述分析可知，2023年上市医服企业60强中共有42家医服企业境内上市，按照上市板块划分，A股主板的上市医服企业有31家，比2022年增加2家；A股创业板的有11家，较上年增加4家。18家境外上市的医服

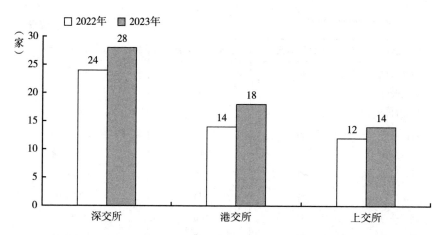

图5 2022~2023年上市医疗服务企业榜单中企业上市地点分布

企业均集中在港股主板，较2022年增加4家（见图6）。可以看出，2023年上市医服企业榜单中减少了中小板上市企业。

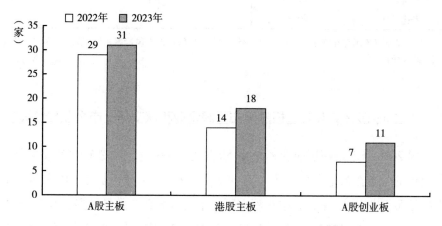

图6 2022~2023年上市医疗服务企业榜单中企业上市板块分布

2022~2023年上市医服企业榜单中企业上市板块分布情况：A股主板上市企业占比较高（52%），但2023年占比略有下降；港股主板上市企业占比为30%，呈上升态势（见表3）。

表3　2022~2023年上市医疗服务企业中企上市板块分布占比变化

单位：家，%

板块	2022年	占比	2023年	占比
A股主板	29	58	31	52
港股主板	14	28	18	30
A股创业板	7	14	11	18
合计	50	100	60	100

（三）2023年上市医服企业并购扩张趋势明显，医服收入出现"有机增长"

2023年上市医服企业60强榜单较2022年变动较大，因此，以下将从入围榜单企业变化、医疗服务总收入增长率、旗下医院数量变动三个角度进行深入分析。

从入围榜单企业变动上看，在医服企业激烈的市场竞争中，有7家企业被淘汰，但同时也有17家"黑马"挤进上市医服企业60强榜单当中，其中"平安好医生""华厦眼科""新里程"一举进入前10行列。最具有代表性的是"新里程"，其在2022年8月26日完全并购、接盘"民营医院第一股"——恒康医疗后，成功扭亏为盈，实现净利润约1.6亿元；此外，2023年3月39日，"新里程"拟以9.84亿元的总价，向并购基金收购兰考第一医院有限公司99.9%的股权、兰考东方医院有限公司99.9%的股权、兰考堌阳医院有限公司99.9%的股权、泗阳县人民医院有限公司的81.42%股权。除"新里程"外，上市医服领域也出现了如"通用医疗收购宝石花""华厦医疗收购珠海九龙"等并购案，说明"并购扩张"仍是未来上市医服企业的发展趋势。

从医疗服务总收入增长率分析，2023年上市医服企业60强中，医服收入出现正增长的企业有40家，出现负增长的企业有20家。其中，有23家上市医服企业的医疗服务总收入增长率超过10%，7家企业的医疗服务总收入增长率超过50%，分别是弘和仁爱（119.68%）、大东方（108.26%）、永和智控（89.84%）、锦欣生殖（73.49%）、医思健康（64.63%）、希玛

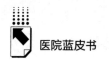

眼科（55.67%）、三星医疗（50.74%）；但也有 8 家企业出现超过 10% 的负增长。可见，上市医服企业市场环境竞争激烈，部分企业接连亏损，面临严峻的生存压力。

从上市医服企业旗下医院数量变动来看，2023 年上市医服企业 60 强企业的旗下医院数量总体以增加或维持为主，只有少数几家企业在减少。与 2022 年相比，2023 年上市医服企业 60 强企业的旗下医院数量平均增加 3.05 家，排除爱尔眼科增加的 71 家医院外，60 强上市医服企业旗下医院数量仍平均增加 1.90 家。可见，上市医服企业未来仍呈现扩张趋势。此外，医院增加数量超过 10 家的企业有爱尔眼科（增加 71 家）、希玛眼科（增加 16 家）、欧普康视（增加 15 家）、通策医疗（增加 13 家）、何氏眼科（增加 12 家）、瑞尔集团（增加 11 家）。显然，2023 年上市医服企业中规模扩张主要以眼科类医院集团为主。相对于综合类别的医院集团，专科医院集团更易标准化管理、更易打出特色品牌。而随着国内人口老龄化加剧，康复、护理与养老类医院也将是社会办医未来重点发力的专科方向。

结合医疗服务总收入增长率与旗下医院数量分析：2023 年上市医服企业 60 强中有 4 家医服企业的收入增长率超过 70%（弘和仁爱 119.68%、大东方 108.26%、永和智控 89.84%、锦欣生殖 73.49%），其中，只有"大东方"较 2022 年增加了 9 家医院，其余 3 家企业均没有进行规模扩张。此外，2023 年上市医服企业 60 强中，共有 28 家企业旗下医院数量较 2022 年无增加，但其中仍有近 60% 的企业的医服收入处于正增长状态。说明 2023 年上市医服企业出现"有机增长"，虽仍存在规模扩张趋势，但已逐渐朝提质增效方向转变。

表4 2023 年上市医服企业 60 强医疗服务总收入与医院数量变化情况

名次	企业名称	医疗服务总服务收入(万元)	医疗服务总收入变化额(万元)	医疗服务总收入增长率(%)	医院数量(家)	医院数量变化(家)
1	爱尔眼科	1606882.56	109592.72	7.32	363	71
2	美年健康	851873.73	−68107.54	−7.40	611	−2

续表

名次	企业名称	总医疗服务总收入（万元）	医疗服务总收入变化额（万元）	医疗服务总收入增长率（%）	医院数量（家）	医院数量变化（家）
3	华润医疗	833645.80	6417.90	0.78	116	−4
4	环球医疗	621122.00	160284.30	34.78	63	1
5	平安好医生	615982.10	−117439.30	−16.01	—	—
6	复星医药	608000.00	196200.00	47.64	18	1
7	远东宏信	421595.00	21285.00	5.32	30	1
8	海吉亚医疗	319564.80	88029.90	38.02	12	0
9	华厦眼科	313015.23	12348.87	4.11	57	1
10	新里程	264234.04	11017.51	4.35	11	0
11	国际医学	264012.63	−25231.24	−8.72	3	0
12	通策医疗	257259.87	−5982.13	−2.27	73	13
13	瑞慈医疗	237502.70	−218.00	−0.09	61	−6
14	锦欣生殖	236447.90	100160.70	73.49	6	0
15	大东方	224135.75	116512.75	108.26	26	9
16	三星医疗	206520.80	69520.58	50.74	42	7
17	信邦制药	186017.20	−21088.74	−10.18	7	0
18	康华医疗	184563.30	−10831.10	−5.54	8	0
19	普瑞眼科	171455.18	1192.87	0.70	27	3
20	固生堂	162456.10	28156.50	20.97	48	6
21	瑞尔集团	162355.30	10842.60	7.16	122	11
22	希玛眼科	152617.47	54575.78	55.67	27	16
23	医思健康	148833.10	58427.39	64.63	122	7
24	康宁医院	147683.50	20296.40	15.93	29	2
25	朗姿股份	140580.35	11907.45	9.25	30	2
26	康健国际医疗	135317.24	4554.81	3.48	6	0
27	乐普医疗	129250.48	6045.28	4.91	1	0
28	金陵药业	121419.19	−7376.79	−5.73	4	0
29	弘和仁爱	114295.10	62266.10	119.68	5	0

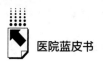

续表

名次	企业名称	总医疗服务总收入(万元)	医疗服务总收入变化额(万元)	医疗服务总收入增长率(%)	医院数量(家)	医院数量变化(家)
30	三博脑科	106835.19	-6886.80	-6.06	6	0
31	澳洋健康	100669.42	5857.81	6.18	6	0
32	盈康生命	99672.65	-3130.21	-3.04	6	0
33	朝聚眼科	99004.40	-774.30	-0.78	24	7
34	江河集团	96142.06	1747.82	1.85	8	-1
35	何氏眼科	94990.63	-877.96	-0.92	102	12
36	新华医疗	84242.56	10694.00	14.54	56	0
37	宏力医疗管理	72778.90	12095.20	19.93	1	0
38	创新医疗	70833.53	-103.36	-0.15	4	0
39	新世纪医疗	62975.70	843.60	1.36	11	2
40	光正眼科	56212.36	-19749.71	-26.00	16	2
41	益佰制药	45678.66	7612.78	20.00	3	-1
42	兴齐眼药	40567.17	8823.30	27.80	1	0
43	ST中珠	30303.03	2813.50	10.23	2	0
44	马应龙	25866.86	7405.28	40.11	65	7
45	欧普康视	25292.88	7593.13	42.90	—	15
46	尚荣医疗	24912.41	-34397.17	-58.00	—	—
47	大湖股份	22295.35	22295.35	3.66	7	0
48	模塑科技	22010.03	6920.26	45.86	1	0
49	济民医疗	21713.20	-2668.05	-10.94	2	0
50	方盛制药	21665.48	-6997.99	-24.41	3	0
51	长江健康	17985.01	-2189.51	-10.85	1	0
52	海南海药	16994.97	316.30	1.90	1	-1
53	朗玛信息	16331.59	287.36	1.79	1	0
54	莎普爱思	15470.72	-818.13	-5.02	1	0
55	永和智控	13006.27	6154.94	89.84	4	0
56	浙江震元	10418.72	1874.35	21.94	164	2

名次	企业名称	总医疗服务总收入(万元)	医疗服务总收入变化额(万元)	医疗服务总收入增长率(%)	医院数量(家)	医院数量变化(家)
57	悦心健康	9325.31	883.49	10.47	—	—
58	光莆股份	7842.55	2.17	0.03	1	0
59	贵州百灵	4891.02	-847.85	-14.77	2	0
60	麦迪科技	4869.37	484.37	11.05	—	—

资料来源：艾力彼医院管理中心数据库。

三 结语

2023年社会办医·医院集团规模逐渐缩小，入围企业旗下医院数量较2022年减少66家，但医院集团化依旧是未来的发展趋势。社会办医·医院集团专科类医院中，眼科和妇儿科医院继续占据领先地位，新增心脏病专科医院集团。

2023年社会办医·医院集团100强榜单评比已具备国际化视野，集团总部主要分布在经济发达的直辖市，其中北京分布最多，上海其次。集团总部区域分布上，华东最强，华北次之，东北最弱。社会办医·医院集团100强上市集团数量减少，上市集团总部城市主要集中在北京、上海、浙江。

在严格的退市制度之下，"应退尽退"已成为必然。2023年有多家医疗企业退市，预示着民营医疗企业应走规范化、健康化经营之路，可持续经营能力才是根本。

2023年上市医服企业榜单扩大了范围，由2022年的50强变成60强，新增17家入围上市医服企业，有7家上市医服企业被挤出榜单。2023年上市医服企业榜单排名变动较大，但爱尔眼科、美年健康、华润医疗、环球医疗仍然排名前四。

2023年上市医服企业60强榜单中的企业在深交所上市数量最多，上市板块以A股主板为主，医服企业上市板块与前两年相比减少了中小板。在

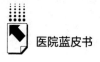

医服企业激烈的市场竞争中，"平安好医生""华厦眼科""新里程"一举进入前10行列。"并购扩张"仍是未来上市医服企业的发展趋势。

2023年上市医服企业60强中，有16家企业在旗下医院数量没有增加的情况下，其医服收入处于正增长状态，出现"有机增长"，社会办医已逐渐向提质增效和高质量发展方向转变。

参考文献

1. 庄一强主编《中国医院竞争力报告（2021～2022）》，社会科学文献出版社，2022。

2. 庄一强主编《中国医院竞争力报告（2020～2021）》，社会科学文献出版社，2021。

3. 上海证券交易所：《关于辅仁药业集团制药股份有限公司股票终止上市的决定》（上海证券交易所自律监管决定书〔2023〕110号）

4. 《关于印发〈支持国有企业办医疗机构高质量发展工作方案〉的通知》（国资发改革〔2022〕77号）

案 例 篇

Case Studies

"互联网+""AI"在慢病健康管理中的探索与实践

中山大学附属第三医院　深圳市人民医院*

摘　要: 长期以来,我国医疗服务模式以家长式医疗为主,呈现被动式、碎片化和断裂式特点,且存在成本高、医患之间信息不对称、按时随访难以实现等问题。针对当前慢病管理存在的痛点,本文以两家医院为例,论述了"互联网+""AI"等新技术在慢病健康管理中的应用与实践,希望为我国医院在慢病健康管理中探索出一条新路。中山大学附属第三医院在"医防融合、中西并重、慢病健康管理"的探索中,研发了"云上三院·过敏"健康管家平台,为患者提供全面、全程、高效便捷的智慧化、自助式、一站式个体化就医和健康管理途径。深圳市人民医院自2019年起利用远程智能穿戴设备、互联网+

---

* 杨钦泰,中山大学附属第三医院副院长;周琪琳,中山大学附属第三医院过敏科护士长;王晓鹰,中山大学附属第三医院云上三院研发室主任;陶红,深圳市人民医院互联网医院主任;贾黎静,深圳市人民医院互联网医院主任;耿庆山,深圳市人民医院院长。

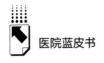

AI智能等技术对门诊后糖尿病患者进行连续健康监测并提供健康管理服务，创建线上线下一体化、院内院外一体化、软件硬件服务一体化的互联网+AI数字全病程全周期糖尿病创新健康管理平台。

关键词： 　互联网+　　人工智能（AI）　　慢病健康管理　　过敏性疾病　　糖尿病

一　"云上三院·过敏"健康管家

- 医院名称：中山大学附属第三医院
- 参与科室：变态反应（过敏）科牵头，联合耳鼻咽喉头颈外科、儿科、皮肤科、呼吸与重症科、消化科、中医科

（一）案例背景

随着工业化的发展、环境的改变、人们饮食结构的调整及过敏原种类的不断增加，过敏性疾病的患病率在全世界范围内呈升高趋势，我国过敏性疾病的发病率高达37.3%；同时，当前家长式的医疗服务模式，呈现被动式、碎片化和断裂式特征，且存在成本高、医患之间信息不对称、难以长期按时随访等问题；而过敏性疾病涉及过敏、呼吸、皮肤、消化和心理等多个人体器官系统，存在共病或多病的复杂情况，患者首次就诊误诊率偏高，防治难度大，患者看病体验差且诊疗效果低下。

针对上述痛点，医院亟须构建一个自助式、一站式就医和健康管理智慧化平台，帮助患者个人成为自己的健康第一责任人，利用自助式就医和健康管理平台可充分调动公众参与自身的健康与慢病管理，推动群防群治，助力实现"健康中国梦"。

（二）改进过程

中山大学附属第三医院（以下简称中山三院）过敏专家团队联合云上三院研发室团队，从 2020 年 12 月开始共同研发"云上三院·过敏"健康管理小程序，并在 2021 年 5 月至 6 月进行为期 2 个月的试运行，2021 年 7 月正式上线。其间举行推进专题工作会议共 15 次，进行开发文案修改共 26 版次。最终形成的具体方案如下。

（1）改进环节一：解决首诊就医选择问题

过敏类型测评——识别自身过敏类型

通过导航语"全球超过 10 亿人受过敏困扰！您过敏了吗?"吸引患者进行过敏类型自测，包括最常见的鼻过敏、皮肤过敏、食物过敏和哮喘等。普通群众或患者可以通过回答几道简单的题目进行过敏类型自测，初步判断自己属于哪种过敏类型，再由系统自动匹配相应的过敏专家。

（2）改进环节二：融入中医体质调养，中西医并重

中医体质辨识——识别过敏体质，推荐调理方法

若要贯彻整体平衡、中西融贯的诊疗理念，体质辨识就是中医防病养生的第一步，通过导航语"您是过敏体质吗？测一测就知道啦!"吸引普通群众或患者用简便的中医体质辨识量表评估自身的体质，得到对症的饮食（药膳）和音乐调理方案，从而对疾病的治疗起到良好的辅助作用。调养音乐由中山三院的医学专家和权威音乐机构（如人民音乐出版社、广州交响乐团、酷狗音乐公司等）的音乐家们共同研发。

（3）改进环节三：注重整体护理，缓解过敏引起的心理问题

情绪舒缓——评估情绪，做情绪的主人

有研究发现，过敏群体中有 11% 的人所受到的不同程度的心理问题困扰，大约是健康人群的 1.66 倍。情绪舒缓模块按照乐曲体裁和它们对心理的影响进行分类，普通群众或患者可通过线上心理评估，自动匹配相应的音乐，从而缓解过敏症状引起的负面情绪。

（4）改进环节四：专业便捷化评估疾病，动态评估病情

疾病量表自我评估——日常自我评估，医患互动管理

团队将相关疾病权威专业的问卷量表设计成生动活泼的动画问卷量表，患者可通过这些动画问卷量表对自我疾病严重程度进行评估以及疗效复评，可线上线下及时反馈给主管医师，有助于医生动态调整治疗方案。

（5）改进环节五：提高患者诊疗依从性

用药和复诊提醒——实现用药复诊智能管理

患者可根据医嘱在用药提醒模块里输入用药名称、剂量，设置每天服用的次数和时间，还可在复诊提醒模块中设置下次复诊的时间，该模块会根据设置准点推送相关提醒。

（6）改进环节六：自助式、一站式诊疗闭环管理

线下线上就医指导——线上线下同步实现诊疗无缝对接

患者可在"更多指引"模块直接预约挂号过敏专家，根据自身需求预约线下就诊，或通过中山三院互联网医院进行线上续药问诊。

（7）改进环节七：普及健康知识，全面提升患者健康管理能力

优质科普推文——根据不同过敏人群特点，做有针对性的科普

中山三院过敏专家团队针对不同过敏人群特点，定制通俗易懂、简单有趣的专业原创优质科普推文，以满足普通群众或患者科学合理抗过敏的各种需求。

（三）价值与效果

截至2022年9月8日，已有3695个用户在使用"云上三院·过敏"健康管理小程序进行自我健康管理，用户数以平均200人/月的速度增长。其中过敏自我筛查736人次，中医体质辨识941人次，情绪自评（焦虑+抑郁）445人次，疾病相关问卷量表自测1489人次，体质音乐调养577人次。近年来，互联网医院服务非急重症患者约2000人次。

"云上三院·过敏"健康管理小程序加载国内首个过敏自助式就医管理模块，在遵循身体—心理—社会医学及中西医并重模式下，为过敏人群构建基于"互联网+"的智慧化自助式就医诊疗和慢病管理模式，利用线上线下

一体化的方式，打造多学科、一站式诊疗的全过程闭环健康管理模式，推动群防群治。同时"云上三院·过敏"健康管理小程序产生的大数据可以进一步支撑科研探索，有利于优化过敏诊疗过程以及促进过敏性疾病的规范化诊治。

二 互联网+AI 数字全病程全周期 糖尿病创新健康管理平台

● 医院名称：深圳市人民医院

（一）案例背景

中国糖尿病发病率、控制率低，早期筛查率低，致残率、致死率高，中国糖尿病患病率达 11.6%，现有 1.5 亿糖尿病患者，糖尿病直接医疗支出 1734 亿元/年，医疗费用支出庞大。糖尿病患者对糖尿病的知晓率低，患者出院后、门诊后无专业医护人员跟踪管理，患者在院外不能有效执行医嘱，治疗方案贯彻落实不到位，糖尿病治疗率低，并发症出现早。

面对糖尿病管理压力，深圳市人民医院自 2019 年起利用远程智能穿戴设备、"互联网+AI"智能技术等对门诊后糖尿病患者进行连续健康监测、健康管理，创建线上线下一体化、院内院外一体化、软件硬件服务一体化的"互联网+AI"数字全病程全周期糖尿病创新健康管理平台（以下简称平台）。解决糖尿病患者出院后、门诊后无人管、无人问的问题，切实解决患者院外医嘱执行不到位的情况，提高患者糖尿病控制率、血糖达标率，做好早期筛查及控制糖尿病的并发症发病率，降低糖尿病致盲率及心、脑、肾血管损害发生率，降低医疗费用的支出。

（二）改进过程

深圳市人民医院组建多学科整合团队（专科医生、专科护士、营养师、运动师、心理治疗师、健康管理师）持续对糖尿病患者进行院内院外一体化的健康管理。互联网+AI数字全病程、全周期糖尿病创新健康管理平台扩展了电子病历的概念和维度，实现了院内和院外、线下和线上医患的互联互通。

人工智能在深度智能分析模型下，对不同人群给予精准的趋势判断和问题分析；智能蓝牙血糖仪、血压计等智能穿戴设备，实时记录上传、保存患者院外的血压、血糖等监测数据，保证了患者监测数据的及时性、真实性、全面性。线下实现多学科信息融合，统一多角色之间的管理思路，规范各个角色的工作内容，丰富多学科不同角色的职能，从不同角度有针对性地去管理患者。线上远程服务综合利用物联网设备、移动互联网、人工智能和大数据等信息化手段实现从多角度收集和分析患者的相关信息，为患者自我管理提供了及时的帮助与支持，也为线下多学科团队提供了多角度、多方位的管理情况汇总。

网络医院牵头，联合内分泌科等多个科室，通过平台对糖尿病患者共同照护模式进行了探索与持续改进，并成功探索出三甲公立医院新型付费模式，现已服务了10030名患者。

①结合多学科共同照护模式，利用互联网+AI智能技术、智能穿戴设备优化健康管理过程，在线下以多学科、规范化的管理方式为患者制定个性化健康管理方案，确保患者依照慢性病指南规范复诊，对并发症早发现、早处理。

②患者离开医院后，糖尿病教育者通过线上人工智能等新技术，为患者提供及时的答疑、指导、督促服务提高患者治疗的连续性、依从性和参与度。

③患者来院复诊时，医生通过平台AI智能技术抓取相关数据自动形成的患者院外病程记录，可提前了解患者院外执行医嘱情况、服药后院外血糖、血压远程监测记录和达标情况，提高医生问诊效率，并对患者的治疗效果进行质控，同时确保医生能准确调整治疗方案。

④通过医生看诊——多学科团队的线上线下一体化共同照护管理，切实落实慢病健康管理的"营养、运动、心理、睡眠、生活方式"五大

处方，具体的智能干预内容包括药物依从性、危险因素控制、睡眠、营养饮食点评、运动评估指导、心理健康宣教、服药提醒、监测提醒、血压血糖危急值报警、实时监测生理指标等。

（三）价值与效果

互联网+AI数字全病程、全周期糖尿病创新健康管理平台实施效果显著。根据2020年统计的数据，中国现有糖尿病患者的糖化达标率（HbA1c<7%）为47.7%，3B达标率（HbA1c<7%；BP<130/80；LDL-C<2.6）为5.6%，糖化不良率（HbA1c>9%）为12.3%。自2019年1月至2022年4月，3年多的健康管理，深圳市人民医院糖尿病患者的糖化达标率为81%，较全国平均水平提升了33.3个百分点，是平均水平的1.7倍。中山三院的3B达标率（HbA1c<7%；BP<130/80；LDL-C<2.6）为21%，相较平均水平提升了15.4个百分点，约是全国平均水平的4倍。

深圳市人民医院率先实现创新支付模式，开出了全国第一张真正意义上的"互联网+AI数字慢病健康管理"发票，引起社会广泛关注。为糖尿病门诊患者创建具有线上线下、院内院外、整合式的互联网+特色AI数字全病程全周期糖尿病创新健康管理平台，借助互联网技术、智能穿戴设备进一步推动医疗服务深度融合发展，构建医疗、服务、管理"三位一体"的智慧医院系统，为患者提供更高质量、更高效率、更加安全、更加体贴的医疗服务。"互联网+AI数字全病程全周期糖尿病创新健康管理平台"被中华医学会糖尿病教育管理分会评为全国糖尿病管理的全国示范样板。同时，该平台的推广应用为其他慢性疾病如呼吸系统疾病、心脑血管疾病管理提供了可借鉴的经验，为《健康中国行动（2019—2030年）》中提出的4大重大疾病防控目标及措施的真正落地找到了最佳医疗实践范例。

B.14
基于全过程管控理念的单病种质量管理模式构建

杭州市第一人民医院*

摘　要: 开展单病种质量管理是做好公立医院绩效考核、实现国家安全改进目标、实现医院精细化管理等工作的重要抓手。构建单病种全过程智能管理平台,实现数据自动采集、诊疗全过程监控有利于成本管控体系的建立。本项目通过组建以分管院长为总指挥的项目执行团队,设计总体改进框架,制订详细实施计划,全面梳理、整合单病种质控指标,借用数字技术实现对单病种的全过程管控。通过数字赋能提升工作效率,改善个性、共性质量指标,并创造丰厚的社会效益,本项目在全国 32 家医院推广应用,接受学习参观 10 余次,参与培训交流 20 余次。单病种全过程质控管理系统支持报表可视化设计操作,满足个性化质控管理需求,医疗质量得到持续改进。

关键词: 单病种　质量管理　单病种全过程智能管理平台

一　问题分析

(一) 项目背景

《关于推动公立医院高质量发展的意见》提出,公立医院是我国医疗

* 吴华余,浙江大学医学院附属杭州市第一人民医院质量管理部科员;朱健倩,浙江大学医学院附属杭州市第一人民医院质量管理部主任;丁文,浙江大学医学院附属杭州市第一人民医院质量管理部科员。

服务体系的主体，要以建立健全现代医院管理制度为目标，力争通过 5 年努力，公立医院发展方式从规模扩张转向提质增效，运行模式从粗放管理转向精细化管理。2016 年公布的《医疗质量管理办法》，明确倡导医院要运用单病种管理等工具开展持续改进活动。在《三级医院评审标准（2020 版）》《三级公立医院绩效考核》《国家医疗质量安全改进目标》等文件中，与单病种管理相关的指标亦是主要考核内容之一。2020 年发布的《关于进一步加强单病种质量管理与控制工作的通知》要求，将 51 个单病种质量管理与控制工作制度作为医疗质量管理制度的重要组成部分，指导临床持续改进诊疗质量。

（二）单病种质控面临的挑战

数据上报方面：存在病种填报信息多，单病种指标超过 7000 个；数据分散，临床手工填写上报负担重、效率低；填报时限性要求高，需患者出院后 10 个工作日内完成；指标项繁多且不易理解；患者诊疗项目信息项缺失，管理无抓手等问题。

质控管理方面：存在质控管理模式缺乏个体控制与事中控制环节；质量评价指标不统一，重要指标控制不力；质控数据反馈滞后，管理部门难以客观评价；以终末抽检病历为主，质控管理手段滞后，以管理为核心的信息化建设不完善等问题。

二 改进措施

（一）组建项目执行团队

建立以分管院长为总指挥、质管部主任为组长负责顶层设计，临床医师、信息中心工作人员、第三方技术人员为主要核心的项目团队，相互配合、密切合作，协同管理项目的运行推进。

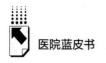
（二）设计总体改进框架

首先搭建了单病种全过程管理平台，设置了监测数据自动抓取流程，选取剖宫产为试点病种进行探索性研究，基于共性指标、个性指标数据评价质控成效并总结经验，逐步在 51 个病种中推广应用。

（三）制订详细实施计划

提出项目推进计划：2020 年 5~6 月提出构想；2020 年 7~8 月建立组织；2020 年 9~10 月开发调试；2020 年 11 月进入试用阶段；2020 年 12 月至 2021 年 1 月全面启用；2021 年 1~3 月发现个性需求；2021 年 3 月进行 TNM 评估；2021 年 3 月进行质控评价、持续改进。

（四）梳理整合质控指标

以 CS 为探索研究案例，梳理归类质控指标属性、类别与取源方式，搭建数据同步模型，实现医院平台与单病种全过程管理平台全数据对接。HIS、EMR、LIS、PACS 等系统的自动采集率达到 80%，为全流程质控奠定基础。

（五）实现单病种全过程管控

通过对病种入径率及患者出院后的质控指标进行分析，设计单病种全过程质控管理流程。实现患者入径有智能提示，住院过程中质控指标智能采集有逻辑性校验，比如对住院时长明显超过院平均值、围手术期预防抗菌药使用超过时限、STEMI 患者 D-to-B 时间超过 90 分钟、肿瘤首次治疗患者未进行 TNM 评估的病例均有提醒，并将其列为质控重点。在终末质控环节，根据需求设计个性化质控报表，医生可自主选择指标进行质控分析反馈。

三　价值与效果

（一）数字技术提升工作效率

数字技术赋能后，指标统计效率显著提升，上报率由 61.9% 提升至 90%，单个病例填报时间由 30 分钟缩短至 6 分钟，减轻了医生手工填报负担。

（二）改善个性质量指标

病种的个性化质量指标也得到同步改善，例如 2021 年 9 月剖宫产病例中符合手术指征的比例达到 98%，截至 2022 年 6 月该指征比例维持在 97%~100%；在预防性使用抗生素病例中，一、二代头孢菌素的使用率稳步提升，并维持在较高水平；在髋关节置换术病例中，预防性使用抗菌药于术后 24 小时内结束使用的比例提高至 63%。

（三）改善共性质量指标

国考单病种指标视角评价：在 10 个重点单病种指标的日常监测中 2021 年 1~9 月与上年同期对比，有 8 个病种的患者平均住院时间缩短，10 个病种均次费用降低，4 个病种死亡率下降。

患者负担视角评价：数字化的单病种全过程监控，规范了医生诊疗行为，全院平均住院天数和均次费用均有降低，减轻患者负担。平均住院天数从 8.42 天缩短至 7.31 天。平均减少患者医疗费用 95.46 元，直接降低患者住院平均费用 2550 元。

（四）创造社会效益与推广

项目成果得到行业认可，获得计算机软件著作权一项，创造了良好的社会效益。在 32 家医院推广应用，其中三甲医院 11 家。数据采集率达 90%，

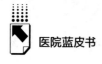
有效节约了临床医生的宝贵时间。发挥大型三级医院优势，有效带动医联体内医院质量体系建设，截至 2022 年 9 月，杭州市第一人民医院接受医联体内医院、外院参观学习 10 余次；参与各类培训、交流 20 余次。

四　利用创新科技/信息化手段改进

（一）质控分析：高质量的病种质量分析工具（指标 BI 分析系统）

医生可以通过拖拽、点选、录入等方式选择分组数据、附加数据项，对被选定的病种的所有质量指标（包括终末指标和环节指标）进行分析，并以柱状图、线状图等方式展示分析结果。

（二）质控报告：一键式生成详尽的单病种质量分析报告

医生随时根据筛选条件，一键式生成详尽的单病种质量分析报告，协助医院领导全面掌握单病种质量情况。

五　首创性及填补空白

智慧医疗最重要的是满足管理需求，管理对象是多变的，所以我们要进行动态管理。借助系统的管理手段，效果的好坏取决于系统的灵活性。从管理需求端出发，秉承动态需求理念，我们设计了可视化、个性化的分析模块与自定义指标，从不同的视角快速、准确地达到分析目的，把信息化优势发挥到最大。单病种全过程质控管理系统支持报表可视化设计操作，可以按照个性化需求快速生成报表结构，完成报表设计、查看、导出等操作。

B.15
应用物联网技术构建门诊药房
药品流通智慧化管理模式

苏州大学附属第一医院*

摘　要： 门诊药房在原管理模式下，药品请领、入库、养护、发放过程占用了大量的人力资源，药师工作时间长、强度大，发药差错难以避免且缺少充足的时间精力为患者提供优质的药学服务，患者满意度不高。本文通过鱼骨图进行近端原因分析，用 5WHY 法进行根本原因分析，认为造成以上状况的原因是未有效利用创新科技，从而导致门诊药房管理落后。本文应用物联网技术对门诊药房领药流程、药品盘点、药品发放等工作内容进行优化探索，构建包括一键请领、自动入库、按需出库、自动出药、智能核对在内的门诊药房药品流通智慧化管理模式。在新模式下，药品在门诊药房流通的全流程形成了一个闭环体系，药师工作压力减轻，工作强度降低；发药差错得以杜绝，提高了患者满意度。

关键词： 门诊药房　智慧化管理　物联网技术

---

* 周志伟，苏州大学附属第一医院药学部门诊药房药师；郁文刘，苏州大学附属第一医院药学部门诊药房负责人；赵雯雯，苏州大学附属第一医院药学部门诊药房药师；陈蓉，苏州大学附属第一医院药学部副主任；朱建国，苏州大学附属第一医院药学部副主任。

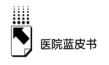

一 门诊药房原管理模式下存在的问题及分析

（一）存在问题

门诊药房在原管理模式下，药品请领、入库、养护、发放过程占用了大量的人力资源，药师工作时间长、强度大，发药差错难以避免，患者满意度不高。

（二）近端原因分析

针对门诊药房原有管理模式存在的问题，我们从以下几个角度进行了分析，并绘制了鱼骨图，如图1所示。

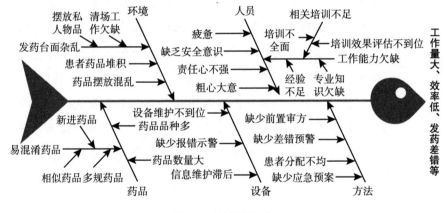

图1 近端原因分析

1. 领药流程

二级库管手工领药流程，不仅耗时长，而且容易漏领、错领。此外，因药品用量波动较大，手动领药模式依赖二级库管的个人经验且易造成药品库存不足或积压。

2. 收药流程

传统模式采用原始搬运方式，药品从药库用小车拉到门诊药房后，二级库管将药品按库分类放置在不同的小车上并记录品种、数量，再将小车拉到各个库房，最后将收药记录与药库出账进行比对。该流程工作强度大、耗时长、工作环境混乱，易导致药师疲惫、出现账物不符等情况。

3. 药品拆箱整理

药品入库后由库管拆箱，按效期远近摆放到相应位置上，药品种类多，数量大，且批号、效期经常变更，造成药师机械地重复劳动。

4. 药品发放

传统发药模式中药品需药师人工审核、调配、核对，工作量大、速度慢，且相似药品、多规药品、新近药品易发生放置、登记差错，易引起纠纷甚至药疗事故。

5. 效期管理

原有效期管理采用原始比对方法，所有药品按最小售出单位逐盒查看、记录，该方法工作量巨大，工作效率低下，且容易出现错漏，无法追踪发放药品的批号、效期的情况。

6. 药品盘点

原有药品盘点方法是将药房内各个位置的药品全部清点数量并记录，再将清点的数量录入系统与账页进行逐条比对，流程烦琐，工作效率低且容易发生差错。

（三）根本原因确认

为了确认门诊药房原有管理模式下弊端的根本原因，我们采用5WHY分析法进行分析，并绘制了冰山图，分析结果显示根本原因是未有效利用创新科技导致门诊药房管理模式落后，如图2所示。

二 门诊药房智慧化管理模式的构建

（一）方策拟定

针对以上的工作痛点，我们建立了门诊药房药品流通智慧化管理新模

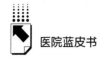

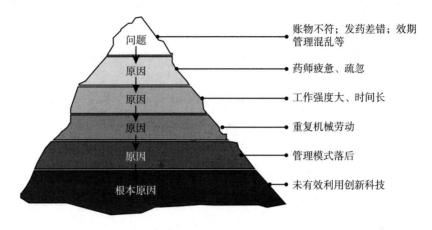

图2 根本原因分析

式，拟定了包括一键请领、自动入库、按需出库、自动出药、智能核对在内的5大方策群组，具体如图3所示。

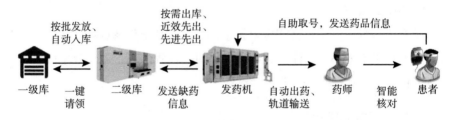

图3 门诊药房药品流通智慧化管理模式结构

1. 一键请领

系统根据药品最近2个领药周期的药品出库量计算下一周期药品的需求量，再对比现有库存，计算出所需请领的药品种类与数量，自动生成药品请领单发送至一级库。

2. 自动入库

建立智能缓存二级库，药库发药时将药品按批号放在药品箱中并将药品信息与药品箱上的识别码进行绑定，通过运输轨道送至缓存二级库。缓存二级库入口通过识别药品箱上的识别码信息，自动辨别药品并实时分配当前最佳储位，通过智能机械臂将药箱运送到所分配位置中。

3. 按需出库

自动发药机根据机器当前库存与最大库存计算出药品缺货量，自动生成缺药单并发送至缓存二级库。缓存二级库按近期先出、先进先出的原则将缺药单中的药品自动送出。

4. 自动出药

医院门诊药房自动出药系统采用快速发药机、高速发药机、智能调配机、麻精药品柜协同工作的模式。患者通过自助报到机叫号系统取号后，药品信息传至各个发药机，在药师进行信息确认时自动发放药品并通过传送带传送至所需位置。

5. 智能核对

药品核对机采用高清图像对比的手段，判断药品发放的正确与否。药师发放药品时，先将自动发药机所出药品摆放在核对区域，由核对机核验药品种类，数量正确后再发放药品。

（二）方策实施进展

门诊药房药品流通智慧化管理模式从 2020 年 11 月起开始构建至 2021 年 7 月正式投入使用共耗时 9 个月。新模式使用至今，我们仍然根据临床用药需求、门诊工作人员意见等对该模式的各个环节进行不断的改良。

三　门诊药房智慧化管理模式成果

（一）药房环境改善

与原管理模式下的门诊药房相比，智慧化管理模式下的门诊药房布局合理，洁净整齐，如图 4、图 5 所示。

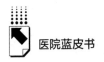

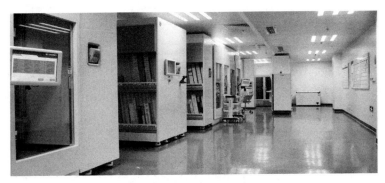

图 4 智慧化门诊药房布局

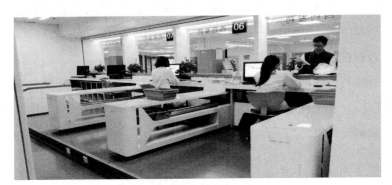

图 5 智慧化门诊药房发药窗口

（二）节约时间人力成本

智慧化管理模式下，门诊药房的各个工作流程得到了优化与改进，大大减少了重复、机械的劳动，减少了药师的工作量，节约了药师的工作时间（见表 1）。

表 1 门诊药房智慧化管理模式下各流程花费时间对比

单位：小时·人/月

工作流程	原管理模式	智慧化管理模式
领药流程	24	0.6
收药流程	48	8
药品整理	40	0

续表

工作流程	原管理模式	智慧化管理模式
效期管理	60	0
药品盘点	75	4
总计	247	12.6

（三）发药速度提升

据不完全统计，智慧化药房自动发药系统每分钟出药盒数可达 49 盒，发药高峰期时，每张处方的平均调配、发放时间由原来的 36.29 秒[①]减少到 25.90 秒，如图 6 所示。

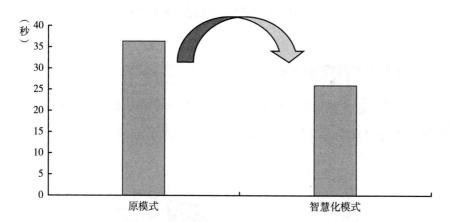

图 6　两种模式下发药高峰期平均每张处方调配发放花费时间

（四）发药差错减少

在添加了智能核对功能后，机器核对药品品种、规格、数量后，彻底避免了发药差错，医院统计了原有模式半年里（2020 年 7 月至 2020 年 12 月）

---

① 顾继红、缪丽燕：《医院门诊药房自动化系统流程建设的实践》，《中国医院药学杂志》2012 年第 15 期。

和智慧化管理模式半年里（2021 年 9 月至 2022 年 2 月）门诊药房发生的外差数，如图 7 所示。

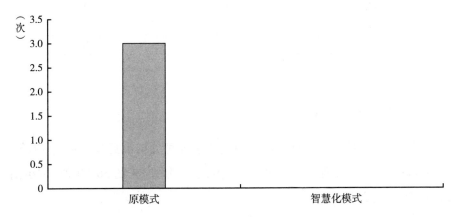

图7　两种模式下半年内门诊药房外差数

（五）患者满意度提高

我们以问卷调查的方式抽查了门诊药房在原管理模式和新模式下一个季度内 90 位患者的满意度并进行对比，发现智慧化管理模式下的门诊药房患者满意度有了大幅提高，如图 8 所示。

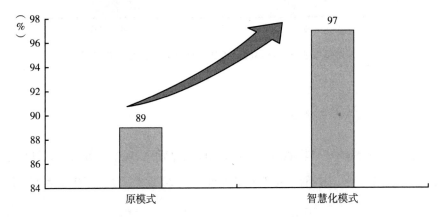

图8　两种模式下门诊药房患者满意度

四 结语

一直以来，由于药品种类繁多、患者流量大、药师人手不足等因素，门诊药房药师工作量大、工作强度高、药品管理混乱。目前，越来越多的智能化设备和管理手段被运用到药房的建设上，并取得了一些成效，但这些研究大部分只是对门诊药房的部分工作进行了优化，存在一定的局限性。

智慧化药品流通管理模式应用物联网技术对门诊药房药品流通的全流程进行了优化，将门诊药房大量的机械重复的劳动交由智能化设备完成，大大节约了门诊药房的时间成本和人力成本，降低药师工作强度，提高门诊药房的工作效率；发药窗口的药品发放的核对流程增加了智能核对机，从而杜绝了外差的发生，保障患者用药安全；药师在工作强度降低的前提下，有更多的时间和精力为患者提供更优质的药学服务，增强患者的获得感，提高了患者的满意度。

综上所述，应用物联网技术构建的门诊药房药品流通智慧化管理新模式取得了令人满意的成果，是新时代下药房建设的一次有益的探索，希望为广大药学同仁提供一些参考和启发。

参考文献

1. 黎宝妹、毛春梅、黄强：《精细化管理在医院门诊药房管理中的应用与实践》，《中国医药导刊》2016年第11期。

2. 陈井泉、刘燕：《智慧门诊药房的建立与实践》，《医药导报》2022年第9期。

3. 朱广焕：《精细化管理在医院门诊药房管理中的应用分析》，《中国卫生产业》2020年第17期。

4. 周银春：《精细化管理模式在提高医院门诊药房工作效率中的应用研究》，《北方药学》2015年第5期。

5. 周冬初、颜素华、肖岚等：《自动化药房管理系统在门诊药房的应用》，《中南药学》2015年第5期。

6. 徐俊杰:《门诊药房二级自动缓存库的建设与应用》,《中医药管理杂志》2021 年第 7 期。

7. 陈艳春、单爱云、范秀杰等:《全自动发药系统 Vmax 药品效期管理的临床应用》,《中国药师》2021 年第 2 期。

8. 杜微微、李民、王媛媛等:《智能二级库在门诊药房的应用现状》,《海峡药学》2019 年第 8 期。

B.16

基于 AI 的医疗机构不同院区检验结果实时比对智能监控平台的性能评价

中山大学孙逸仙纪念医院*

摘　要： 为对智能监控平台（AI-MA）在不同院区间实现检验结果实时比对、监控及建立质量风险预测模型的性能进行评价和验证。本文以 2022 年 3 月中山大学孙逸仙纪念医院不同院区、不同品牌的生化分析仪中全部患者血清钾（K^+）的检测结果为原始验证数据，通过 AI-MA 对该项检测结果进行比对偏倚、数据分布情况、结果稳定性情况、变异系数等指标的测算，评价其临床实验室质量风险识别与预测模型能力。经 AI-MA 分析，中山大学孙逸仙纪念医院不同院区及仪器检测血清钾（K^+）的结果在参考区间内的分布差异不大，分析性能稳定性良好，偏倚值均远小于质量目标；新鲜标本与患者数据的指数加权移动平均法（EWMA）均值和中位数值没有统计学差异。以上指标与人工测算一致，且具有实时、快速、稳定、客观、深度学习的优点。

关键词： 人工智能智能监控平台　实时动态监控　实验室技术和方法

---

* 刘晓强，中山大学孙逸仙纪念医院检验科组长；谢晓英，中山大学孙逸仙纪念医院检验科组长；申锐，中山大学孙逸仙纪念医院检验科；许英，中山大学孙逸仙纪念医院检验科副主任；王英，中山大学孙逸仙纪念医院检验科秘书；吴文钦，中山大学孙逸仙纪念医院检验科；丁睿，中山大学孙逸仙纪念医院检验科组长；方伟祯，中山大学孙逸仙纪念医院检验科副主任；劳伟思，中山大学孙逸仙纪念医院检验科组长；曾华，中山大学孙逸仙纪念医院检验科组长；罗玲，中山大学孙逸仙纪念医院检验科组长；林向华，中山大学孙逸仙纪念医院检验科组长；段朝晖，中山大学孙逸仙纪念医院检验科主任。

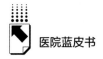

近年来，有关促进各级医疗机构同质化发展及实现区域内医疗机构间检验结果互联、互通、互认的政策陆续出台，旨在保证各类医学检验结果的准确性，保障患者医疗安全、减少重复检测，改善人民群众就医体验①。此外，《CNAS-CL02：2012 医学实验室质量与能力认可准则》（ISO15189）、《中华人民共和国卫生行业标准（WS/T407-2012）》，均对不同检测系统的结果比对提出相应的要求②③。而目前大多数实验室常规采用的比对方法（用质控品或者新鲜标本进行人工室间比对）存在很多问题：①需要人工筛选比对样本，手工记录结果，人工统计测算质量指标，耗费大量人力物力及时间；②质控品存在基质效应，新鲜样本在室间运输时的稳定性无法保障，影响比对结果的准确性；③比对周期长（一年 1~2 次），无法实时全程连续监控。此外，ISO15189、CLSI EP23A 等国际准则均提出应以患者风险管理为基础，对质量控制程序及质量风险进行评估，但目前国内缺乏可以实时进行实验室间及实验室内仪器间检验结果比对的智能专业软件工具，也缺乏专业的临床实验室检测系统分析全过程的质量风险评估④⑤。

中山大学孙逸仙纪念医院分为北部和南部两个院区，存在同一院区的不同检测系统检测同一项目、不同院区实验室间不同检测系统检测同一项目的情况，为改善这种不统一、不规范的情况，医院需对检测结果进行比对核准。目前实验室采用的人工比对方法，不仅消耗大量的人力

① 彭明婷、谢波、李臣宾等：《中华人民共和国卫生行业标准（WS/T407-2012）》，载《医疗机构内定量检验结果的可比性验证指南》，中国标准出版社，2012。
② 中国合格评定国家认可委员会：《CNAS-CL02：2012 医学实验室质量和能力认可准则》，中国标准出版社，2019。
③ 中华人民共和国国家卫生健康委员会：《WS/T641-2018 临床检验定量测定室内质量控制指南》，中国标准出版社，2018。；Sukparungsee S, Areepong Y, "Taboran R. Exponentially weighted moving average – Moving average chart sformonitoring thepr ocessmean", *PLoSOne*, 2020, 15（2）：e0228208. DOI：10.1371/journal. pone.0228208。
④ 温冬梅、郝晓柯：《基于患者数据的实时质量控制建立原则及研究进展》，《中华检验医学杂志》2022 年第 1 期。
⑤ 周睿、王清涛：《再论定量测量程序质量控制计划的设计和实施》，《临床检验杂志》2021 年 12 期。

物力，而且要在不同院区实验室间半年比对一次，比对周期长且无法实时全程连续监控。在新时期，如何应用人工智能技术及大数据技术实现中山大学孙逸仙纪念医院南北院区实验室间及实验室内不同检测系统检验结果的标准化、规范化，并在检测结果上取得一致，是眼下亟待解决的问题。

一　资料和方法

中山大学孙逸仙纪念医院在国内率先采用智能监控平台（AI-MA），对南北院区实验室间及实验室内不同品牌的体外检测系统、不同患者群体的检验结果进行质量风险实时监控、实时比对及智能分析，全程符合 IFCC 有关 PBRTQC 专业信息软件工具的国际准则，以及《ISO/IEC27001：2013 信息安全管理体系要求》《国家健康医疗大数据标准、安全和服务管理办法（试行）》的要求，在保证程序系统的安全运行及患者隐私安全的基础上，做好风险管控①。

本文以 2022 年 3 月中山大学孙逸仙纪念医院不同院区、不同品牌的生化分析仪中患者的血清钾（K^+）指标的检测结果为原始验证数据，通过 AI-MA 对该项检测结果进行比对偏倚、数据分布情况、结果稳定性情况、变异系数等指标的测算，评价其临床实验室质量风险识别与预测模型能力。

二　研究结果

（一）对同一实验室不同检测仪器检测同一项目的质量指标分析

本文利用 EWMA 法，通过 AI-MA 比较了 2023 年 3 月北院区同一实

---

① 章晓燕：《临床检验定量测定项目患者数据实验室间对比和监测平台的开发与应用》，北京协和医学院，2017。

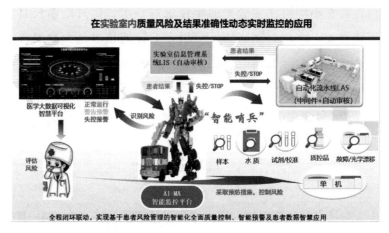

图1 系统自动监测潜在误差并实时预警

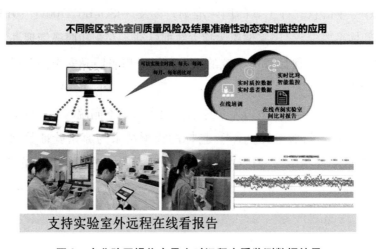

图2 南北院区操作人员实时远程查看监测数据结果

验室内的两台仪器中患者血清钾（K^+）的指标，并在参考区间内对患者该项数据的分布情况及检测结果稳定性情况进行了分析（见图3~5、表1）。经过对比，两台仪器的数据在参考区间内的分布差异不大，可见通过 AI-MA 对相关数据进行比对后，不同仪器的分析稳定性良好，均在质量目标范围内。

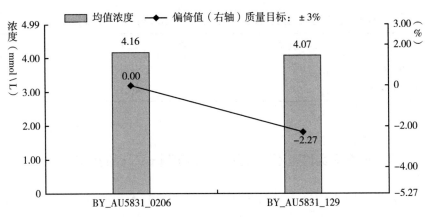

图 3　参考区间内两台仪器中患者血清钾（K⁺）指标的均值浓度与偏倚值对比

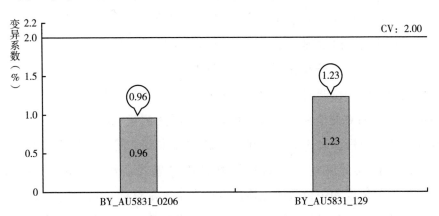

图 4　参考区间内两台仪器中患者血清钾（K⁺）指标的变异系数（CV）对比

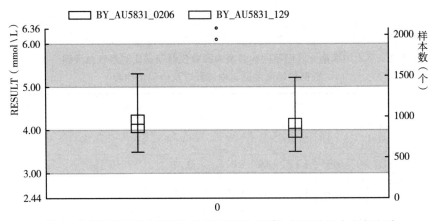

图 5　参考区间内两台仪器中患者血清钾（K⁺）指标的样本分布比对

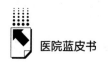

表 1　参考区间内两台仪器中患者血清钾（K+）指标效能比较

仪器	标本量（个）	最小值	P25	P50	P75	最大值
BY_AU5831_0206	2075	3.50	3.95	4.14	4.35	5.30
BY_AU5831_129	1938	3.50	3.83	4.03	4.26	5.22

（二）对不同实验室不同检测仪器检测同一项目的质量指标分析

本文还利用 EWMA 法、中位数法，通过 AI－MA 比较了不同周期内（日、周、月）南北院区不同实验室内的四台仪器测量比对患者血清钾（K$^+$）指标的均值浓度与偏倚值、中位数与偏倚值以及参考区间内患者血清钾（K$^+$）数据的实验室内仪器间样本分布比对结果（中位数法）与实验室间仪器间样本分布比对结果（EWMA 法）（见表 2、3，图 6~11）。表 2 显示，四台仪器间测量比对患者血清钾（K$^+$）指标的偏倚值均小于质量目标（相对偏倚≤3%），说明四台仪器间测量比对该项目的结果一致性良好。而根据表 3 结果，在引入新鲜样本后，同一周期内（日）南北院区不同实验室内的四台仪器测量比对患者血清钾（K$^+$）指标的 EWMA 均值浓度和中位数的偏倚值也均小于质量目标（相对偏倚≤3%），进一步说明，依托 AI－MA，四台仪器间测量比对该项目的结果一致性良好。

表 2　不同周期南北院区不同实验室内四台仪器测量比对患者血清钾（K+）
数据的均值浓度与中位数以及偏倚值比较

项目		A*	B*	C*	D*	A*&B* bias(%)	A*&C* bias(%)	A*&D* bias(%)
K$^+$	EWMA 均值浓度（日）	4.17	4.11	4.11	4.10	−1.5	−1.5	−1.74
K$^+$	中位数（日）	4.13	4.13	4.09	4.06	0.12	−0.85	−1.58
K$^+$	EWMA 均值浓度（周）	4.16	4.14	4.11	4.11	−0.54	−1.26	−1.26

续表

项目		A*	B*	C*	D*	A*&B* bias(%)	A*&C* bias(%)	A*&D* bias(%)
K⁺	中位数（周）	4.12	4.12	4.10	4.07	0	−0.49	−1.21
K⁺	EWMA 均值浓度（月）	4.16	4.07	4.10	4.08	−2.27	−2.03	−1.55
K⁺	中位数（月）	4.14	4.03	4.05	4.06	−2.66	−2.17	−1.93

表3　相同周期南北院区不同实验室内四台仪器测量比对患者血清钾（K+）数据与新标本的均值浓度与中位数以及偏倚值比较

项目		A*	B*	C*	D*	A*&B* bias(%)	A*&C* bias(%)	A*&D* bias(%)
K⁺	EWMA 均值浓度（日）	4.17	4.11	4.11	4.10	−1.5	−1.5	−1.74
K⁺	中位数（日）	4.13	4.13	4.09	4.06	0.12	−0.85	−1.58
K⁺	新鲜标本 EWMA 均值浓度（日）	4.22	4.17	4.19	4.24	−1.17	−0.79	0.47
K⁺	新鲜标本中位数（日）	4.26	4.21	4.21	4.26	−1.17	−1.17	0

　*表2、表3中 A 为北院贝克曼仪器 BY_ AU5831_ 0206（参比系统）；B 为北院贝克曼仪器 BY_ AU5831_ 129（比较系统）；C 为南院贝克曼仪器 NY_ AU5800_ 197（比较系统）；D 为南院罗氏仪器 NY_ COBA8000_ 2060（比较系统）

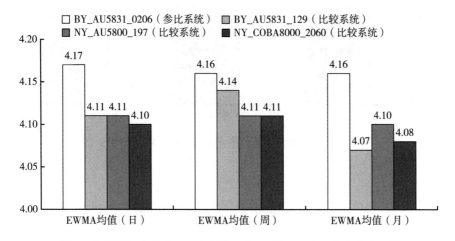

图6　不同周期南北院区四台仪器患者血清钾（K⁺）均值浓度比较

219

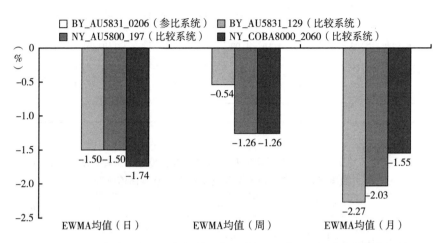

图7 不同周期南北院区四台仪器患者血清钾（K^+）均值浓度偏倚值比较

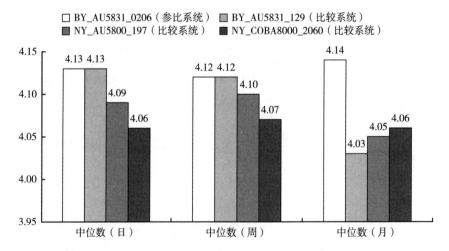

图8 不同周期南北院区四台仪器患者血清钾（K^+）中位数值比较

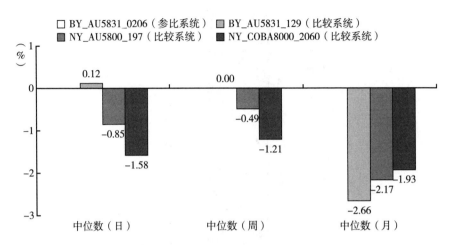

图 9　不同周期南北院区四台仪器患者血清钾（K^+）中位数偏倚值比较

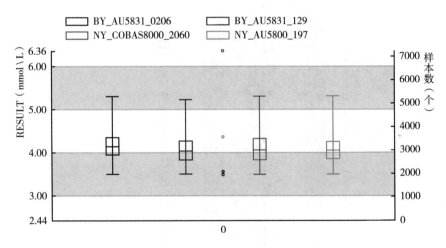

图 10　参考区间内患者血清钾（K^+）数据的实验室内仪器间样本分布比对（中位数法）

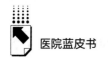

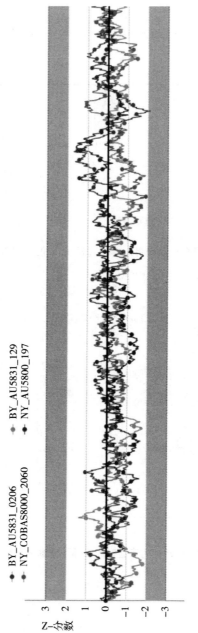

图 11 参考区间内患者血清钾（K⁺）数据的实验室间仪器间样本分布比对（EWMA 法）

此外，本文还利用 EWMA 法，通过 AI-MA 比较了 2023 年 3 月不同周期内（日、周、月）南北院区不同实验室内的四台仪器测量比对患者血清钾（K⁺）指标的均值浓度与偏倚值［以 BY_ AUS831_ 0206（参比系统）为参照］、变异系数，并在参考区间内对患者该项数据的分布情况及检测结果稳定性情况进行了分析（见图 12~13）。经过分析，四台仪器的数据在参考区间内的分布差异不大，可见，通过 AI-MA 对相关数据进行比对后，不同周期内（日、周、月）南北院区不同实验室内的四台仪器的分析稳定性良好，均在质量目标范围内。

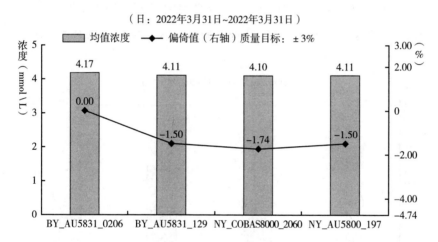

（日：2022年3月31日~2022年3月31日）

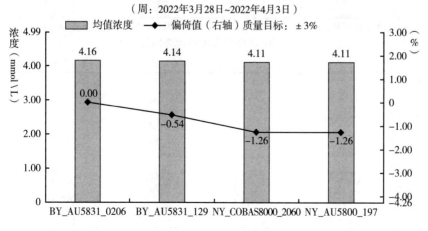

（周：2022年3月28日~2022年4月3日）

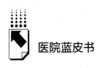

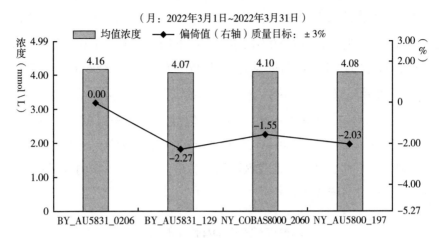

图12　参考区间内不同周期四台仪器患者血清钾（K$^+$）指标均值浓度与偏倚值

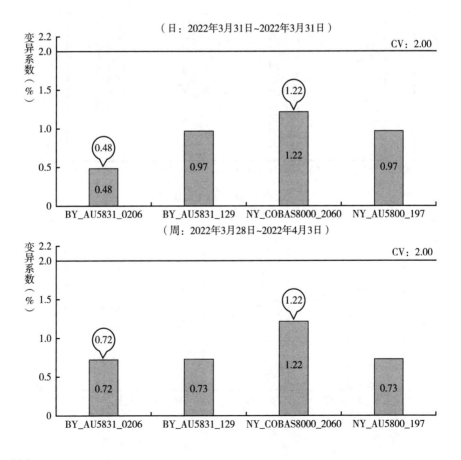

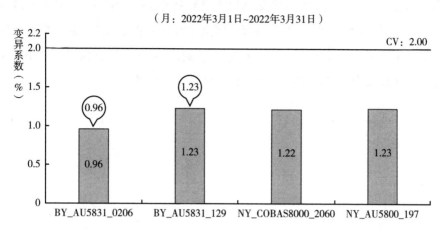

图 13 参考区间内不同周期四台仪器患者血清钾（K$^+$）指标变异系数

三 结语

经过对比分析，依托 AI-MA，不同院区及不同仪器检测患者血清钾（K$^+$）指标的各项数据结果在参考范围内的分布差异不大，可见 AI-MA 的分析性能稳定性良好。以上指标与人工测算一致，且具有实时、快速、稳定、客观、深度学习的优点。不仅保证了中山大学孙逸仙纪念医院南北院区不同仪器检测数据的准确性，而且有助于发现体外诊断检测系统分析性能稳定性及试剂批间差异情况，以此改进质量[1]，可纵向监测实验室自身的长期稳定性及进行实验室间比对；保证中山大学孙逸仙纪念医院南北院区不同仪器数据的结果一致性，助力临床实验室降低风险管控的人力物力成本，并实现实验室间结果互认。

除实时监控、智能比对、稳定快捷、及时反馈等特点外，该平台还可以借助人工智能与大数据挖掘技术，帮助临床实验室检测系统建立人工智能标

---

[1] 杨帆、董丹凤、陆怡德：《患者数据指数加权移动平均法在血清离子项目室内质量控制中的应用》，《检验医学》2021 年第 9 期。

准数据库，符合临床实验室国际质量管理及中国医疗机构结果互认最新政策要求。本研究的数据为实现全国跨区域检测数据标准化及结果互认提供借鉴依据，推动人工智能技术及医学大数据挖掘技术在医学检验领域的应用，保障患者医疗安全，减轻就医负担，具有临床应用价值①。

---

① 段昕岑、王蓓丽、潘柏申等：《基于患者样本的实时质量控制系统的理论基础和研究展望》，《中华检验医学杂志》2021 年第 10 期。

B.17
借助手机小程序赋能一体化医疗

中山大学附属第三医院*

摘　要： 我国约 3 亿人患有甲状腺结节。穿刺活检确定结节良恶性，是从发现结节到确定最终治疗方案的核心步骤，但在实施穿刺的前后，患者将面临烦琐和信息不透明的就医步骤；同时，患者可能因为对疾病缺乏了解，从而形成巨大的心理负担。如何让患者接受便利、贴心、顺畅的医疗服务，成为新的医疗服务优化课题。"云上三院·甲穿"小程序，以语音、动画、文字的方式，对甲状腺结节穿刺的全程进行跨时间、跨地域的科普讲解并提供医疗协助，24 小时回答患者的任何问题，有效解决患者"找医生难、挂号难、跑路难"的问题。

关键词： 甲状腺结节　细针穿刺　智能化指导　一体化医疗

甲状腺结节是指甲状腺内，由甲状腺细胞的异常、局灶性生长引起的离散病变。其影像学定义是指在甲状腺内能被影像学检查发现的与周围甲状腺组织区分开的占位性病变。我国甲状腺结节的检出率高达 76%，患病率约 20%，患病率因不同地区、性别、年龄等因素而存在差异。据统计，女性患甲状腺结节的比例要高于男性，且患者年龄多集中在 40 岁以下。据估计我

---

* 何玉婷，中山大学附属第三医院超声科助理护士；陈秀玲，中山大学附属第三医院超声科护士长；谭雷，中山大学附属第三医院超声科主治医师；徐士丞，中山大学附属第三医院超声科主治医师；郑博文，中山大学附属第三医院超声科主治医师；任杰，中山大学附属第三医院副院长。

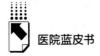

国约有 3 亿人患有甲状腺结节。甲状腺结节性质的判定通常需要进行多种检查和综合判断，超声检查是目前甲状腺结节性质鉴别的首选检查手段，细针穿刺细胞学检查（Fine-Needle Aspiration Cytology，FNAC）是确诊甲状腺结节性质的可靠方法，具体来说，该方法通过细针抽吸获取甲状腺结节的病变细胞进行病理学诊断，是评估甲状腺结节准确、经济而有效的方法。

随着检查技术的提高和人们对健康的重视，越来越多的人被发现有甲状腺结节或接受了相关的检查。然而，从发现甲状腺结节，到确定其良恶性，以及需要采取何种治疗方案，患者会面临极其烦琐和信息不透明的就医步骤，导致患者耗时、耗神，还可能面临巨大的心理压力。由此可见，传统线下医疗模式在就医体验以及治疗效果等方面都有局限性，迫切需要一种更加智能、更加便捷的医疗模式来解决目前的问题。中山大学附属第三医院超声科甲状腺小组联合云上三院办公室以解决这一现状为切入点，创新性地借助手机智能小程序结合智慧医疗，使患者看病更为便捷、更为舒心。

（一）就医流程改善

"云上三院·甲穿"手机小程序在很大程度上优化了患者就医流程，提高了患者问诊效率，大幅节约了医生和患者的时间和精力。首先传统线下医疗模式，就诊流程烦琐，时间漫长。患者往往是触摸到结节后到医院就诊，之后要经过多个科室的就诊才能完成结节良恶性的判定。治疗环节从患者发现甲状腺结节开始，还需要经历排队挂号、首诊医生就诊、超声评估、重回门诊、穿刺预约、现场等候、穿刺活检、术后休养等待结果、拿到病理报告、最终排队挂号再就医等步骤。在此过程中，患者需要提前预约医生或排队等待，经常出现患者不清楚就诊方向，不知道找哪个科看病，多走很多冤枉路的情况。其次传统线下医疗模式存在一些限制，如存在排队等待时间长、对交通和时间的依赖性强、就诊过程不够私密等问题。同时，医生的技能、知识水平和诊断精度等会对就诊结果产生一定影响，这就需要患者对医生和医疗机构有一定的信任。此外传统线下医疗模式为视障患者带来许多不便，部分视障患者来院就诊时，更容易迷失。

"云上三院·甲穿"团队从 FNAC 的全流程入手，设计了术前、术中、术后、其他四个环节。从每个环节入手，改进患者就诊的体验和效果，实现信息化门诊挂号。患者可通过手机端直接查看医生出诊信息，了解医生出诊时间并直接挂号，极大提升挂号就诊效率。患者就医步骤简化。改进之后，一体化的医疗管理流程简化了就医步骤，由 11 个减少到了 3 个，即医生看诊、超声评估和预约穿刺、报告的解读及制订治疗方案。极大地提升了就诊效率，患者就诊体验也有很大提升。

采用无纸化就诊。患者在手机端可以随时查看穿刺后注意事项，可以通过线上问诊直接找医生问询结果，获取进一步的治疗建议，加快了诊治过程。

此外，小程序有语音播报功能，在注意事项科普、术前术后叮嘱等模块都有语音播报功能，方便患者获取相关知识。同时小程序设置了舒缓音乐专区，提高了患者就诊舒适度。

线上医疗模式具有方便快捷、提高效率、缓解看病难等优势，可以较好地解决一些医疗资源不足、患者时间和交通限制等问题。但是线上医疗也面临着技术不足、隐私保护不够、医生资质和诊疗效果差等问题，需要建立健全信息安全和监管体系，加强医患沟通，确保问诊质量。

（二）就诊体验改善

"云上三院·甲穿"手机小程序突破传统就医的局限性，可为患者提供更周到的病症科普和更具针对性的治疗方案，在排解患者患病焦虑的同时加强了就诊信息的透明度和时效性，有益于提高就医的有效性。普通患者由于缺乏对甲状腺及穿刺的知识，容易精神紧张、情绪焦虑甚至恐惧和抗拒，且容易忽视、漠视相关治疗手段。并且医患可沟通的渠道过少，就诊前，患者不能及时了解诊疗方式；就诊时，患者对自身症状不能有效评估；进行甲状腺穿刺时，不能及时反馈疼痛与否的自评等信息；穿刺术后，患者不能科学遵循医嘱指导并对自身状态重新评估。对于术后疗效，患者缺乏更简便的手段直接与医生进行沟通，反之医生也没有一个高效便捷的渠道对患者的病情

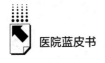
进行有效管理。

针对以上问题，超声科甲状腺小组联合云上三院办公室开发了"云上三院·甲穿"小程序，以智能化医疗指导代替人工指导，通过诊前症状自评、术中疼痛评分、术后疗效评估模块，加强了医生与患者的互联互通，从各个环节加强了患者背景信息和术前术后情况的反馈。以语音、动画、文字多维立体的指导代替医护人员单一语言的指导，解决患者就诊烦琐、茫然、恐惧等现实问题。通过小程序的甲状腺穿刺科普介绍和术前叮嘱模块，患者会对甲状腺穿刺有初步的了解，排解心理上的紧张、焦虑、恐惧，易减轻就诊前后的心理负担。

（三）推动信息化转型

"云上三院·甲穿"手机小程序除优化了就医流程和提高就医有效性外，还推动了医患就诊模式的信息化智能化升级，实现了由传统线下医护指导到手机智能化指导的转变。近十年，社会快节奏的发展改变了人们的生活方式，随着信息化智能化在各个领域的普及，许多新兴技术大幅提升了人们的生活质量。在此大背景下需要病患亲身周旋于医院各部门的就诊模式有很大的优化空间。如何对患者进行便捷、快速、有效的线上指导，成为目前医疗改革的新任务。因此，在科技赋能医管的背景下，一个患者使用方便、功能丰富、打开速度快的甲状腺结节穿刺"小管家"应运而生。通过线上小程序，结合甲状腺结节穿刺必要过程和医院丰富的管理经验，创造包含甲状腺穿刺相关科普、诊前症状自评、术前叮嘱、术中疼痛评分、术后叮嘱、疗效评估、线上结果问诊、音乐舒缓、门诊信息、医院信息等模块的应用，让患者在就诊过程中享受便捷流程，获得专业诊疗意见。

"云上三院·甲穿"开发团队由医生、护理人员、程序开发人员共同组成。团队通过文献调研，小组5~6轮商讨，形成小程序雏形。小程序雏形先后经历三轮测试：第一轮在超声介入专科内进行模拟测试；第二轮在医院相关科室进行模拟测试；第三轮以准备进行穿刺的患者为测试对象，进行模拟测试，均以问卷调研和与患者直接对话的形式搜集小程序使用反馈并改进数据。经过 8 个月的努力，小程序于 2021 年 7 月正式上线，并在 7 月 29 日召开发布会。

小程序的最终版本推出后便应用于临床。截至 2022 年 10 月 14 日，已有 1542 个用户在使用。患者在甲状腺穿刺小程序中获取相关知识，减少就医环节、时间成本、精力成本，享受更便捷的流程，获得更专业的诊疗意见。医护人员也减轻了工作负担，将更多的时间花在诊疗上。这也使创新科技充分赋能医疗管理环节，形成患者、医院、社会多方共赢的局面。

参考文献

1. 中华医学会内分泌学分会等：《甲状腺结节和分化型甲状腺癌诊治指南（第二版）》，《中华内分泌代谢杂志》2023 年第 3 期。
2. 王进芬、成娜、吴涛等：《甲状腺结节影像学特征对 FNAC 诊断结果的影响》，《新医学》2018 年第 6 期。
3. 章建全、詹维伟、徐辉雄：《超声引导霞甲状腺结节细针穿刺细胞学检查实践指南（2019 版）》，《中华超声影像学杂志》2020 年第 5 期。
4. Polyzos S. A., Anastasilakis A. D., "Clinical complications following thyroid fine - needle biopsy: a systematic review," *Clin Endocrinol* (*Oxf*). 2009 (2).
5. 田文、孙辉、贺青卿等：《超声引导下甲状腺结节细针穿刺活检专家共识及操作指南（2018 版）》，《中国实用外科杂志》2018 年第 3 期。
6. Cibas E. S., Ali S. Z. "The 2017 Bethesda System for Reporting Thyroid Cytopathology", *Thyroid*. 2017 (11).
7. Lee Y. H., Baek J. H, Jung S. L., et al., "Korean Society of Thyroid Radiology (KSThR), Korean Society of Radiology, Ultrasound - guided fine needle aspiration of thyroid nodules: a consensus statement by the Korean society of thyroid radiology", *Korean J Radiol*, 2015 (2).

B.18
以 DRG 考核为引领加强合理用药管理

青岛大学附属青岛市中心医院*

摘　要：　疾病诊断相关分组（DRG）作为当今世界比较先进的医保支付
方式，不仅实现了"质""价"双控，而且达到了医疗资源利用
同步化和标准化。但医院及科室均面临着治疗费用与医保支付标
准平衡的问题。因此，青岛大学附属青岛市中心医院药学部列举
六大改善措施，有效应对 DRG 医保支付模式改变。完善后的药
费指数由 1.09 降低至 0.99。可见，以 DRG 考核为引领的药学管
理新模式可以全面提升医院整体合理用药水平。

关键词：　DRG　合理用药　药费指数管理

　　疾病诊断相关分组（Diagnosis-related Group，DRG）是将临床过程相
近或资源消耗相当的病例分类组合为若干个组别，组与组之间制定不同的
"权重"反映各组的特征，最终将住院病人通过疾病"诊断"和治疗"操
作"进行分类分组的方法。20 世纪 80 年代我国研究人员开始引入 DRG，
并陆续在北京、上海等地开展研究，通过医院以往治疗同类疾病的费用标
准制定 DRG 各组的费用标准，医保予以支付对应比例的住院费用。当治
疗费用高于标准时，超出部分由医院承担；反之结余部分医院自行支配，
目的是充分激励医生自觉提高诊疗水平，医院自行控制医疗成本。DRG
医保支付采用总额控制模式，不仅实现了"质""价"双控，而且达到了

* 王君瑜，青岛大学附属青岛市中心医院主管药师；杨海，青岛大学附属青岛市中心医院副主
任药师。

医疗资源利用同步化和标准化。随着 DRG 在各地的深入实施，医院及科室均面临着治疗费用与医保支付标准之间平衡的问题。本研究在 DRG 医保支付应用背景下，梳理药学运营管理中存在的问题，探讨在 DRG 考核引领下加强合理用药管理的策略。①②③

一 药学管理存在的问题

（一）缺乏精细化管理意识

既往药学管理模式仅关注药占比等相关指标的完成情况，缺乏精细化管理意识，与现阶段创新型、研究型、智慧型医学中心的功能定位有差距。

（二）缺乏数据支撑及专业分析下的研究决策

既往数据分析未涉及卫生经济管理、卫生经济评估、统计分析等维度，缺乏科学性，临床指导意义不显著。

二 数据分析

（一）现状调查

抽取青岛大学附属青岛市中心医院（以下简称医院）科室 2021 年 11 月与 DRG 相关的诊疗数据，进行统计分析，结果发现 52 个科室中有 35 个科室存在药费指数高于 1.0 的 DRG 组别，16 个科室平均药费指数大于 1.0。

① 刘新奎、杨林朋：《疾病诊断相关分组（DRGs）在我国的发展与应用》，《中华医学图书情报杂志》2018 年第 8 期。
② 鲍玉荣、朱士俊、郝娟：《按 DRGs 付费在我国的应用前景分析》，《中华医院管理杂志》2010 年第 10 期。
③ 高一红、王颖、刘嘉伟等：《DRG 背景下临床专科精细化运营管理实践研究》，《卫生经济研究》2022 年第 8 期。

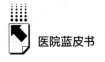

（二）原因分析

通过对病种用药结构、同疾病不同科室间治疗费用差别和不合理医嘱点评等方面进行分析，医院发现导致药费指数升高的因素包括：①药物经济效价比低，未优选国家基本药物和集采药物；②科室用药结构不合理；③科室次均药费高；④新型抗肿瘤药物超说明书用药；⑤药物遴选不适宜，药物使用询证医学证据不足。

（三）使用有效的管理工具

关键绩效考核（KPI）、品管圈（QCC）、质量管理小组（QC）、戴明环（PDCA）、成本—效果分析、多维决策分析（MCDA）。

三 精细化药学管理的实践

（一）数据平台精细化核算，药师深入临床追根溯源

通过万天数据决策和 DRG 分析报告系统的分析，医院对临床科室的DRG 进行科学化、精细化核算，追踪药品不合理消耗明细，为 DRG 考核提供了可靠数据支撑。临床药师成立调研小组，深入走访临床科室追根溯源，与全院 52 个临床科室点对点沟通，对重点科室开展针对性培训，横向比较DRG 相关考核指标，给出全优性价比的用药方案建议。

（二）突出 KPI 和计分式的特色管理模式，发挥 DRG 引导作用

将合理用药关键绩效考核（KPI）细化为多方面综合的指标体系，形成包括基本药物、抗菌药物、病区基数药、麻醉药品和冷藏药品管理以及药品不良反应监测在内的多维度校正影响因素改进考核机制，完善考核体系。同期医院制订了《合理用药计分式管理考核办法》，以年为周期，赋予医师 12分初始分，若医师开出不合理医嘱或处方，扣罚相应分值。为保证点评结果实时科学，医院创新采用 COBWEB 模式，即临床药师除确保本专业合理用

药外，同时负责某类药品的全院合理使用管理。通过科室网格化组别管理与药品类别化管理相结合，合理用药实现全院覆盖，临床药师点评结果更具有可靠性。为提升反馈效率，不合理医嘱在院内合理用药群进行周公示并强化跟踪问效，无异议的点评结果将被充分运用到医师的绩效考核、处方权限和职称晋升和评选评优中，并且对不合理用药进行超常预警。

（三）增强成本意识，强化次均药费考核完善绩效考核体系

将各科室次均药费考核纳入月度合理用药绩效考核，贴合 DRG 医保付费模式，从而更好地开展以成本为基础的 DRG 付费，将疾病的治疗成本与次均药费控制在医保的结算标准内，提高医院的核心竞争力。

（四）督导各科室优先使用基本药物、集采药品

完成基药、集采药品在 HIS 中的标记工作，便于临床医生识别和优先使用。相关负责人每月对科室用药结构进行分析，将药物经济效价比纳入科室绩效评价指标，协助科室及时发现问题调整用药结构。通报医院集采药品的完成情况，对于未达标的科室及时沟通提醒，做好集采药品的宣教工作。

（五）定期评估和调整优化药品供应目录

优选采购供应基本药物、集采药品。加强对高值新型抗肿瘤药物和免疫增强药物的动态监测，充分考虑药物临床治疗价值、可及性和成本—效果比，根据临床需求及医院实际供应，突出药物临床治疗价值。对异常增量药品进行限量采购或停止采购。

（六）严格落实超说明书用药管理

对超说明书用药流程进行完善，明确超说明书用药的满足条件：①在尚无有效或者更好治疗手段等特殊情况；②询证医学证据充分；③医院管理部门批准同意；④充分知情同意。明确科研、新技术等超说明书用药须经医院科研、伦理相关部门审核同意。高值新型抗肿瘤药物则需进行处方前置审核。

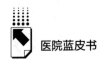

四　价值与成效

通过 DRG 量化指标，医院药学部在进行精细化数据分析后，总结形成包括六大改善措施在内的联合管理矩阵，有效应对 DRG 医保支付模式改变。运行指标逐渐得到优化，处方的合格率达到 99.4% 以上，住院患者基本药物品种使用占比超过 49%。抗菌药物使用强度指数维持在 29 左右，静脉 PPI 使用率维持在 8% 左右，处于全国较低的水平。

以 DRG 考核为导向，被纳入全院 DRG 组的药品的药费指数由 1.09 降低至 0.99，DRG 组数占比（药费指数大于 1）由 35.2% 降低为 27.9%，实现合理用药管控，为人民的健康提供更加优质高效的药学服务。

以万天数据决策和 DRG 分析报告系统为支撑，医院建立了科学化、精细化、信息化的合理用药管理评价指标体系：①将药占比、次均药费与药费指数相结合，通过多维度数据分析，加强医疗机构合理用药管理；②将合理用药"计分式"考核、药事 KPI 考核与 DRG 专项考核相统一，充分利用考核结果，有的放矢地开展临床工作，切实贴合临床需求，解决实际问题，不断提升药事管理能力。

医院在以 DRG 考核为引领的合理用药管理模式下，取得显著成果，各项重点运行指标得到改善。依托信息化发展，合理用药管理逐步精细化精准化，保证了评价结果实时有效并且可以进行动态调整。药师工作积极性及参与度大幅度提高。

此研究围绕国家标准规范，结合本院实际，大胆创新，稳步探索，形成了具有药学特色的 DRG 实践之路，药学管理能力得以提升，药师价值得以体现，医疗机构服务水平得以提高，患者就医体验得以改善。可推广性强。

B.19
多模态影像融合技术在
TIPS 手术中的应用

广州医科大学附属第二医院 *

摘　要： 经颈静脉肝内门体分流术（TIPS）是通过在肝静脉与门静脉之间的肝实质内建立分流道，治疗门静脉高压相关并发症（食管胃静脉曲张破裂出血、顽固性腹水等）的技术。TIPS 手术的难点是经肝静脉穿刺门静脉建立门体分流道，而门静脉高压患者血管形态和位置多发生改变，血管在透视下也不能动态显影，因此常规手术穿刺过程是经验性盲穿，而多次穿刺会增加手术风险，如何精准地进行门静脉穿刺是 TIPS 手术成功的关键。本文介绍了在 TIPS 手术中首创性地应用多模态影像融合技术，突破了传统手术的瓶颈，使穿刺过程全程可视化，减少了穿刺次数、提高了手术成功率、降低了手术风险。该技术的应用会进一步提升医疗质量，造福广大患者。

关键词： 门静脉高压　影像融合技术　TIPS

　　门静脉高压是指由各种原因导致的门静脉系统压力升高所引起的一组临床综合征，其最常见病因为肝硬化。门静脉高压基本病理生理特征是门静脉系统血流受阻和（或）血流量增加，门静脉及其所属支血管内静力压升高

＊ 周静文，广州医科大学附属第二医院微创介入科主治医师；黄文薮，广州医科大学附属第二医院微创介入科副主任医师；郭钊雄，广州医科大学附属第二医院微创介入科主管技师；朱康顺，广州医科大学附属第二医院微创介入科主任。

并伴侧支循环形成，临床主要表现为腹水、食管胃静脉曲张、食管胃静脉曲张破裂出血和肝性脑病等，其中食管胃静脉曲张破裂出血病死率高，是最常见的消化系统急症之一。经颈静脉肝内门体分流术（TIPS）是通过在肝静脉与门静脉之间的肝实质内建立分流道，治疗门静脉高压相关并发症（如食管胃静脉曲张破裂出血、顽固性腹水等）的技术，也可作为肝硬化失代偿患者等待肝移植期间的桥接治疗手段，旨在降低门静脉压力①。

一　问题分析

TIPS 手术常规操作步骤包括：选择血管入路、肝静脉选择、门静脉穿刺、门静脉造影及曲张静脉栓塞、支架植入②。TIPS 手术的难点是经肝静脉穿刺门静脉建立门体分流道，这一步决定了手术的成败。选择合适的肝静脉、建立角度最佳的分流道为 TIPS 的关键步骤，与手术成功率及并发症发生率密切相关。建立错误的分流通道易造成肝性脑病的晚期严重并发症和术后支架的功能障碍③④。非靶向的穿刺还有概率导致严重的并发症，比如腹腔出血、胆管门静脉或动静脉瘘以及实质内血肿等⑤。

TIPS 手术的关键步骤：①肝静脉插管：首先要选择适当的肝静脉作为门静脉穿刺入路，将穿刺系统选择性插入肝静脉。对于肝硬化患者，由于其肝脏严重萎缩，肝静脉常变细、移位，此时肝静脉插管需要医生一定的经验

① Richter G. M., Palmaz J. C., Nöldge G., et al., "Der transjuguläre intrahepatische portosystemische Stent – Shunt（TIPSS）. Eine neue nichtoperative, perkutane Methode［The transjugular intrahepatic portosystemic stent – shunt. A new nonsurgical percutaneous method］", *Radiologe*. 1989（8）.

② 中华医学会消化病学分会微创介入协作组：《经颈静脉肝内门体静脉分流术治疗门静脉高压专家共识（2022 年版）》，《中华肝脏病杂志》2022 年第 12 期。

③ 肖江强、诸葛宇征：《经颈静脉肝内体分流术研究进展及其在肝硬化门静脉高压治疗中的应用》，《临床肝胆病杂志》2016 年第 2 期。

④ Bai M., He C. Y., Qi X. S., et al., "Shunting branch of portal vein and stent position predict survival after transjugular intrahepatic portosystemic shunt", *World J Gastroenterol*. 2014（3）.

⑤ Gaba R. C., Khiatani V. L., Knuttinen M. G., et al., "Comprehensive review of TIPS technical complications and how to avoid them", *AJR Am J Roentgenol*. 2011（3）.

和技巧。肝静脉分左、中、右三条，如何精准地进入所选择的肝静脉是此步骤的核心问题。②确定门静脉位置：门静脉在透视状态下不能动态显影，为了明确门静脉的位置，常规方法有：在行肠系膜上动脉或脾动脉延时曝光间接门静脉造影显示门静脉；将微导管放置于肝动脉特定区域，利用肝动脉与门静脉的解剖关系进行间接指引；经皮穿刺门静脉，放置球囊导管于门静脉内作为指引。如何精准地确定门静脉位置是此步骤的核心关键问题。③门静脉穿刺：门静脉穿刺是 TIPS 手术成败的关键步骤，也是容易产生严重并发症的操作环节。而门静脉高压患者血管形态和位置多发生改变，血管在透视下也不能动态显影，因此穿刺过程难以做到可视化引导。这一步操作技术要求高、难度大、学习曲线长，多依赖术者经验进行穿刺。反复多次穿刺，不仅会增加手术风险、延长手术时间、增加患者痛苦，而且会增加射线曝光量、造影剂使用量和肾毒性。

二　改进措施

为解决上述问题，我们在术中使用多模态影像融合技术使手术过程全程可视化。具体过程是介入技师在 TIPS 手术前从 PACS 上调取患者的腹部增强 CT 数据，通过电脑工作站进行处理后，自动分离三维骨骼图像，同时将肝静脉、下腔静脉和门静脉图像提取出来，额外提取部分膈顶图像用于术中对位。做好的三维导航图像可在术中与透视图像进行匹配融合，引导 TIPS 手术中的诸多关键性步骤：肝静脉插管、肝内门静脉穿刺、胃冠状静脉栓塞、门体静脉支架植入等，使手术做到全程可视化引导，做到"有目的地穿刺"。

具体步骤如下：①通过多模态影像融合技术在透视状态下显示出肝静脉和门静脉位置、形态，在可视化状态下进行精准的肝静脉插管，进入所选择的肝静脉，图像所显示的门静脉即为穿刺目标。②用穿刺系统从肝静脉内对准门静脉进行精准穿刺，该过程实现可视化引导。③穿刺成功后在图像引导下可定位支架释放位置并完成精准释放。

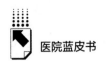

三 价值与效果

通过在术中使用多模态影像融合技术，穿刺过程实现了全程可视化引导，手术关键步骤的可视化、精准化、高效化，可减少穿刺次数、提高手术成功率。该技术操作过程简单、便捷，仅需术前花费10分钟进行图像重建和匹配融合即可在术中应用，该技术适合广泛推广，医生、患者均可受益。

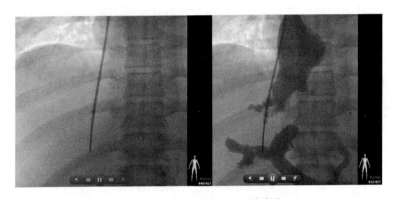

图1 改进前、后手术效果的变化

注：左图：常规手术穿刺过程为盲穿；右图：术中使用多模态影像融合技术使穿刺过程做到全程可视化引导。

表1 TIPS手术改进前后评价指标对比

评价指标	常规TIPS手术	应用多模态影像融合技术TIPS手术
手术成功率(%)	75~90	90以上
穿刺针数(次)	3.79	1.81
曝光时间(分钟)	35.59	15.36
曝光剂量(mGy)	550.35±100.20	404.85±99.76
造影剂使用量(ml)	122.26	86.71

多模态影像融合技术引导下的TIPS手术可以更加准确、快速地确定肝静脉、门静脉的位置和穿刺点，对分流道支架的释放进行精准实时引导。有

如下优点：减少穿刺次数，降低手术风险和术中并发症，减轻患者病痛；提高穿刺成功率，提高手术成功率；提高支架释放位置准确性；减少患者造影剂使用量和肾毒性；减少射线曝光量①②③。

综上所述，多模态影像融合技术在 TIPS 手术中的应用是具有创新性的，填补了该技术在介入治疗领域的空白，突破了传统手术的瓶颈。该技术在不增加患者医疗经济负担下，提升了 TIPS 手术成功率，提高治疗效率及安全性，医生、患者均可受益，是一种值得深入探讨和推广应用的技术。该技术的广泛应用会进一步提升医疗质量和医疗安全，造福广大患者。

---

① 荆剑、白旭明、顾星石、程龙、原强、周建峰、靳勇：《C 臂 CT 辅助经颈静脉肝内门体分流术治疗门静脉高压症的初步临床观察》，《中华放射学杂志》2019 年第 1 期。

② 周建峰、靳勇：《Xper-CT 与 CTPV 融合图像在经颈静脉肝内门腔静脉内分流术中的应用》，《中国医学影像技术》2018 年第 1 期。

③ Ketelsen, D., Groezinger, G., Maurer, M., Lauer, U. M., Grosse, U., Horger, M., Nikolaou, K., & Syha, R., "Three-dimensional C-arm CT-guided transjugular intrahepatic portosystemic shunt placement: Feasibility, technical success and procedural time," *European radiology* 2016 (12).

B.20
创新科技与影像未来案例分析

深圳市人民医院　杭州市第一人民医院*

摘　要： 本文以深圳市人民医院放射科"运用报告助手软件提高放射科诊断报告准确率"、杭州市第一人民医院"SPARK 智能影像教学管理平台提高非影像科住培学员临床实践能力"为例，通过案例背景、改进过程与价值效果展示数字技术在医学影像科的应用。

关键词： 影像学　数字技术　医学

工业革命与科学技术带动了医学的发展。1895 年，伦琴发现 X 射线。不久，X 射线被应用于人体检查，拉开了放射医学发展的序幕；随后超声波与核素显像的应用发展，出现了超声成像和 GAMA 闪烁显像技术。而后，原子能技术、航天技术、电子计算机的广泛应用发展，又相继出现了 CT、MRI、ECT 等新的成像技术，形成了以 X 线、核素显像、超声、MRI 四大影像技术为主的医学影像学科。

数字技术被誉为"第四次工业革命"，移动互联网、云计算、大数据、人工智能、物联网、5G、区块链等新技术集群式、交互式发展，呈现"核聚变"式的爆发态势，数字技术正在被广泛应用于生活的各个领域。医疗领域与数字技术的结合形式多样，包括医疗工作场景的数字化，如电子病历与财务计算；全业务流程管理，如 HIS；客户关系处理，如预约平台与用户查询等。医学影像学科与数字技术的应用结合正在蓬勃发展。

---

* 袁家琳，深圳市人民医院放射科主治医师；吴明祥，深圳市人民医院放射科主任医师；韩志江，杭州市第一人民医院放射科科室副主任；朱姬莹，杭州市第一人民医院放射科；丁忠祥，杭州市第一人民医院放射科科室主任。

（一）深圳市人民医院放射科运用报告助手软件提高放射科诊断报告准确率案例

1.案例背景

放射科诊断报告的书写质量直接影响对病人疾病的诊断、治疗和预后。放射科医师日常工作量巨大，而高质量的影像诊断报告需综合当前影像图像、既往影像检查报告和图像、临床病史、查体信息、检验科信息，分析的过程是个螺旋渐进上升的过程，信息处理量大。医师在工作中长期高度紧张容易疲倦，因此，提高放射科医生诊断报告书写的准确率不仅需要优化阅片及书写报告的流程，还需引入数字化管理和智能化质量控制，提升放射科诊断报告书写的效率和准确率。

2.改进过程

医院放射科有既熟悉软件开发，又熟悉放射科工作流程和影像报告质量控制标准的医师，鼓励引导他们利用业余时间研发报告助手软件，帮助放射科医生解决最迫切的工作需求，立足于提升报告填写正确率，并通过总结报告助手软件所收集的阳性率、医生报告质量量化评分等客观指标及科室使用软件的医生收到的用户体验反馈信息，对报告助手软件进行持续改进。

3.价值效果

收集推广运用报告助手软件前的报告基本信息书写错误的件数及累计占比，如表1所示。

表1　报告助手软件使用前基本信息书写错误情况

单位：件，%

错误处	件数	累计占比
报告漏写部位	2	0.003
报告中出现错别字	79	1.5
报告左、右与检查不符	32	0.6
报告对比前后日期不符	19	0.3
合计	132	3

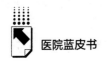
而在报告助手软件推广后，报告中的普遍错误件数有所下降，如表2所示。

表2 报告助手软件使用后基本信息书写错误情况

单位：件，%

错误处	件数	累计占比
报告漏写部位	1	0.002
报告中出现错别字	20	0.35
报告左、右与检查不符	11	0.20
报告对比前后日期不符	0	0
合计	32	0.56

目标达标率=（改善后-改善前）/（目标值-改善前）×100%=（32-132）/（40-132）×100%=111.1%；进步率=（改善前-改善后）/改善前×100%=（132-32）/132×100%=75.8%，完善后的进步率达到75.8%，说明数字化智能化的办公流程具有一定的改进效用，为开拓新领域的数字化智能化办公提供依据。

由于报告助手软件是通过RPA数据抓取模式运行的，无须改变HIS的版本，无须打通不同的医院设备接口（如登记、收费、打印、在线报告等不同接口），无须原来厂家的软件调试配合，因此该自主研发的报告助手软件具有极大的兼容性，具备可推广应用价值。

（二）杭州市第一人民医院SPARK智能影像教学管理平台提高非影像科住培学员临床实践能力

1.案例背景

目前非影像科住培学员在放射科轮转实践过程中存在很多不足：①在放射科专业基地轮转时间短（1个月），无法实现分层分级的影像教学；②住培学员来自不同亚专科，影像基础知识储备参差不齐；③对影像学的重视程度不足，自我要求低、思维局限、自主学习意识不强；④科室对不同水平的学员缺乏个性化管理，无法做到因材施教，使其常处于"放养"的状态；⑤以阅片学习为主的放射科住培学习缺乏全面的自主学习媒介及智能化的管理模式，学员的学习受到时间和空间的限制，无法充分利用自己的碎片化时间进行学习；⑥各医院放射科培训基地教学水平、亚专科研究水平不一致，特别是专科医院，掌握的病种资源有限；同时不同地域之间的病种也具有较大差异性。上述问题导致了非影像科住培学员在影像科难教学、难管理、学习效果不佳等现状。

2.改进过程

制定解决方案，杭州市第一人民医院影像科住培专业基地联合全国40余家放射科专业基地，推出了SPARK智能影像教学管理平台（包括SPARK五位一体教学模式和SPARK影像教学平台手机App），该平台涵盖非影像专业住培学员在放射科专业基地轮转学习的所有环节，能够辅助教学团队，实现教学活动的动态化管理。针对不同基础的学员，因材施教、专业辅导，促进学员提高自主学习能力，最终达到终身学习的目的。持续改进的过程包括以下环节。

（1）建设SPARK影像教学平台手机App，便于学员充分利用碎片化时间学习，平台界面如图1所示。

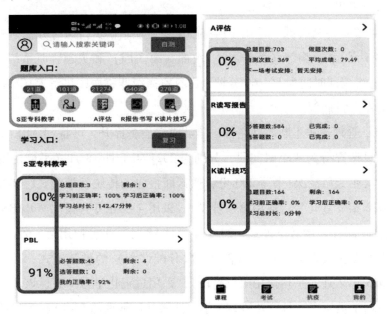

图1　手机端SPARK学习平台界面

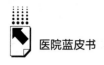

（2）SPARK 影像教学平台手机 App 的 5 个教学环节均可进行量化考核。

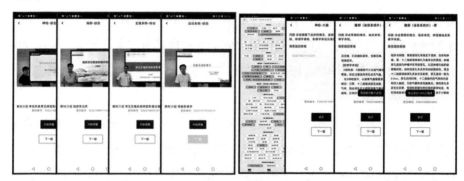

图 2 SPARK 智能影像教学平台手机 App 教学环节内容界面

（3）SPARK 课程内容广泛，适用于国内所有临床住培学员，内容涵盖：亚专科授课（Sub-specialty，S）、问题导向学习（Problem-based Learning，P）、考核评估（Assess，A）、报告书写（Report，R）、阅读技能培训（Reading Skill，K）5 个环节。

（4）"亚专科授课"适用于所有临床专业住培学员，课时分别为神经系统（第 1 周）、心胸部（第 2 周）、腹部（第 3 周）和头颈骨肌系统（第 4 周），每次授课时间为 50~60 分钟，由科室高级职称医师讲解 PACS 系统中相应的亚专科病例。

（5）管理流程不断改良完善，学员成绩显著提升，可将 SPARK 平台使用与建设情况分为 4 个时间段，分别为 2021 年 1 月~8 月（平台使用前），采取 4 次亚专科授课+书写 200 份影像诊断报告的传统教学模式；2021 年 9 月~2022 年 2 月（平台使用第一阶段），采用 4 次亚专科授课+SPARK 课程（1 次分配课程）的教学模式；2022 年 3 月~8 月（平台使用第二阶段），采用 4 次亚专科授课+SPARK 课程（4 次分配课程）的教学模式；2022 年 9 月~2023 年 2 月（平台使用第三阶段），采用过程化学习体系，该体系针对临床住培学员所在当月轮转科室，学习该科室最常见的 5~10 种疾病的影像学相关知识，过程化的学习体系将贯穿学员整个住培过程，最终达到影像判

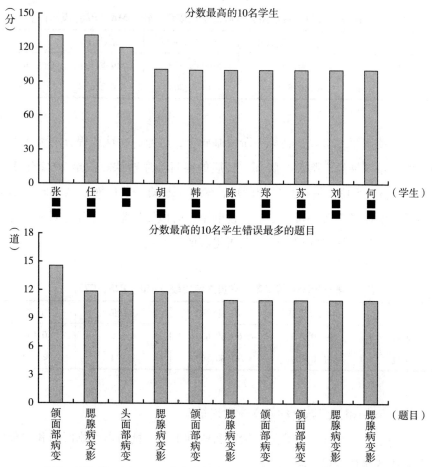

图3 手机端 SPARK 平台内住培学员成绩可量化、技能水平可视化

断与临床实战相融合、终生学习的目的。

3. 价值效果

（1）不同阶段住培学员入科考试及出科考试成绩比较

105 位和 106 位住培学员分别在"平台使用前"和"平台使用第一阶段"参加了放射科专业基地的轮转学习，入科时，两组住培学员影像结果判读成绩差异不具有统计学意义，出科时，后者成绩明显高于前者（见表3）。说明 SPARK 课程学习任务明确，目的性强，学习形式灵活，能更好地帮助住培学员夯实影像学基础。

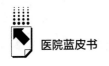

表3　平台使用前和平台使用第一阶段学员成绩比较［Md（P25，P75）］

	平台使用第一阶段组	平台使用前组	统计值	P 值
入科	60（60，80）	60（60，70）	0.872	0.383
出科	70（60，80）	70（50，70）	4.276	<0.01

平台使用第二阶段是在第一阶段基础上，将原一次性课程分解为4次进行分配，按照神经、胸部、腹部、骨肌的科目顺序授课。截至2022年7月31日，共有85位学员在第二阶段轮转学习。与第一阶段对照，本阶段学员出科成绩明显高于第一阶段学员。说明第二阶段短期学习任务更明确，能够更好地激发学员学习的积极性，获得更好的学习效果。

表4　第一阶段和第二阶段学员成绩比较［Md（P25，P75）］

	第二阶段组	第一阶段组	统计值	P 值
入科	60（50，70）	60（60，80）	0.765	0.431
出科	80（70，90）	70（60，80）	3.934	<0.01

（2）案例相关课题立项及文章发表情况

课题立项：浙江省教育厅一般项目资助1项、杭州市生物医药和健康产业发展扶持科技专项4项。

文章发表：已发表《中华医学教育杂志》1篇，*BMC Medical Education* 1篇修回，国内核心期刊录用待发表2篇，投稿中2篇。

（3）案例可推广

综合40余家医院提供的海量影像学习病例，手机安装App，操作简单，查阅快捷，病例丰富，图文并茂，且长期持续更新病种、数量，供住培学员免费下载、使用。多家医院使用SPARK智能影像教学管理平台进行教学、竞赛。该平台填补了国内影像过程化教学和智能化教学的空白。

B.21
SPD 系统在医院耗材管理中的
应用实践与成效分析

北京中医药大学房山医院*

摘　要：　本文探索了 SPD 系统在医院耗材管理中的应用价值，助力医疗机构高质量发展。从信息化体系架构、库房整体改造、管理流程重塑等方面阐述了此系统，比较了医用耗材 SPD 系统管理模式与传统管理模式的区别，分析了 SPD 系统管理模式的优势。SPD 系统管理模式以一体化信息技术为支撑，实现了医用耗材采购、验收、配送、使用、库存、资金结算等阶段的全程监管，既规范了医务人员的耗材使用行为，又降低了医院的耗材成本支出。具有广泛的推广意义。

关键词：　SPD 系统　医用耗材　降本增效

随着我国医疗卫生体制改革的不断深入，"零差率""两票制""集中带量采购"等一系列政策的实施，对医院耗材管理提出了更高的要求①②。在新医改背景下，医院应以改革创新为动力，通过信息化手段推行增效提质、

---

　*　杨海鸥，北京中医药大学房山医院耗材办科长；孙鲁英：北京中医药大学房山医院院长。

　①　李志超、卢隽滢、陈潇君等：《SPD 模式在某公立医院耗材管理中的应用实践与成效》，《中国医院》2022 年第 8 期。

　②　程寿锦、徐立德：《SPD 系统在医院耗材使用管控中的实践应用》，《卫生经济研究》2021年第 9 期。

降成本的耗材管理模式[1]，最大限度地提升医院耗材物流管理的效率、降低医院运营的成本[2][3][4]。

SPD系统是集供给、加工、配送三个物流环节于一体的供应链管理系统[5]。北京中医药大学房山医院（以下简称医院）依托北京中医药大学威高研究院合作平台，联合第三方参与建设"医院耗材集约化服务平台"，整合信息化资源，规范耗材合理使用，提升管理效率，节约人力成本，降低耗材占比，实现有效控制运营成本、精细化管理和精准配送，使医院的耗材管理迈向了新的阶段。

一 医用耗材SPD模式应用实践

（一）管理模式重塑"零库存"

支持医用耗材精细化库存管理、消耗后结算及用量控制管理等，减少医院库存资金积压，预计可节省100万元/年的资金占用成本；通过定数补货机制实现耗材的合理备货，实现耗材"零库存"。

（二）定数管理

普通耗材非入库即使用，通过定数管理的方式实现普通耗材科室二级库精细化管理，监控科室二级库库存情况，实现普通耗材的使用后结算。

① 毛明新、岳玮、谢峻：《智慧供应链模式在跨地市多院区医院医用耗材管理的应用研究》，《中国医疗设备》2023年第3期。
② 朱亚红、张红丽、施江峰：《医用耗材SPD供应链管理系统的应用及效果评价》，《江苏卫生事业管理》2019年第8期。
③ 彭雪莲：《新型医疗物资供应链SPD模式在医用耗材管理中的应用探讨》，《现代经济信息》2018年第10期。
④ 李明、陈丹妮、顾建钧等：《医用耗材价格调整政策对公立医院经济运行影响研究》，《中国医院管理》2018年第2期。
⑤ 朱亚红、张红丽、施江峰：《医用耗材SPD供应链管理系统的应用及效果评价》，《江苏卫生事业管理》2019年第8期。

（三）人力成本节约

以服务临床一线为出发点对传统业务流程进行改造，减轻临床医护人员科室库存管理负担，解放临床医护人员，各岗位直接减少或间接释放的人力成本，预计可达 300 万元/年。

（四）电子化管理及证照识别

实现医用耗材采购过程的全面电子化管理。简化工作流程，提高工作效率，与供应商之间建立内外网互通的平台。同时可对院内物、款、票等进行信息化管理，减少订单的差错率，实现整个订单流程可追溯。

实现资质证照全面电子化管理，对证照实行近效期提醒、到效期报警，以短信及移动端消息推送的方式提醒相关负责人，保证证件的及时更新；支持证照图片自动识别和自主录入，减少人工录入工作量。

（五）BI 分析及成本管控

通过丰富多样、直观清晰的统计图表进行成本管控分析，不仅可全面掌控医院运营中的细节，有利于提高监控管理的执行效率，而且可对科室工作量、效率和质量进行不同层面的剖析，有利于提升科室医生工作效率和工作质量。

建立院内重要耗材的数量或成本管控管理机制，可收费材料的流程化管理及领用消耗材料的关联信息等可为科室管理及经费使用提供控制手段，从申请源头进行成本的事前控制，做到智能报表展现、红线预警、掌握重点管控物资的使用情况，当某类耗材使用超过控制量时，科室可使用信息化手段停止该类耗材的使用。

（六）院内中心库管理模式

根据医院目前仓储条件情况，打造具备符合 GSP 标准和信息化的院内中心库。供应商直接送货到医院中心库，在院内服务人员与医院人员共同验

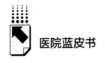

收后，第三方人员对医用物资进行上架、拣货等一系列操作，然后根据科室需求进行定期推送，同时也根据科室消耗数据进行主动配送。

二 医用耗材 SPD 系统效果分析

（一）信息化成果

（1）SPD 系统目前已与 HIS 进行对接，通过接口传输数据，HIS 具备了高值扫码计费功能，对手术用高值耗材实现了全生命周期可溯源管理。

（2）高值耗材柜通过与 SPD 系统对接实现了通过 SPD 系统就可以掌握耗材柜的取、还、消耗以及库存情况。

（3）对供应商的全程集约管理，依托 SPD 系统，供应商送货实现线上申领，线下配送，这样提高了工作效率，减少医院库存和配送成本。

（二）中心库管理 SPD 系统应用前后对比（详见表1）

表1　中心库管理 SPD 系统应用前后对比

中心库房	SPD 系统应用前	SPD 系统应用后
科室申领	使用纸质单据手工记账，并把申领单据送到耗材库	使用 SPD 系统进行申请或自动订货
采购计划	耗材库人员通过电话联系耗材供应商进行配送耗材到医院耗材库	运营服务人员使用 SPD 系统直接进行采购申请
验收入库	医院耗材库使用纸质单据手工记账，收到耗材后录入 HRP（财务）结算	供应商人员送货到中心库房，运营服务人员使用 SPD 系统进行验收、收货上架
库内管理	医院 HRP/HIS 等系统均无医用耗材库存精细化管理	运营服务人员使用 SPD 系统进行库内盘点、报损报溢等日常管理
出库管理	耗材库备用耗材量少、由使用科室来耗材库领取耗材	运营服务人员通过 SPD 系统收到出库单，并由运营商人员配送到使用科室
使用确认	入库/配送到科室时就被视为使用，支出与收入不同步，院方无法实现实际消耗数量的记录	不计费耗材/低值耗材通过定数管理，高值耗材由护士术前通过 SPD 进行申领，运营人员拣选备货送到手术间

（三）SPD 系统应用前后供应商体验对比（详见表2）

表 2　SPD 系统应用前后供应商体验对比

	SPD 系统应用前	SPD 系统应用后
证照管理	无配送供应商的证照分档管理,无法实时维护供应商资质	应用 SPD 系统和线上管理手段及时进行供应商证照数据维护存档,进行数字化管理
采购订单	医院每日盘点消耗量,并根据医院手术情况,通过电话通知供应商送货	通过系统设定上下限及汇总科室需求,计划生成采购订单并发送至供应商
配送流程	部分耗材提前配送至耗材库,部分耗材由供应商直接配送到医院消毒供应室,医护人员与供应商进行使用清单确认,并使用 HIS 结算计费	供应商送货到医院后与运营人员进行收货清点、验收确认,并由运营服务人员送至二级库进行上架等物流工作

（四）SPD 系统应用前后手术室项目对比（详见表3）

表 3　SPD 系统应用前后手术室项目对比

	SPD 系统应用前	SPD 系统应用后
手术室	寄售模式:供应商接到医院提前通知,送货到医院,手术室护士到耗材库取用耗材,术后手术护士根据使用情况进行 HIS 结算计费,未使用的高值耗材退回	手术间:服务商投入手术间高值耗材智能柜硬件,并与 SPD 系统互联互通,实现信息互联互通
		手术中:护士在手术间高值耗材智能柜按需选取耗材

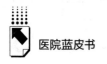
（五）SPD 系统应用前后医耗占比对比（详见图1）

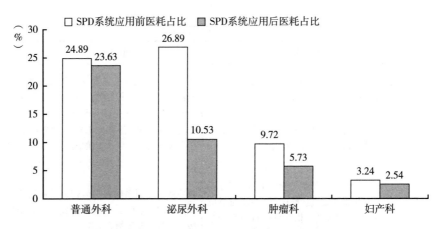

图 1　SPD 系统应用前后医耗占比对比（部分科室）

三　总结

综上，SPD 系统借助其信息共享、运行效率高等诸多优势，使医院拥有了增效、提质、降成本的耗材管理手段，为医疗机构的高质量发展奠定了坚实的基础，该系统具有广泛推广的意义。

B.22
基于信息技术的精准化护理
人力资源调配体系建设与应用

泉州市第一医院*

摘　要： 目前，医院各病区护士工作强度差别大、工作量量化不足，人员调配不及时，调配时间长，未能科学合理利用现有的护理人力资源。护理人力资源调配缺乏客观数据支持，主管部门未能及时掌握各病区护士配置情况及工作量，无法弹性调配。改进的措施：第一，设计并开发护理人力资源智能管理系统，建立基于大数据的护理人力资源智能调度管理系统。第二，制定基于信息技术的精准化护理人力资源调配方案：建立三级管理组织架构和精准化人力资源调配体系，设置人力资源质控小组进行流程监控。经探索，精准化护理人力资源调配体系推广实施以来，显著缩短了医护人员的调配时间，盘活了内部人力资源存量，实现了人力资源价值最大化。该体系荣获"第五季中国医院管理奖"全国优秀奖。

关键词： 护理　人力资源　科学调配

一　问题分析

（一）项目背景

国家发布的《全国护理事业发展规划（2016—2020年）》《关于促进

---

* 吴碧瑜，泉州市第一医院院长助理、护理部主任；陈美君，泉州市第一医院护理部副主任；吴琼雅，泉州市第一医院信息科科长；黄鸿鸿，泉州市第一医院护理培训中心护士长。

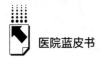

护理服务业改革与发展的指导意见》《关于进一步加强医疗机构护理工作的通知》《三级医院评审标准（2020 年版）》等，均明确提出科学设置护理岗位合理配置护理人力，临床护理岗位要结合岗位的工作量、技术难度、专业要求和工作风险等需求，可见，合理配置、动态调整，建立以岗位需求为导向护理人力资源调配体系十分必要。

护理人员作为医疗队伍中的重要组成部分，是医疗系统最关键、最具能动性的资源之一。护理人员结构不合理将导致护理队伍不稳定，配置过低将直接影响护理质量，延长病人住院周期，增加护理成本，降低护理效率；配置过高则增加护理人力成本。如何科学合理地配置资源和提高效率成为世界各国卫生改革关注的重要问题。目前我国护理人力资源绝对不足与相对过剩并存的现状普遍存在，护理效率低下成为影响我国护理事业发展的重要阻碍之一。有研究结果表明，超负荷的护理工作量是医疗不良事件发生率增高的主要原因，超负荷的工作量降低护理效率得到证实。国外护理人力资源配置多采用患者依赖分类法、疾病严重程度分类法，国内护理人力资源配置多参照床护比、护理级别、护理工作量等指标，护理工作量统计以手工统计为主，工作量大且存在误差。

（二）医院现状

以泉州市第一医院为例，医院护士人数占医院总人数的近 50%，各病区护士工作强度差别大、护理工作量量化不足，护理人力资源调配由各病区护士长自行提出，主观性较强，易出现无法精确判断，人员调配不及时，无客观依据及规范，未能科学合理利用现有的护理人力资源，未能形成有效的管理机制等问题。同时，护理团队梯队均衡、结构合理性评价缺乏标准，人员未充分实现可持续发展。

（三）现状分析

护理人力资源调配流程：病区出现护理人力不足现象时，由病区护士填写《人力资源调配申请单》上交给科护士长，并打电话通知。科护士长到病区调研，现场查看病区护理人力资源情况，再走访片区内其他病区，了解有无可调配的护理人员，再与病区护士长沟通协调完成调配。

现有调配流程较烦琐，无细致客观的数据支持。护理部制作查检表，到各病区进行现场观察访谈，再将数据进行整理分析，得出主要存在的问题：医院缺乏人力资源管理信息系统，人力资源调配方案不完善，病区护士长管理方式缺乏客观数据支持，片区护士长人员调配方式烦琐、周期长。

二　改进措施

（一）组建项目执行团队

建立以院长、各院区执行院长、护理部为主的决策层，负责统筹安排人员调配工作；科护士长为保障层，负责项目的具体推进及质量控制；病区护士长、责任护士为实施层，负责项目具体实施的团队。

（二）设计并开发护理人力资源智能管理系统

依托医院现有"护理信息平台"，与信息部联合设计并构建基于RAFAELA系统理论的护理人力资源管理模块，该模块包含患者信息、护士信息、人力资源调配、智能测算四大板块，并建立基于大数据智能分析的护理人力资源智能调度管理方式。

（三）建立基于信息技术的精准化护理人力资源调配体系

建立以人员、岗位、质量"三位一体"为核心，以临床移动护理管理云平台为保障的精准化护理人力资源调配体系。借助护理信息平台的智能管理与分析功能，病区内各责任护士实时查看本责任组内患者护理工作量及所需护理时长，提前对本班工作内容进行有序合理的规划，结合ABC时间管理法合理安排各项护理工作。病区护士长可实时查看各责任组、各班次的护理工作量，合理动态调配，优化人员构成组合。当本病区护理人力不足时，

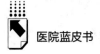

可向本片区科护士长提供实时护理人力与工作量的相关数据，在系统中直接提出人力支援或增加配比的申请。片区科护士长通过实时查看片区内各病区一定时期内具体的工作量与人员配比情况，直观动态地了解护理工作量及在岗人员是否饱和充足。在此基础上快速对片区内护理人力资源进行科学调配，当本片区内护理人员不足时，科护士长可提交申请至院区护理部申请支援。由护理部集中管理、统筹调配护理人力资源，全院范围内各片区间进行护理工作量分析及对比，有针对性地进行人力资源的有效调配及分析。

（四）项目推进实施

2021年3月调研全院目前的护理人力资源调配情况；2021年4月护理部提交项目方案，征求院部意见；2021年5月开发临床移动护理管理云平台；2021年5~7月全院各病区推广实施，护理部、片区护士长、病区护士长、病区责任组长分别负责各模块的运行，并收集使用意见，总结反馈并持续改进；2021年8月形成制度化、常态化机制，并持续推广实施。

三 价值与效果

（一）提高护理服务效率

项目在医院推广实施以来，规范并优化了护理人力资源调配流程，在护理大数据的支持下，盘活了医院内部护理人力资源存量，实现了人力资源价值最大化，其中护理人力资源调配时间由原来的72小时降低到24小时，住院患者24小时平均护理时数由2小时提升到2.3小时，护理量与各层级护士匹配度由39%上升到61%。

（二）改善护理质量指标

整体护理质量不断提升，护理质量得分平均提高了4.2分，出院患者数增加了6.6%，平均住院天数下降了5.1%，患者满意度也由93.55%上升到98.5%。

（三）创造社会效益及成果推广

在现有护理人力资源配置的条件下，医院最大限度地发挥了护士的工作积极性和潜能，也提高了护士的满意度，满足了护理人员自我实现的需要。护理人力成本节省了 300 万元，护士绩效平均增加了 10%，护士满意度由 85.2% 上升到 90.3%，护士离职率由 4.76% 下降到 2.51%。

该项目在泉州市多家医疗单位进行普及推广，实现区域共享。对医院来说，既节约了人力成本，也产生了一定经济效益，打造了"护士满意—优质护理—患者满意"的良好循环链。

四 利用创新科技/信息化手段改进

（一）建立基于大数据的精准化护理人力资源调配体系

以人员、岗位、质量"三位一体"为核心，以临床移动护理管理云平台为保障，构建病区护士长、科护士长、护理部三级精准化护理人力资源调配体系。

（二）建立基于 RAFAELA 系统理论构建护理人力资源调配管理方式

通过系统提取各病区实际护理工作量，与护理时长进行智能分析，结合医院编配管理、排班与考勤、技术档案管理等模块综合评估，构建护理人力资源调配管理方式。

（三）建立基于"5E"理论的护理人力资源评价指标

从效率、经济、效果、公平、环境五个方面着手建立三级护理人力资源评价指标，包含一级指标 5 个，二级指标 6 个，三级指标 12 个。

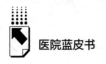

五　首创性及填补空白

通过构建优质高效低耗的人力资源运行机制，泉州市第一医院科学合理配置人力结构；构建网格化管理模式，实现点、线、面同质化管理；借助信息化技术进行精准化护理人力资源调配，为管理人员提供可靠、系统、快捷的人力资源数据资料，实现全院护理人力资源管理信息化、系统化、科学化发展。填补了国内行业空白。

B.23
智慧护理　乐享工作

南京医科大学附属明基医院*

摘　要： 烦琐的杂务占据了护理人员大量时间，打断护理人员正常工作，使之出现错误，影响护理质量及病人安全。护士终日被"事务性工作"消耗精力，导致离职率居高不下。为了提高护理品质，提升护理效能，本文提出设计智慧护理平台，通过护理电子白板、床头牌、交班单、病人体征量测、陪护管理、订餐小程序等信息产品，建设物联网智慧病区，解放护理人力，积极开展互联网护理居家上门服务，将护士还给病人。让护士在工作中感受小确幸，让患者在服务中体验真便捷。此平台自 2022 年全院累计节约工时近 22 万小时，减少成本 345 万元，患者满意度显著提升。可见，智慧护理平台运行效果显著，值得推广应用。

关键词： 智慧护理　高效能管理　智慧病房

南京医科大学附属明基医院是三甲综合性医院，核定床位数 1050 张，住院人次超过 40000 人次/年，拥有护理人力 700 余人。国家卫健委对护理效率和管理效能高度重视，在"十三五"时期、"十四五"时期发布的《全国护理事业发展规划（2016-2020 年）》《关于促进护理服务业改革与发展的指导意见》等一系列文件中均强调，医院要利用信息技术，优化护理服

* 邱洁，南京医科大学附属明基医院资讯发展部高专；李浚维，南京医科大学附属明基医院资讯发展部部长；王唐清，南京医科大学附属明基医院护理部干事；潘奎静，南京医科大学附属明基医院副院长；王素花，南京医科大学附属明基医院资讯发展部副部长。

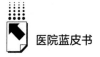
务流程，提高临床护理工作效率，减轻护士工作负担。明基医院着力打造智慧护理平台，以信息化为抓手，压缩间接护理时间，聚焦护理痛点难点，深入现场调研、逐一分析，提炼需求、设计服务产品、确立行动方案、制订导入计划。智慧护理平台整合系统资源，释放人力，提升护理品质。

一 痛点与改进方式

明基医院资讯发展部邀请护理同事成立专案小组，进行专题讨论，列出提升护理效能的鱼骨图（见图1）。运用服务设计的方法，对各个护士站各层级护士进行深入访谈，实际观察护理行为、作业流程，设计工作时间查检表，现场收集作业数据，根据访谈调研记录进行分析汇总，找出大量占据护理时间的事务性工作项目和业务需求最大的服务项目，聚焦改善目标。

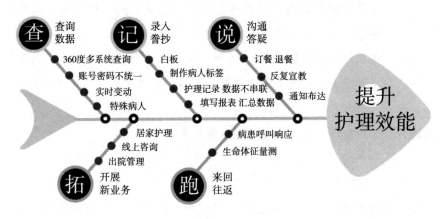

图1 提升护理效能分析

资料来源：南京医科大学附属明基医院。

表1 提升护理效能分级目标设定

核心问题	信息化需求	全院累计预期目标
更新白板及查询数据	定制电子白板 汇整关键信息	节约 5475 小时
更新床头插牌数据	整合电子床头屏、床边呼叫系统、进行健康宣教	节约 32850 小时
交班准备数据	电子交班单 一键汇整交班信息	节约 4500 小时

核心问题	信息化需求	全院累计预期目标
体征测量	无线生命体征录入　同步护理记录、体温单	节约 91250 小时
陪护管理	打通陪护及核酸系统　解决陪护核酸混采	节约 2920 小时
订餐管理	患者自助订餐　自助统计订餐率	节约 65700 小时
居家护理	互联网护理平台提供全程服务	增加收入 20 万元

资料来源：南京医科大学附属明基医院。

专案小组梳理服务流程，以系统建设适应性、先进性、安全性与可靠性、灵活性为原则，结合物联网技术，设计智慧医护服务产品，并制订 2020~2022 年系统导入推进计划。

1. 电子白板、护士站战情中心——增强医务人员之间的有效沟通

告别各种系统多次分别查阅及手工转抄模式，设计护士站电子白板，病人清单、护理排班、医师排班、出入动态、特殊患者、重要通知分模块显示，一目了然，表格按各护士站需求定制设计开发，数据采集自 HIS、NIS、LIS、PACS 等多个系统，轻松掌握病房状态，实现白板的数字化、智能化、可视化管理，电子白板也适用于医师答疑、参观接待等各种场景。

2. 门口屏、床头屏智能床旁呼叫系统——得力的查房助手

抛弃品类众多、形态各异的手工床头插牌，设计门口屏、床头屏，定制多级页面，接入各系统数据并及时更新。手术检查排程轻松查阅，多形式、专科化健康宣教直达床边。门口屏显示病人信息，医师查房一目了然，特别适合多科混住的护士站，特殊病人（如多重耐药病人）用特殊暗码标记，护理人员易于辨识，同时支持房型改造，加减床时可轻松实现房号床号变更。结合床边呼叫接听、记录响应时长功能，管理数据支持提升响应及时率。

3. 电子交班单

电子交班单可一键汇整早交班数据，涵盖 10 大方面，48 个交班信息，提取 HIS、NIS、手麻系统中关键信息，分类汇总，支持导出、打印存档，所需时间从半小时压缩到半分钟，提升效率。

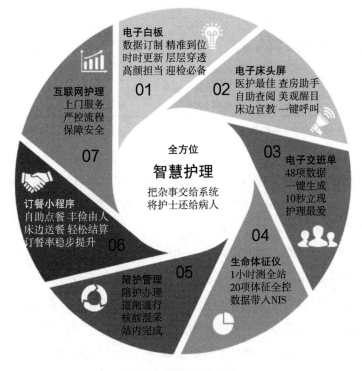

图 2　智慧护理平台

资料来源：南京医科大学附属明基医院。

4. 生命体征量测

以往对患者的体征数据录入烦琐耗时，护理人员需携带耳温枪、血压计、记录单，测完后再手工录入 PDA 或 NIS 系统的护理记录及体温单。操作步骤多，测量一个病人至少花 8 分钟，消耗大量时间，因病人多，数据多，易出差错。引入无线生命体征仪，基于物联网技术，直连 NIS 系统，大幅减少转录错误。护士床边一次采集 20 余项患者体征，直接生成体温单和护理记录，0.5 小时完成全站患者体征采集工作。

此外门诊候诊区设置生命体征量测站，一站式测量门诊患者身高、体重、血压、脉搏等并自动录入门诊电子病历中。急诊在预检分诊时量测的患者生命体征将录入 HIS 进行自动判定分级，录入电子病历，提升接诊效率。

5. 住院陪护探视管理

传统陪护证申领、审核、通行、核检管理依靠人工查阅。智慧护理平台联通手机 App、陪护系统、智慧道闸、检验系统，电子陪护证申领后，患者及陪护人员在道闸刷脸及扫描手圈码测温后即可通行，各护士站内定时定点有序完成患者及陪护人员核检工作，降低人力成本，减少陪护家属楼内走动，患者及陪护人员在 App 上也可轻松查阅检验报告。

6. 自助订餐小程序

病人订餐事无巨细，所有问题均要护士解决。病人的特殊需求护士更要贴心满足。新老病人更替，也要护理人员反复教学；订餐率、治疗饮食订餐率、满意度月月盘点并纳入护理人员的纵横向考核，增加了护理人员工作负担。订餐小程序实现了患者自助点餐，扫描手圈码识别治疗饮食医嘱，连带医嘱配套餐品。患者及家属点餐、付款、餐品统计、送餐一气呵成。同时系统支持护士协助行动不便的患者订餐，可改可退，有迹可循，半分钟完成餐品及订餐率统计。

7. 互联网+护理　居家护理

医院伤口造口及静脉置管专科居家护理需求较大，失能半失能老人、慢性病老人、母婴、康复人群等的居家护理需求更是不容忽视。医院成立全部由省市级专科护士组成的居家护理团队，智慧护理平台遵循"互联网+护理"理念，推出伤口、肌肉注射、PICC 导管护理等 57 项上门服务，手机接单，评估资料，按时上门。平台对身份认证、资料采集、隐私、人员定位、黑名单管理等模块信息进行保护。平台着手规范质量控制、风险控制和运营管理，具体到服务区域控制、地址异常提醒、工作超时提醒、护士实时定位、患者服务评估等项目，一站式保障服务中运营管理、保险保障、资金管理等环节的顺利进行，全程留痕，满足监管需求，解决护士后顾之忧。

二　实施成效

智慧护理平台整合系统资源，释放护理人力，提升护理品质，达成的成

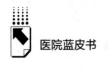

效主要有以下几点。

1. 价值提升：2020 年智慧护理平台上线以来，2022 年全院累计节约工时近 22 万小时，减少成本 345 万元。2022 年 30 名护理人员提供居家护理服务超过 1700 人次，收入超过 47 万元，深受母婴、慢性病及失能患者的欢迎，业务量在 2022 年 3 月居江苏省第一名，其中《"互联网+护理服务"模式下——一例前列腺痛、结肠癌晚期患者的居家安宁疗护实践》在 2021 江苏省护理学会肿瘤护理专业委员会举办的"首届安宁疗护案例竞赛"荣获三等奖。

表 2　2022 年智慧护理平台整体解决方案实际效益

核心问题	解决方案	全年全院累计预期目标	2022 年全院累计实际效益（有形）	2022 年实际效益（无形）
更新白板及查询数据	电子白板	节约 5475 小时	节约 6925 小时	美观整洁
更新床头插牌数据	电子床头屏床边呼叫系统信息查询、健康宣教	节约 32850 小时	节约 30682 小时节约 1.4 万元	美观整洁
交班准备数据	电子交班单	节约 4500 小时	节约 4350 小时	0 差错
体征测量	无线生命体征录入	节约 91250 小时	节约 86450 小时	0 差错
陪护管理	陪护管理	节约 2920 小时	节约 3548 小时	0 差错　0 投诉
订餐管理	订餐小程序	节约 65700 小时	节约 86412 小时收入 298 万元	满意度提升
居家护理	互联网+护理	增加收入 20 万元	收入超过 47 万元	案例获奖

资料来源：南京医科大学附属明基医院。

2. 品质安全提升：护理服务质量安全提升，结果面指标中给药错误、跌倒、压力性损伤等明显下降。

3. 满意度提升：护理服务总体满意度提升，由 2020 年 1 月的 98.2% 提升至 2022 年 5 月的 99.7%。健康宣教满意度提升，由 2020 年 1 月的 96.2% 提升至 2022 年 5 月的 99.1%。员工敬业度提升，2020 年、2021 年度获丁香园医疗机构民营医院最佳雇主。

智慧护理平台系统的持续改善，彰显明基医院的人性关怀与管理智慧，获得人民群众的肯定。该平台荣获 2022 艾力彼智慧医院创新科技赋能医管案例大赛一等奖、2023 年度中国社会办医数字技术创新应用优秀案例。

三　总结与展望

明基医院按照三甲医院标准信息化体系建设，持续创新管理模式，设计智慧护理平台整体解决方案，有效提升护理效能，支持护理工作科学化、规范化、制度化发展，同时整合国内外护理管理经验，开展缜密的技术交流合作，夯实百年医院健康运营基础。

未来，医院将加强护理平台系统整合，结合电子病历等级评审及智慧服务评级要求，深挖患者需求，依托管理实践，拓展智慧医院的创新应用、推动医院护理高质量发展。建设一个充满想象力与无限活力的全面智慧化的医院，善用集团资源，整合物联网、AI 人工智能、大数据分析，迈向全面智能化医院。

参考文献

1. 庄一强、徐权光、刘剑文：《2022 年中国智慧医院及医疗产业智慧化发展报告》，载庄一强、廖新波、王兴琳、徐权光、吴庆洲、李琼、广州艾力彼医院管理中心主编《医院蓝皮书：中国智慧医院发展报告（2022）》，社会科学文献出版社，2022。皮书数据库：https：//www.pishu.com.cn/skwx_ps/initDatabaseDetail? siteId=14&contentId=14041637&contentType=literature。

2. 国家卫生健康委：《国家卫生健康委关于印发〈全国护理事业发展规划（2016-2020 年）〉的通知》［EB/OL］.（2026-11-18）［2023-05-09］. http：//www. nhc. gov. cn/yzygj/s3593/201611/92b2e8f8cc644a899e9d0fd572aefef3. shtml。

3. 国家卫生健康委：《国家卫生健康委关于印发〈全国护理事业发展规划（2021-2025 年）〉的通知》 ［EB/OL］.（2022-04-29）［2023-05-09］. http：//www. nhc. gov. cn/yzygj/s7653pd/202205/441f75ad347b4ed68a7d2f2972f78e67. shtml。

4. 王锋：《苏仁智能生命体征监护设备及数据应用报告》，载朱勇、田宜春、徐旭昶主编《智能养老蓝皮书：中国智能养老产业发展报告（2018）》，社会科学文献出版社，2018。皮书数据库：https：//www.pishu.com. cn/skwx ＿ ps/ initDatabaseDetail？siteId＝14&contentId＝10396675&contentType＝literature。

5. 杨腊梅、罗仕兰、杨思宇等：《临床护士使用智慧护理技术真实体验的质性研究》，《中华现代护理杂志》2020年第17期。

6. 万文锦、袁慧、王荣等：《智能多终端护理质控系统的开发与应用》，《中国护理管理2021》第12期。

B.24

输液医废分拣机器人在输液室
医废处置中的应用

上海市同仁医院*

摘　要：　为验证输液医废分拣机器人在输液室医废处置中的应用效果，本文选取 2021 年 10~12 月在急诊输液室工作的 15 名护士、10 名实习护士作为对照组，用传统方法处理输液医废，试验组选取 2022 年 1~3 月在急诊输液室工作的护士 15 人、10 名实习护士，用输液医废分拣机器人处理输液医废。试验组护士拔完针以后，只需将一整套输液器具挂到输液医废分拣机器人点位上就可以自动分拣。对照组采用传统的方法，拔完的补液，会插至输液袋接头，至垃圾桶处，用剪刀剪断输液针头丢至锐器盒，分别丢至相应的垃圾桶，比较两组方法平均每次处理输液医废的时间、护士在处理医废期间发生的针刺伤次数、护士对医废处理方法满意度情况。结果表明，输液医废分拣机器人在输液室医废处置中的应用，能够缩短输液医废处理的时间，减少输液室针刺伤的发生，提高护士对医废处理方法满意度。

关键词：　输液室　医废处置　针刺伤

　　输液室包括门诊输液室和急诊输液室，输液室每日患者接待量为 200~300

---

* 周丽金，上海市同仁医院急诊科护士长；李蕊，上海市同仁医院护理部主任；朱华，上海市同仁医院护理部副主任；刘庆，上海市同仁医院急诊科护士长；钱飞虎，上海市同仁医院急诊科护士长；李敏，上海市同仁医院急诊科护士。

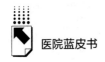

人次，护理人员工作繁重，为病人输液、换水必须到座位进行，而病人又要随喊随到。医护人员处理输液医疗废物时要弯下腰进行，体能消耗大，容易造成腰肌劳损。平均每次处理一套输液医废需要弯腰 3 次，包括需要剪断针头丢弃针头弯腰 1 次，丢弃输液器至黄色垃圾袋弯腰 1 次，丢弃输液袋弯腰 1 次。

针刺伤是指由注射针头、缝合针、穿刺针等医疗锐器导致的皮肤损伤①，针刺伤是当今医护人员面临的严重职业危险之一，意外针刺伤是护理人员在工作中不可避免的一种意外伤害，在平时的工作中发生针刺伤的机会比较大。针刺伤在护理人员当中很常见，每年全球被针刺伤的护士大约有 10 万人②。针刺伤也是护理工作中最常见的一种职业性伤害，据报道我国护理人员针刺伤发生率为 78.96%③；长期的高压工作使护士疲惫不堪，精力、体力的下降就会导致护理误差率的上升，也是导致针刺伤发生的主要原因④。此外，针头和注射器分离困难会使护士直接用手去分离污染的针头，从而也就可能伤害到护理人员。针刺伤已成为医务人员个人防护策略中被严重低估的部分，虽然院内感染培训不断增强，相关防护装备不断配置，但针刺伤依然成为临床操作中最常见的职业损伤⑤⑥。在输液室发生针刺伤的可能性更大，在输液室内为了确保医疗废弃物规范处置，每个患者输液后产生的医疗垃圾，均由护士逐项处理：先要把输液管剪掉，然后把针拔下来剪掉、装入利器盒，再把输液袋和输液管分类投放。在每次处理医疗废弃物时护士被针刺伤的风险也会增大，而针刺伤是医护人员感染艾滋病、乙肝、丙肝病毒等血源性疾

① Rice B. D., Tomkkins S. E., Ncube F. M.. "Sharp truth: healthcare workers remain at risk of bloodborne infection", *Occup Med* (*Lond*), 2015 (3).
② 李剑、李芳、岳月娟、覃小菊：《基础护理实验教学中针刺伤现状及原因分析》，《重庆医学》2017 年第 12 期。
③ Ghasemim, Khabazkhoobm, Hashemih, et al., "The incidence of needle stick and sharp injuries and the associations with visual function among hospital nurses", *J Curr Ophthalmol*, 2017 (3).
④ 朱丽萍、张占香、廉赞洁、马昱君：《消化科护理人员针刺伤原因分析及预防措施》，《中国药物与临床》2016 年第 8 期。
⑤ 张梦华、刘盛楠、沈燕：《医务人员血源性职业暴露现状分析及防控》，《中华医院感染学杂志》2017 年第 18 期。
⑥ 张亚英、姜亦虹、钱静、张贤平、孔懿、李阳、戈海：《医务人员职业暴露现状调查及对策》，《中国感染控制杂志》2017 年第 7 期。

病的主要原因之一，对其职业安全及生命安全造成了极大的威胁。

因此，减轻护士工作量，减少护士的弯腰次数，降低医护人员针刺伤的发生率的改进措施势在必行。为了能够帮助护士方便处置医疗废物，由上海市同仁医院（以下简称医院）负责独创，在厂家协助下研发的一款输液医废分拣机器人，可以 24 小时工作，只需将一整套输液器具挂到指定点位上就可以自动分拣医疗废物，只需 3 秒护士就完成操作，也不需要弯腰进行分类处置，大大减轻了护士的工作量，也避免了针刺伤的发生，确保了护理人员的安全。该输液医废分拣机器人实现了输液医废处理的全流程闭环管理。经临床验证效果较好，现报告如下。

一　输液医废分拣机器人的工作步骤

（一）将电源线插头插入插座中。

（二）"待机"灯点亮，显示绿色光，说明电源已接通（见图 1）。

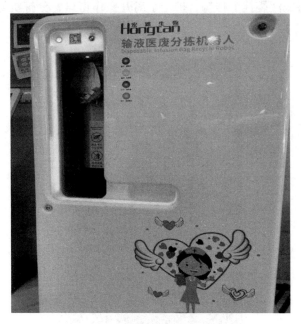

图 1　输液医废分拣机器人外形

（三）按下"待机"按键，等待分拣机器人启动，操作窗口显示蓝色光，说明开机成功，可正常使用（见图2）。

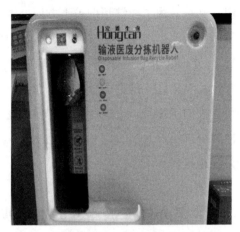

图2　输液分拣机器人操作窗口蓝光正常使用

（四）将输液针回插进输液袋。

（五）将输液袋挂上挂钩，护士手离开操作窗口，分拣机器人自动开始工作（见图3）。

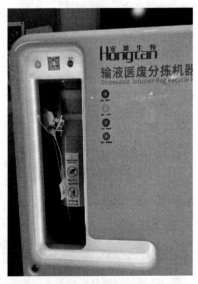

图3　将一整套输液器具挂到点位上

（六）输液分拣机器人自动分拣至各垃圾桶（见图4）。

（七）处理医废之后进行手消毒。

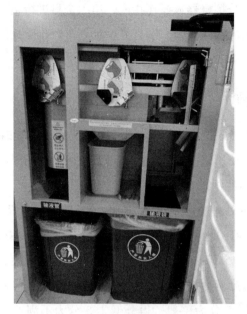

图4　自动分拣至各垃圾桶

二　临床应用

（一）研究对象一般资料

选取医院急诊科 2021 年 10~12 月，在输液室工作的护士 15 名、实习护士 10 名，作为研究对照组。该组分拣作业采用传统的方法，拔完的补液，会插至输液袋接头，至垃圾桶处，用剪刀剪断输液针头丢至锐器盒，将其他医废部件分别丢至相应的垃圾桶。另选取医院急诊科 2022 年 1~3 月，在输液室工作的护士 15 名、实习护士 10 名，作为试验组，试验组护士只需将一整套输液器具挂到输液医废分拣机器人指定点位上就可以自动分拣。

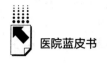

（二）干预方法

制订输液医废分拣机器人操作指南，组织全科进行培训，使护士掌握输液医废分拣机器人的操作流程。制订维护计划及时排除故障流程，以确保其长期可靠运行。

（三）评价指标

1. 护士平均每次医废处理的时间：对照组使用传统的方法进行医废处理的时间。试验组使用输液医废机器人进行医废处理的时间。

2. 试验组、对照组护士针刺伤的发生例数。

3. 护士对医废处理方法满意度测评。2021年10~12月，对照组的15名护士和10名实习护士对传统的医废处理方法进行满意度测评；2022年1~3月，试验组的15名护士和10名实习护士对输液医废分拣机器人的医废处理方法进行满意度测评，测评采用10分制满意度问卷调查，得分为6分为满意，得分在3~5分为一般，得分低于3分为不满意。总满意度＝（满意+一般）/总例数×100%。

（四）统计方法

采用SPSS 22.0统计学软件处理数据，护士平均每次医废处理时间、护士针刺伤发生例数用卡方检验，护士满意度比较采用卡方检验。P<0.05时，则认为差异有统计学意义。

三 试验效果

（一）两组医废处理的时间比较

试验组护士平均每次处理医疗废物的时间低于对照组，差异有统计学意义（P<0.01，见表1）。

表1 两组护士每次处理医废时间的比较

组别	人数（名）	每次处理输液医疗时间（秒）	t	P
试验组	25	10.52±0.15	24.042	<0.01
对照组	25	3.72±0.25		

（二）两组针刺伤的比较

试验组护士发生针刺伤例数低于对照组，差异有统计学意义（P<0.05，见表2）。

表2 两组护士针刺伤的比较

组别	人数（名）	针刺伤例数[例数（例），构成比（%）]	χ^2	P
试验组	25	1(4)	12.4483	0.0004
对照组	25	5(20)		

（三）两组护士满意度比较

试验组护士对医废处理方法满意度高于对照组，差异有统计学意义（P<0.05，见表3）。

表3 两组护士对医废处理方法满意度比较

组别	人数	满意/一般[例数（例），满意度（%）]	不满意[例数（例），满意度（%）]	总满意度[例数（例），满意度（%）]	χ^2	P
试验组	25	23(92)	2(8)	23(92)	9.9412	0.0016
对照组	25	15(60)	10(40)	15(60)		

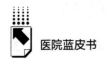
四 结语

输液医废分拣机器人的体积不大，大约相当于两个医废垃圾桶的体积。不影响输液室的日常工作。输液医废分拣机器人安装方便，插电即用，处理过程全自动，日常维护也简单，每日只需要定时更换锐器盒和垃圾袋1次。

传统的医废处理方法中，护士需要打开3个不同的垃圾桶处理医废，每处理一次输液医废，就需要弯腰3次，所需时间每次都需10秒。使用输液医废分拣机器人处理输液医废，护士只需把拔下来的一套输液医废挂在规定位置，无须弯腰就能完成，每次需要3秒。处置输液医废是输液室护士工作中必不可少的一个操作步骤，为避免使用后的输液器材流入不法渠道，护士必须在第一时间对输液医废进行毁形和分类，最后送至医废回收站进行无害化处理。医废需要及时规范处置，为了减少护士针刺伤，输液医废分拣机器人解决了这一问题。护士通过培训，熟练掌握输液医废分拣机器人的使用方法和故障排除方法，使用过程中既节约时间，又减少了护士弯腰次数，提高了护士满意度。安全锁的设置也让医废管理更有保障，适用于输液室、日间化疗室、住院病房和包括内镜中心等设有输液场景的各类场所。

该机器人已经在多家医院投入使用，给所有护士带来了便利。2021年10月13日，此产品申请外观专利（申请号：2021306726785），并于2022年1月20日获得授权。2021年10月24日，此产品申请实用新型专利（申请号：2021225570086），并于2022年4月2日获得授权。根据前期市场调研以及知识产权相关搜索，本产品目前在国内无相似竞品。输液医废分拣机器人也有局限性，比如垃圾桶满了没有报警设置。座位号粘贴标签容易粘住机器的内部要件而造成故障，玻璃瓶的分拣不顺畅等，在以后的使用过程中，还需要继续优化，使护士使用更加方便。

B.25

呼吸道传染病应急医疗设施的
"平疫结合"措施探讨

——以中山大学附属第五医院凤凰山病区项目为例

中山大学附属第五医院*

摘　要： 为满足呼吸道传染病应急医疗设施"平疫结合"的需求，凤凰
山病区（应急抢险）项目从建筑的全生命周期进行整体规划和
后期运营优化管理，实现医疗资源的整合和高效利用，为未来应
急医疗设施的建设和运营维护提供相应的参考实例。

关键词： 永久结构　应急医疗设施　平疫结合

中山大学附属第五医院凤凰山病区作为国内首个永久结构形式的应急医
院，项目总建设周期为 40 个日历日，于 2020 年 3 月 10 日竣工，总建筑面
积为 15599 米^2，其中设置 160 间负压隔离病房，共 300 张床位，并有配套
的手术室（2 间）、CT 室（1 间）、ICU（8 间）、医护办公和检验区等。为
提升收治病区的使用效率，在珠海市政府的决策和支持下，凤凰山病区项目
建设将"平疫结合"的思想贯穿始终，最大化延长项目使用生命周期，优
化建筑工艺，实现疫情救治与普通住院的灵活转换，最大效率发挥其医疗
职能。

---

* 袁辉，中山大学附属第五医院基建工程处处长；刘沛昕，暨南大学附属珠海医院；吴井宇，
珠海市卫生健康局规划信息科科长；杨陌，中山大学附属第五医院工程管理科工程师；邓
晖，中山大学附属第五医院工程管理科工程师。

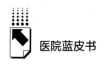
一 项目规划阶段

（一）规划选址

中山大学附属第五医院（以下简称"中大五院"）感染科为广东省临床重点专科，2003年院内成立了感染病防治中心（珠海市感染病治疗专区），该中心为广东感染病临床重点专科，参与了非典、禽流感、登革热、甲型流感等多个突发重大感染性疾病的救治工作，2014年珠海市政府投资建设传染病防治大楼，内设198张床位，用于珠海市新发/突发传染病、输入性传染病的临床诊疗。

凤凰山病区项目考虑以上因素，将项目选址于中大五院内后山区域，定义该项目属于新建应急医疗工程。病区严格按照传染病建设防控要求，与周边建筑均保持大于20米宽的绿化隔离卫生间距①，在院内的位置相对独立，且地势较高不易受到洪涝灾害影响，位于常年主导风向的下风向。

（二）建设规模

由于国家和各地方针对此类呼吸道传染病应急医疗项目的建设标准和规范正在逐步建立，在项目建设时期仅有一些类似的建设指引作为参照。在此情况下，珠海市卫生健康局根据2019年的珠海市和澳门特别行政区的相关人口统计数据，最终确定项目的建设规模为拥有160间负压隔离病房，容纳300张病床。

（三）结构形式

项目建设前期按照珠海市政府决策，凤凰山病区完全按武汉雷神山、火神山医院建造标准，要求15天完工交付，同时要求保持五年以上的使用寿

---

① 《传染病医院建筑设计规范》（GB 50849-2014）。

命。由于项目建设可占地面积仅为 20669 米^2（包括附属用房占地 1250米^2），如按照常规应急医院建设标准，采用单层"鱼骨式"集装箱式布局，在规范允许条件下则无法满足 160 间负压病房规模的整体铺装敷设。同时考虑到负压病房的气密性要求高，结合珠海市特有的地理位置和气候环境，考虑到抗特大台风等自然灾害等因素，为满足五年以上的使用寿命，最终项目采用了两层钢筋混凝土的传统结构形式进行建设。

二 项目设计阶段

（一）建筑设计

本项目医疗工艺设计参考了国内已有的典型应急医院项目的平面布置，采用双侧病房的"工"字布局模式，每层分成三个防火分区，其中首层设置了三个负压病房区和一个医技区（CT、手术室、ICU、负压检验及PCR），其中一间手术室按 4mmpb 铅当量防护等级设置，以便骨科等需要移动式放射设备的科室进行手术，二层设置了四个标准病区。每个病区均设置标准负压病房，每个区域均根据不同的卫生安全等级进行洁污分区和医患分区。

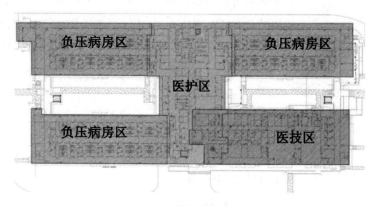

图 1　首层功能分区

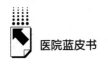
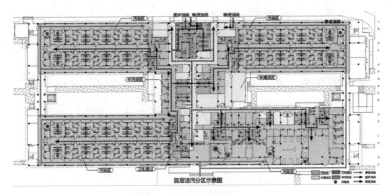

图2　首层洁污分区

标准病房开间净尺寸为 6000 毫米×3275 毫米，走廊净宽为 2800 毫米，首、二层层高分别为 4500 毫米和 4200 毫米，病房内净高为 2800 毫米，走道及辅助用房区域净高 2600 毫米。应急病房相对于普通集装箱病房的宽度和高度均有一定的扩大，这也遵循了"平疫结合"的使用思路，考虑到未来非疫情期间医疗使用的规范化和舒适性等因素。

为满足施工工期及气密性要求，项目除卫生间、机房、防火分区隔断和有防辐射等特殊要求的房间外，其他室内隔墙均采用轻钢龙骨无机预涂板（6 毫米无机预涂板面层板+6 毫米硅酸钙板基层板+100 毫米轻钢龙骨内填80 毫米厚岩棉），天花吊顶采用岩棉彩钢板。由于大量采用装配式隔墙和吊顶施工工艺，可减少现场的湿作业工作量，有效加快了现场施工进度，同时气密性、功能性、美观性、舒适性大大增强。

（二）结构设计

项目采用现浇钢筋混凝土框架结构，建筑结构的安全等级为二级。结合珠海市抗震和抗台风要求，本项目的设计抗震设防等级为 7 级，全部采用带 E 的抗震钢筋，基本风压设计为 50 年重现期。

为满足应急医疗设施建设工期的要求，平板式筏板基础混凝土强度采用C35P6 等级，底板设置膨胀加强带。为满足施工工期需求，柱、楼板混凝土强度采用 C40P6 等级并加三天早强，施工比设计实际提高两个强度等级和早强，实现施工两天拆模。

（三）机电设计

1. 暖通设计

由于呼吸道传染病是指通过空气传播的传染病[1]，因此空调通风系统的设计至关重要。本项目病房采用分体冷暖空调，每个病区的新风均采用独立的直膨式风冷热泵机组，机械排风系统按清洁区、半污染区和污染区分区独立设置，排风口一方面高出屋面 2 米并设置空气消毒装置，同时与新风口保持不小于 20 米的间距。

病房与其相邻相通缓冲间和医护走廊均保持不小于 5 帕负压梯度差（见图 3），项目就地设置 240 个机械式压差计，排烟均考虑自然排烟。由于送排风管道均外露且采用镀锌钢板制作，为防止管道腐蚀，保障系统持续稳定运行，其外露的管道均增加了铝板保护壳。

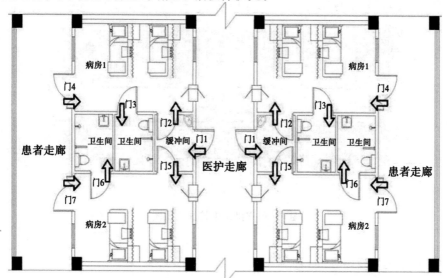

图 3　负压病房气流分布（沿箭头方向压力逐步降低）

---

①　黄中：《医院通风空调设计指南》，中国建筑工业出版社，2019，第 253 页。

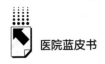

由于每个病区送排风系统各自独立，病区可根据外部疫情的动态变化进行分区开设，有效节约了院内的医疗资源。

2. 给排水设计

项目位于院区内后山区域，整体地势高于市政道路约 5 米。院区内已具备双路水源供水，由于市政道路供水压力波动较大，为保证项目供水安全，在首层半清洁区生活泵房内设置了断流水箱和变频加压供水设备。生活热水取自病房独立的电热水器，饮用水在每个病区集中设置带净水过滤的电开水炉供给。

室内污废水采用合流制，空调冷凝水间接排至卫生间地漏，房间地漏均通过洗手盆来保证水封不干涸。室外在首层内庭院和医护区预埋 DN200 的排水管道（见图 4），各病房的排水管均接驳此预埋排水主管，在排水主管上每隔 15 米设置一个室外清扫口，不超过 50 米设置通气管，排水通气管均在屋面高于 2 米高空排放，排放前设置 H14 级高效过滤及紫外线消毒措施，对高空废气进行集中处理达标排放。

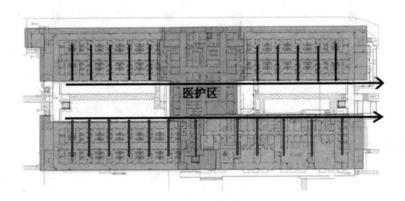

图 4　首层排水主管线布置图

3. 强弱电设计

项目建设按"平疫结合"要求规划设计，优先考虑疫情时用电负荷。本项目从市政引入两路 10 千伏电源（两路电源分列运行，互为备用），项目总安装容量 3165 千瓦，有功负荷 1875 千瓦，共采用 4 台 630 千伏安箱变供电。同时配置两台 630 千瓦箱式柴油发电机组作为本项目一级负荷中特别重要负荷（手术室、麻醉室等）及一、二级负荷的备用电源，手术室、ICU、检验科和汇聚机房均配置 UPS 电源。为保证各区域内的负压系统状态，排风与新风系统采用联动控制，启动顺序分别为：（病房排风→病房新风）→（病人走道排风→病人走道新风）→（医护走道排风→医护走道新风），同时为方便管理，护士站均设置转换按钮开关控制该系统。

弱电系统包括：信息设施系统、信息化应用系统、建筑设备监控系统、公共安全系统、安全技术防范系统、智能化接地等。疫情期间每个病房内的监视摄像机开启可查听病房内的情况，方便监护病人病情，平时此监控关闭保证病人隐私。远程会诊与视频会议可以让院内的医护人员与其他地方的专家及时交流沟通，为部分疑难病例专门定制治疗方案。

三　项目施工阶段

根据本项目的建设规模体量，常规集装箱板房结构形式需要 15 天，框架结构形式需要约 180 天。为满足不同形势需求，技术措施一方面增加了早强剂，加快了结构混凝土的终凝时间。另一方面采用轻质隔墙等装配式材料，墙面基板全部用纸胶带贴缝，面板和基板错缝铺贴。墙面开关插座的线管口、天花灯具、喷淋头等设备终端打胶密封，保证房间的气密性。同时多区域全天三班倒并行施工，高峰施工期间现场施工人员达到 3100 多人，最终施工工期仅 29 天。

四　项目运营阶段

凤凰山病区建成后，中大五院一方面积极落实凤凰山病区的"平疫转换"的医疗救治思路，另一方面也对实际使用过程中遇到的问题进行了优化改造。

（一）新排风系统改造

原设计中病区采用排风和新风联动系统，病区常年保持负压状态，其日常运行一方面造成系统运行能耗高，另一方面由于珠海属于亚热带季风海洋性气候，年平均湿度相对高。做普通病区使用时，无须强制关闭门窗，负压系统的运行造成室内含湿量高，同时吊顶内未设置空调且通风条件较差，冷凝水在吊顶内蒸发后无法外排增加了吊顶内湿度，同时排风管道未设置防结露，最终造成大量风口和排风管凝露。

经中大五院现场排查和仪表实测，组合风柜为定频运行，其风量实测为额定风量的 1.3 倍，导致出风温度偏高，机组除湿负担重，单位风量的除湿能力不足，从而造成新风送风含湿量较高，进而增大病区内湿度。

改造措施有如下几点：①降低组合柜风量，增加风量调节装置降低新风量，从而提高单位风量的制冷量和除湿量，减少新风给室内带来的湿负荷。②增加除湿再热功能，在新风柜中增加除湿再热段，提升室内的新风温度。③增加恒温恒湿控制系统，实现自动调整设备冷量、热量和风量的能力匹配，设置湿度优先模式，根据出风温度设定值控制电加热的启停和功率调节，实现智能运行。④降低排风系统风量，更换排风机的皮带轮将排风量调整至设计值的 50%，降低排风系统能耗实现节能。⑤排风系统绝热处理，排风管道增设防结露保温措施，解决吊顶风管凝露问题。以上措施相结合，在非疫情状态下病区的空调能耗平均降低了 20% 左右。

（二）污水处理系统改造

凤凰山病区采用一体化污水处理工艺，以 MBR 膜生物反应器污水处理法为主，消毒剂为成品单过硫酸氢钾，处理站仅设置电磁流量计，未设置其他水质在线监测仪表，无法满足最新相关环保文件要求。

改造措施有如下几点：①调整消毒工艺，采用次氯酸钠发生器制备的低浓度的次氯酸钠消毒液体用于污水消毒，一方面加药成本降低了约 45%，保障了操作人员日常工作的人身安全，另一方面满足了排放口的余氯要求，保证排水的消毒持续性。②增加了水质在线监测仪表，实现全自动全天监测，一旦水质有超标状态将提示报警，方便操作人员启动紧急操控模式，保证排水水质的安全和环保。

五　总结

中大五院凤凰山病区项目自 2020 年 6 月 16 日正式投入使用以来，包括呼吸与危重症医学科、内分泌与代谢病科和肿瘤中心部分科室等先后入驻凤凰山病区，圆满完成了传染病救治的各项任务，实现了医疗资源的有效利用，创造了积极的社会和经济效益。

附录一　艾力彼排行榜

2023年转化医学最佳医院100强

转化医学最佳医院：转化研究投入和研究成果转化处于全国领先的医院，含综合医院、中医医院、专科医院，不含部队医院。

名次	医院	得分	省（区、市）	城市	等级	信息化评级（EMR/互联互通/智慧服务）
1	四川大学华西医院	857.01	四川	成都	三甲	五级/五级乙等/—
2	上海交通大学医学院附属第九人民医院	849.82	上海	上海	三甲	—/四级甲等/—
3	北京协和医院	845.71	北京	北京	三甲	五级/四级甲等/—
4	复旦大学附属中山医院	836.85	上海	上海	三甲	五级/五级乙等/—
5	上海交通大学医学院附属瑞金医院	831.64	上海	上海	三甲	七级/五级乙等/3级
6	北京大学第三医院	831.40	北京	北京	三甲	六级/五级乙等/3级
7	中南大学湘雅医院	814.68	湖南	长沙	三甲	五级/五级乙等/—
8	北京大学人民医院	813.77	北京	北京	三甲	—/四级甲等/—
9	广州医科大学附属第一医院	798.86	广东	广州	三甲	五级/四级甲等/—
10	中山大学附属第一医院	785.25	广东	广州	三甲	五级/五级乙等/—

续表

名次	医院	得分	省(区、市)	城市	等级	信息化评级 (EMR/互联互通/ 智慧服务)
11	北京大学第一医院	775.95	北京	北京	三甲	—/四级甲等/—
12	上海市东方医院	774.43	上海	上海	三甲	五级/四级甲等/—
13	复旦大学附属华山医院	763.03	上海	上海	三甲	五级/四级甲等/—
14	华中科技大学同济医学院附属协和医院	757.47	湖北	武汉	三甲	五级/四级甲等/—
15	中国医科大学附属第一医院	744.77	辽宁	沈阳	三甲	五级/四级甲等/—
16	浙江大学医学院附属第一医院	737.21	浙江	杭州	三甲	五级/四级
17	中国医学科学院肿瘤医院	730.27	北京	北京	三甲	—/四级甲等/—
18	郑州大学第一附属医院	726.61	河南	郑州	三甲	六级/四级甲等/3级
19	中国医学科学院阜外医院	722.14	北京	北京	三甲	八级/四级甲等/4级
20	江苏省人民医院	710.08	江苏	南京	三甲	—/五级乙等/3级
21	华中科技大学同济医学院附属同济医院	699.73	湖北	武汉	三甲	五级/五级乙等/—
22	山东大学齐鲁医院	696.72	山东	济南	三甲	—/四级甲等/—
23	青岛大学附属医院	689.97	山东	青岛	三甲	六级/五级乙等/—
24	上海市第一人民医院	686.73	上海	上海	三甲	五级/五级乙等/—
25	中南大学湘雅三医院	681.73	湖南	长沙	三甲	五级/四级乙等/—
26	南方医科大学南方医院	668.15	广东	广州	三甲	六级/五级乙等/—
27	中山大学肿瘤防治中心	661.46	广东	广州	三甲	六级/四级甲等/—

续表

名次	医院	得分	省(区、市)	城市	等级	信息化评级 (EMR/互联互通/ 智慧服务)
28	中南大学湘雅二医院	658.95	湖南	长沙	三甲	
29	上海市第六人民医院	655.40	上海	上海	三甲	五级/四级乙等/—
30	首都医科大学宣武医院	654.48	北京	北京	三甲	五级/五级乙等/—
31	中山大学孙逸仙纪念医院	645.00	广东	广州	三甲	—/四级甲等/—
32	上海交通大学医学院附属仁济医院	641.94	上海	上海	三甲	五级/五级乙等/—
33	南京鼓楼医院	639.85	江苏	南京	三甲	六级/五级乙等/—
34	吉林大学白求恩第一医院	633.76	吉林	长春	三甲	五级/五级乙等/—
35	苏州大学附属第一医院	622.54	江苏	苏州	三甲	五级/四级甲等/—
36	北京大学肿瘤医院	615.43	北京	北京	三甲	五级/四级甲等/3级
37	浙江大学医学院附属邵逸夫医院	614.90	浙江	杭州	三甲	六级/五级乙等/3级
38	西安交通大学第一附属医院	613.21	陕西	西安	三甲	五级/四级甲等/—
39	首都医科大学附属北京天坛医院	612.00	北京	北京	三甲	六级/四级甲等/3级
40	北京大学口腔医院	611.10	北京	北京	三甲	五级/四级甲等/—
41	上海交通大学医学院附属新华医院	607.32	上海	上海	三甲	—/五级乙等/—
42	北京积水潭医院	603.13	北京	北京	三甲	
43	浙江大学医学院附属第二医院	596.85	浙江	杭州	三甲	五级/五级乙等/3级
44	首都医科大学附属北京同仁医院	592.02	北京	北京	三甲	—/四级甲等/—
45	上海市第十人民医院	585.55	上海	上海	三甲	五级/四级甲等/—

续表

名次	医院	得分	省(区、市)	城市	等级	信息化评级 (EMR/互联互通/ 智慧服务)
46	复旦大学附属肿瘤医院	582.28	上海	上海	三甲	五级/四级甲等/—
47	四川省人民医院	575.72	四川	成都	三甲	五级/四级甲等/—
48	中山大学中山眼科中心	570.25	广东	广州	三甲	五级/四级甲等/—
49	中国中医科学院西苑医院	568.44	北京	北京	三甲	—/四级甲等/—
50	武汉大学人民医院	564.51	湖北	武汉	三甲	—/四级甲等/—
51	四川大学华西第二医院	555.82	四川	成都	三甲	六级/五级乙等/—
52	广东省人民医院	553.75	广东	广州	三甲	五级/五级乙等/—
53	上海中医药大学附属龙华医院	548.22	上海	上海	三甲	—/五级乙等/—
54	福建医科大学附属协和医院	544.94	福建	福州	三甲	五级/四级甲等/—
55	中山大学附属第三医院	536.73	广东	广州	三甲	—/四级甲等/—
56	中国医学科学院血液病医院	534.07	天津	天津	三甲	
57	温州医科大学附属第一医院	530.49	浙江	温州	三甲	五级/四级甲等/—
58	上海中医药大学附属曙光医院	529.27	上海	上海	三甲	—/四级甲等/—
59	上海市同济医院	524.19	上海	上海	三甲	—/四级乙等/—
60	福建医科大学附属第一医院	522.96	福建	福州	三甲	五级/四级甲等/—
61	中国医科大学附属盛京医院	518.14	辽宁	沈阳	三甲	七级/五级乙等/—
62	首都医科大学附属北京安贞医院	515.23	北京	北京	三甲	
63	中日友好医院	513.26	北京	北京	三甲	五级/四级甲等/—

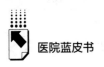

续表

名次	医院	得分	省(区、市)	城市	等级	信息化评级 (EMR/互联互通/ 智慧服务)
64	天津医科大学总医院	511.86	天津	天津	三甲	—/四级甲等/—
65	山东第一医科大学附属省立医院	510.92	山东	济南	三甲	五级/四级甲等/—
66	河北医科大学第二医院	505.27	河北	石家庄	三甲	—/四级甲等/—
67	北京医院	496.94	北京	北京	三甲	五级/—/—
68	温州医科大学附属眼视光医院	496.39	浙江	温州	三甲	
69	上海市肺科医院	489.53	上海	上海	三甲	
70	东南大学附属中大医院	483.94	江苏	南京	三甲	五级/四级甲等/—
71	天津市肿瘤医院	482.97	天津	天津	三甲	
72	四川大学华西口腔医院	476.67	四川	成都	三甲	—/四级甲等/—
73	安徽医科大学第一附属医院	474.19	安徽	合肥	三甲	五级/四级甲等/—
74	复旦大学附属眼耳鼻喉科医院	472.38	上海	上海	三甲	五级/四级甲等/—
75	南方医科大学珠江医院	470.32	广东	广州	三甲	—/四级甲等/—
76	中国科学技术大学附属第一医院(安徽省立医院)	469.72	安徽	合肥	三甲	五级/五级乙等/—
77	浙江大学医学院附属妇产科医院	461.35	浙江	杭州	三甲	五级/五级乙等/3级
78	中国中医科学院广安门医院	459.38	北京	北京	三甲	五级/五级乙等/—
79	重庆医科大学附属第一医院	454.84	重庆	重庆	三甲	
80	江苏省肿瘤医院	451.40	江苏	南京	三甲	—/四级甲等/—
81	广东省中医院	445.79	广东	广州	三甲	五级/五级乙等/—

续表

名次	医院	得分	省(区、市)	城市	等级	信息化评级 （EMR/互联互通/ 智慧服务）
82	复旦大学附属妇产科医院	441.76	上海	上海	三甲	—/四级甲等/—
83	上海市公共卫生临床中心	439.67	上海	上海	三甲	—/四级乙等/—
84	河南科技大学第一附属医院	433.11	河南	洛阳	三甲	五级/四级甲等/—
85	武汉大学中南医院	427.8	湖北	武汉	三甲	五级/五级乙等/—
86	湖南省肿瘤医院	421.7	湖南	长沙	三甲	五级/四级甲等/—
87	南通大学附属医院	421.38	江苏	南通	三甲	五级/四级甲等/—
88	河南省肿瘤医院	419.41	河南	郑州	三甲	五级/四级甲等/—
89	首都医科大学附属北京友谊医院	417.55	北京	北京	三甲	五级/五级乙等/3级
90	徐州医科大学附属医院	412.31	江苏	徐州	三甲	—/四级甲等/—
91	福建省立医院	407.11	福建	福州	三甲	五级/四级甲等/—
92	复旦大学附属儿科医院	399.9	上海	上海	三甲	五级/五级乙等/—
93	首都医科大学附属北京儿童医院	395.18	北京	北京	三甲	六级/四级甲等/—
94	北京朝阳医院	393.36	北京	北京	三甲	五级/四级甲等/—
95	深圳市人民医院	388.38	广东	深圳	三甲	五级/五级乙等/—
96	河南省人民医院	379.55	河南	郑州	三甲	五级/五级乙等/—
97	深圳市第二人民医院	367.53	广东	深圳	三甲	六级/五级乙等/—
98	浙江省肿瘤医院	367.22	浙江	杭州	三甲	—/四级甲等/—
99	贵州省人民医院	357.93	贵州	贵阳	三甲	—/四级甲等/—
100	北京中医药大学东直门医院	350.82	北京	北京	三甲	—/四级甲等/—

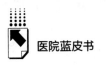
2023年顶级医院医技专科排行榜

评价对象："顶级医院100强"上榜医院的7个专科，包括放射科、核医学科、超声科、检验科、大介入科、医院药学科、病理科。

2023年顶级医院放射科排名30强

医院	省（区、市）	城市	级别
北京大学第三医院	北京	北京	三甲
北京大学第一医院	北京	北京	三甲
北京大学人民医院	北京	北京	三甲
北京协和医院	北京	北京	三甲
北京医院	北京	北京	三甲
东南大学附属中大医院	江苏	南京	三甲
复旦大学附属华山医院	上海	上海	三甲
复旦大学附属中山医院	上海	上海	三甲
广东省人民医院	广东	广州	三甲
河南省人民医院	河南	郑州	三甲
华中科技大学同济医学院附属同济医院	湖北	武汉	三甲
华中科技大学同济医学院附属协和医院	湖北	武汉	三甲
吉林大学白求恩第一医院	吉林	长春	三甲
江苏省人民医院	江苏	南京	三甲
南方医科大学南方医院	广东	广州	三甲
山东大学齐鲁医院	山东	济南	三甲
上海交通大学医学院附属仁济医院	上海	上海	三甲
上海交通大学医学院附属瑞金医院	上海	上海	三甲
首都医科大学附属北京天坛医院	北京	北京	三甲
首都医科大学附属北京友谊医院	北京	北京	三甲
四川大学华西医院	四川	成都	三甲
新疆维吾尔自治区人民医院	新疆	乌鲁木齐	三甲
浙江大学医学院附属第二医院	浙江	杭州	三甲
浙江大学医学院附属第一医院	浙江	杭州	三甲
郑州大学第一附属医院	河南	郑州	三甲
中国医科大学附属第一医院	辽宁	沈阳	三甲
中国医科大学附属盛京医院	辽宁	沈阳	三甲
中南大学湘雅二医院	湖南	长沙	三甲
中南大学湘雅医院	湖南	长沙	三甲
中山大学附属第一医院	广东	广州	三甲

注：排名不分先后，按医院拼音首字母排序。

2023 年顶级医院核医学科排名 30 强

医院	省（区、市）	城市	级别
安徽医科大学第一附属医院	安徽	合肥	三甲
北京大学第三医院	北京	北京	三甲
北京大学第一医院	北京	北京	三甲
北京大学人民医院	北京	北京	三甲
北京协和医院	北京	北京	三甲
北京医院	北京	北京	三甲
重庆医科大学附属第一医院	重庆	重庆	三甲
复旦大学附属华山医院	上海	上海	三甲
复旦大学附属中山医院	上海	上海	三甲
华中科技大学同济医学院附属同济医院	湖北	武汉	三甲
华中科技大学同济医学院附属协和医院	湖北	武汉	三甲
江苏省人民医院	江苏	南京	三甲
南方医科大学南方医院	广东	广州	三甲
山东大学齐鲁医院	山东	济南	三甲
山西医科大学第一医院	山西	太原	三甲
上海交通大学医学院附属仁济医院	上海	上海	三甲
上海交通大学医学院附属瑞金医院	上海	上海	三甲
上海交通大学医学院附属新华医院	上海	上海	三甲
四川大学华西医院	四川	成都	三甲
苏州大学附属第一医院	江苏	苏州	三甲
武汉大学人民医院	湖北	武汉	三甲
浙江大学医学院附属第二医院	浙江	杭州	三甲
浙江大学医学院附属第一医院	浙江	杭州	三甲
郑州大学第一附属医院	河南	郑州	三甲
中国医科大学附属第一医院	辽宁	沈阳	三甲
中南大学湘雅二医院	湖南	长沙	三甲
中南大学湘雅医院	湖南	长沙	三甲
中山大学附属第三医院	广东	广州	三甲
中山大学附属第一医院	广东	广州	三甲
中山大学孙逸仙纪念医院	广东	广州	三甲

注：排名不分先后，按医院拼音首字母排序。

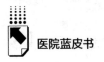

2023 年顶级医院超声科排名 30 强

医院	省（区、市）	城市	级别
北京大学第三医院	北京	北京	三甲
北京大学人民医院	北京	北京	三甲
北京积水潭医院	北京	北京	三甲
北京协和医院	北京	北京	三甲
复旦大学附属华山医院	上海	上海	三甲
复旦大学附属中山医院	上海	上海	三甲
哈尔滨医科大学附属第二医院	黑龙江	哈尔滨	三甲
华中科技大学同济医学院附属同济医院	湖北	武汉	三甲
华中科技大学同济医学院附属协和医院	湖北	武汉	三甲
吉林大学中日联谊医院	吉林	长春	三甲
江苏省人民医院	江苏	南京	三甲
南方医科大学南方医院	广东	广州	三甲
青岛大学附属医院	山东	青岛	三甲
山东大学齐鲁医院	山东	济南	三甲
山东第一医科大学附属省立医院	山东	济南	三甲
上海交通大学医学院附属仁济医院	上海	上海	三甲
上海交通大学医学院附属瑞金医院	上海	上海	三甲
上海市第六人民医院	上海	上海	三甲
首都医科大学附属北京天坛医院	北京	北京	三甲
四川大学华西医院	四川	成都	三甲
武汉大学人民医院	湖北	武汉	三甲
浙江大学医学院附属第二医院	浙江	杭州	三甲
浙江大学医学院附属第一医院	浙江	杭州	三甲
中国医科大学附属第一医院	辽宁	沈阳	三甲
中国医科大学附属盛京医院	辽宁	沈阳	三甲
中南大学湘雅二医院	湖南	长沙	三甲
中南大学湘雅医院	湖南	长沙	三甲
中山大学附属第三医院	广东	广州	三甲
中山大学附属第一医院	广东	广州	三甲
中山大学孙逸仙纪念医院	广东	广州	三甲

注：排名不分先后，按医院拼音首字母排序。

2023 年顶级医院检验科排名 30 强

医院	省(区、市)	城市	级别
北京大学第三医院	北京	北京	三甲
北京大学第一医院	北京	北京	三甲
北京大学人民医院	北京	北京	三甲
北京协和医院	北京	北京	三甲
大连医科大学附属第二医院	辽宁	大连	三甲
福建医科大学附属第一医院	福建	福州	三甲
福建医科大学附属协和医院	福建	福州	三甲
复旦大学附属华山医院	上海	上海	三甲
复旦大学附属中山医院	上海	上海	三甲
广东省人民医院	广东	广州	三甲
华中科技大学同济医学院附属同济医院	湖北	武汉	三甲
华中科技大学同济医学院附属协和医院	湖北	武汉	三甲
江苏省人民医院	江苏	南京	三甲
南昌大学第一附属医院	江西	南昌	三甲
南方医科大学南方医院	广东	广州	三甲
南方医科大学珠江医院	广东	广州	三甲
山东大学齐鲁医院	山东	济南	三甲
上海交通大学医学院附属仁济医院	上海	上海	三甲
上海交通大学医学院附属瑞金医院	上海	上海	三甲
上海市东方医院	上海	上海	三甲
四川大学华西医院	四川	成都	三甲
四川省人民医院	四川	成都	三甲
浙江大学医学院附属第二医院	浙江	杭州	三甲
浙江大学医学院附属第一医院	浙江	杭州	三甲
浙江大学医学院附属邵逸夫医院	浙江	杭州	三甲
郑州大学第一附属医院	河南	郑州	三甲
中国医科大学附属第一医院	辽宁	沈阳	三甲
中南大学湘雅医院	湖南	长沙	三甲
中山大学附属第一医院	广东	广州	三甲
中山大学孙逸仙纪念医院	广东	广州	三甲

注：排名不分先后，按医院拼音首字母排序。

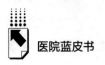

2023 年顶级医院大介入科排名 30 强

医院	省(区、市)	城市	级别
北京大学第三医院	北京	北京	三甲
北京大学第一医院	北京	北京	三甲
北京大学人民医院	北京	北京	三甲
北京协和医院	北京	北京	三甲
东南大学附属中大医院	江苏	南京	三甲
复旦大学附属华山医院	上海	上海	三甲
复旦大学附属中山医院	上海	上海	三甲
广东省人民医院	广东	广州	三甲
广州医科大学附属第二医院	广东	广州	三甲
河南省人民医院	河南	郑州	三甲
湖南省人民医院	湖南	长沙	三甲
华中科技大学同济医学院附属同济医院	湖北	武汉	三甲
华中科技大学同济医学院附属协和医院	湖北	武汉	三甲
江苏省人民医院	江苏	南京	三甲
南方医科大学南方医院	广东	广州	三甲
山东大学齐鲁医院	山东	济南	三甲
上海交通大学医学院附属仁济医院	上海	上海	三甲
上海交通大学医学院附属瑞金医院	上海	上海	三甲
上海市第六人民医院	上海	上海	三甲
首都医科大学附属北京安贞医院	北京	北京	三甲
四川大学华西医院	四川	成都	三甲
苏州大学附属第一医院	江苏	苏州	三甲
西安交通大学第一附属医院	陕西	西安	三甲
浙江大学医学院附属第二医院	浙江	杭州	三甲
浙江大学医学院附属第一医院	浙江	杭州	三甲
中国医科大学附属第一医院	辽宁	沈阳	三甲
中南大学湘雅二医院	湖南	长沙	三甲
中南大学湘雅医院	湖南	长沙	三甲
中山大学附属第一医院	广东	广州	三甲
中山大学孙逸仙纪念医院	广东	广州	三甲

注：排名不分先后，按医院拼音首字母排序。

2023 年顶级医院医院药学科排名 60 强

名次	医院	省(区、市)	城市	级别
1	郑州大学第一附属医院	河南	郑州	三甲
2	华中科技大学同济医学院附属协和医院	湖北	武汉	三甲
3	北京大学第三医院	北京	北京	三甲
4	浙江大学医学院附属第一医院	浙江	杭州	三甲
5	中山大学附属第一医院	广东	广州	三甲
6	中南大学湘雅二医院	湖南	长沙	三甲
7	四川大学华西医院	四川	成都	三甲
8	北京协和医院	北京	北京	三甲
9	中南大学湘雅医院	湖南	长沙	三甲
10	北京大学第一医院	北京	北京	三甲
11	复旦大学附属中山医院	上海	上海	三甲
12	华中科技大学同济医学院附属同济医院	湖北	武汉	三甲
13	复旦大学附属华山医院	上海	上海	三甲
14	四川省人民医院	四川	成都	三甲
15	上海交通大学医学院附属瑞金医院	上海	上海	三甲
16	南方医科大学南方医院	广东	广州	三甲
17	浙江大学医学院附属第二医院	浙江	杭州	三甲
18	苏州大学附属第一医院	江苏	苏州	三甲
19	上海交通大学医学院附属新华医院	上海	上海	三甲
20	上海交通大学医学院附属仁济医院	上海	上海	三甲
21	中国医科大学附属盛京医院	辽宁	沈阳	三甲
22	首都医科大学附属北京天坛医院	北京	北京	三甲
23	上海市第一人民医院	上海	上海	三甲
24	山东大学齐鲁医院	山东	济南	三甲
25	南京鼓楼医院	江苏	南京	三甲
26	北京大学人民医院	北京	北京	三甲
27	江苏省人民医院	江苏	南京	三甲
28	中国医科大学附属第一医院	辽宁	沈阳	三甲
29	广东省人民医院	广东	广州	三甲
30	北京医院	北京	北京	三甲

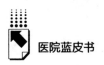
续表

名次	医院	省(区、市)	城市	级别
31	首都医科大学附属北京同仁医院	北京	北京	三甲
32	中国科学技术大学附属第一医院(安徽省立医院)	安徽	合肥	三甲
33	中山大学孙逸仙纪念医院	广东	广州	三甲
34	中南大学湘雅三医院	湖南	长沙	三甲
35	广州医科大学附属第一医院	广东	广州	三甲
36	山东第一医科大学附属省立医院	山东	济南	三甲
37	上海交通大学医学院附属第九人民医院	上海	上海	三甲
38	天津医科大学总医院	天津	天津	三甲
39	上海市第六人民医院	上海	上海	三甲
40	首都医科大学宣武医院	北京	北京	三甲
41	中日友好医院	北京	北京	三甲
42	吉林大学白求恩第一医院	吉林	长春	三甲
43	哈尔滨医科大学附属第二医院	黑龙江	哈尔滨	三甲
44	青岛大学附属医院	山东	青岛	三甲
45	首都医科大学附属北京安贞医院	北京	北京	三甲
46	浙江大学医学院附属邵逸夫医院	浙江	杭州	三甲
47	中山大学附属第三医院	广东	广州	三甲
48	重庆医科大学附属第一医院	重庆	重庆	三甲
49	武汉大学人民医院	湖北	武汉	三甲
50	东南大学附属中大医院	江苏	南京	三甲
51	福建医科大学附属第一医院	福建	福州	三甲
52	安徽医科大学第一附属医院	安徽	合肥	三甲
53	福建医科大学附属协和医院	福建	福州	三甲
54	深圳市人民医院	广东	深圳	三甲
55	吉林大学第二医院	吉林	长春	三甲
56	南昌大学第一附属医院	江西	南昌	三甲
57	徐州医科大学附属医院	江苏	徐州	三甲
58	兰州大学第一医院	甘肃	兰州	三甲
59	厦门大学附属第一医院	福建	厦门	三甲
60	杭州市第一人民医院	浙江	杭州	三甲

2023 年顶级医院病理科排名 30 强

医院	省(区、市)	城市	级别
安徽医科大学第一附属医院	安徽	合肥	三甲
北京大学第三医院	北京	北京	三甲
北京大学第一医院	北京	北京	三甲
北京大学人民医院	北京	北京	三甲
北京协和医院	北京	北京	三甲
福建医科大学附属第一医院	福建	福州	三甲
复旦大学附属华山医院	上海	上海	三甲
复旦大学附属中山医院	上海	上海	三甲
广东省人民医院	广东	广州	三甲
华中科技大学同济医学院附属同济医院	湖北	武汉	三甲
华中科技大学同济医学院附属协和医院	湖北	武汉	三甲
吉林大学第二医院	吉林	长春	三甲
江苏省人民医院	江苏	南京	三甲
南方科技大学南方医院	广东	广州	三甲
南京鼓楼医院	江苏	南京	三甲
山东大学齐鲁医院	山东	济南	三甲
上海交通大学医学院附属仁济医院	上海	上海	三甲
上海交通大学医学院附属瑞金医院	上海	上海	三甲
四川大学华西医院	四川	成都	三甲
武汉大学中南医院	湖北	武汉	三甲
西安交通大学第一附属医院	陕西	西安	三甲
浙江大学医学院附属第二医院	浙江	杭州	三甲
浙江大学医学院附属第一医院	浙江	杭州	三甲
郑州大学第一附属医院	河南	郑州	三甲
中国医科大学附属第一医院	辽宁	沈阳	三甲
中国医科大学附属盛京医院	辽宁	沈阳	三甲
中南大学湘雅二医院	湖南	长沙	三甲
中南大学湘雅医院	湖南	长沙	三甲
中山大学附属第一医院	广东	广州	三甲
中山大学孙逸仙纪念医院	广东	广州	三甲

注：排名不分先后，按医院拼音首字母排序。

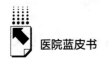

2023年省单医院医技专科排行榜

评价对象："省单医院100强"上榜医院的7个专科，包括放射科、核医学科、超声科、检验科、大介入科、临床药学科、病理科。

2023年省单医院放射科排名30强

名次	医院	省份	城市	级别
1	北京清华长庚医院	北京	北京	三级
2	山东大学第二医院	山东	济南	三甲
3	郑州市中心医院	河南	郑州	三甲
4	重庆大学附属三峡医院	重庆	重庆	三甲
5	上海市同济医院	上海	上海	三甲
6	内蒙古医科大学附属医院	内蒙古	呼和浩特	三甲
7	山西医科大学第二医院	山西	太原	三甲
8	南京市第一医院	江苏	南京	三甲
9	贵州省人民医院	贵州	贵阳	三甲
10	云南省第一人民医院	云南	昆明	三甲
11	河北省人民医院	河北	石家庄	三甲
12	山西省人民医院	山西	太原	三甲
13	海南省人民医院	海南	海口	三甲
14	广西壮族自治区人民医院	广西	南宁	三甲
15	哈尔滨医科大学附属第四医院	黑龙江	哈尔滨	三甲
16	青海省人民医院	青海	西宁	三甲
17	甘肃省人民医院	甘肃	兰州	三甲
18	昆明医科大学第二附属医院	云南	昆明	三甲
19	深圳市第二人民医院	广东	深圳	三甲
20	内蒙古自治区人民医院	内蒙古	呼和浩特	三甲
21	青海大学附属医院	青海	西宁	三甲
22	南京医科大学第二附属医院	江苏	南京	三甲
23	宁夏回族自治区人民医院	宁夏	银川	三甲
24	江西省人民医院	江西	南昌	三甲
25	成都市第三人民医院	四川	成都	三甲
26	暨南大学附属第一医院	广东	广州	三甲
27	海南医学院第一附属医院	海南	海口	三甲
28	广东省第二人民医院	广东	广州	三甲
29	重庆市人民医院	重庆	重庆	三甲
30	青岛市中心医院	山东	青岛	三甲

2023 年省单医院核医学科排名 30 强

名次	医院	省份	城市	级别
1	北京清华长庚医院	北京	北京	三级
2	山东大学第二医院	山东	济南	三甲
3	内蒙古医科大学附属医院	内蒙古	呼和浩特	三甲
4	重庆大学附属三峡医院	重庆	重庆	三甲
5	郑州市中心医院	河南	郑州	三甲
6	山西医科大学第二医院	山西	太原	三甲
7	上海市同济医院	上海	上海	三甲
8	云南省第一人民医院	云南	昆明	三甲
9	南京市第一医院	江苏	南京	三甲
10	河北省人民医院	河北	石家庄	三甲
11	贵州省人民医院	贵州	贵阳	三甲
12	哈尔滨医科大学附属第四医院	黑龙江	哈尔滨	三甲
13	海南省人民医院	海南	海口	三甲
14	广西壮族自治区人民医院	广西	南宁	三甲
15	山西省人民医院	山西	太原	三甲
16	甘肃省人民医院	甘肃	兰州	三甲
17	昆明医科大学第二附属医院	云南	昆明	三甲
18	青海省人民医院	青海	西宁	三甲
19	暨南大学附属第一医院	广东	广州	三甲
20	深圳市第二人民医院	广东	深圳	三甲
21	青海大学附属医院	青海	西宁	三甲
22	内蒙古自治区人民医院	内蒙古	呼和浩特	三甲
23	南京医科大学第二附属医院	江苏	南京	三甲
24	宁夏回族自治区人民医院	宁夏	银川	三甲
25	江西省人民医院	江西	南昌	三甲
26	海南医学院第一附属医院	海南	海口	三甲
27	济南市中心医院	山东	济南	三甲
28	重庆市人民医院	重庆	重庆	三甲
29	北京大学深圳医院	广东	深圳	三甲
30	成都市第三人民医院	四川	成都	三甲

2023 年省单医院超声科排名 30 强

名次	医院	省份	城市	级别
1	北京清华长庚医院	北京	北京	三级
2	山东大学第二医院	山东	济南	三甲
3	内蒙古医科大学附属医院	内蒙古	呼和浩特	三甲
4	郑州市中心医院	河南	郑州	三甲
5	重庆大学附属三峡医院	重庆	重庆	三甲
6	云南省第一人民医院	云南	昆明	三甲
7	河北省人民医院	河北	石家庄	三甲
8	山西省人民医院	山西	太原	三甲
9	山西医科大学第二医院	山西	太原	三甲
10	海南省人民医院	海南	海口	三甲
11	贵州省人民医院	贵州	贵阳	三甲
12	南京市第一医院	江苏	南京	三甲
13	甘肃省人民医院	甘肃	兰州	三甲
14	广西壮族自治区人民医院	广西	南宁	三甲
15	上海市同济医院	上海	上海	三甲
16	北京大学深圳医院	广东	深圳	三甲
17	南京医科大学第二附属医院	江苏	南京	三甲
18	深圳市第二人民医院	广东	深圳	三甲
19	成都市第三人民医院	四川	成都	三甲
20	青海省人民医院	青海	西宁	三甲
21	昆明医科大学第二附属医院	云南	昆明	三甲
22	内蒙古自治区人民医院	内蒙古	呼和浩特	三甲
23	青海大学附属医院	青海	西宁	三甲
24	宁夏回族自治区人民医院	宁夏	银川	三甲
25	济南市中心医院	山东	济南	三甲
26	郑州大学第二附属医院	河南	郑州	三甲
27	天津市第三中心医院	天津	天津	三甲
28	广东省第二人民医院	广东	广州	三甲
29	山西白求恩医院	山西	太原	三甲
30	上海市第四人民医院	上海	上海	三甲

2023 年省单医院检验科排名 30 强

名次	医院	省份	城市	级别
1	山东大学第二医院	山东	济南	三甲
2	北京清华长庚医院	北京	北京	三级
3	重庆大学附属三峡医院	重庆	重庆	三甲
4	内蒙古医科大学附属医院	内蒙古	呼和浩特	三甲
5	郑州市中心医院	河南	郑州	三甲
6	山西医科大学第二医院	山西	太原	三甲
7	河北省人民医院	河北	石家庄	三甲
8	上海市同济医院	上海	上海	三甲
9	云南省第一人民医院	云南	昆明	三甲
10	贵州省人民医院	贵州	贵阳	三甲
11	甘肃省人民医院	甘肃	兰州	三甲
12	山西省人民医院	山西	太原	三甲
13	南京市第一医院	江苏	南京	三甲
14	广西壮族自治区人民医院	广西	南宁	三甲
15	海南省人民医院	海南	海口	三甲
16	内蒙古自治区人民医院	内蒙古	呼和浩特	三甲
17	青海省人民医院	青海	西宁	三甲
18	南京医科大学第二附属医院	江苏	南京	三甲
19	成都市第三人民医院	四川	成都	三甲
20	昆明医科大学第二附属医院	云南	昆明	三甲
21	宁夏回族自治区人民医院	宁夏	银川	三甲
22	青海大学附属医院	青海	西宁	三甲
23	济南市中心医院	山东	济南	三甲
24	深圳市第二人民医院	广东	深圳	三甲
25	郑州大学第二附属医院	河南	郑州	三甲
26	首都医科大学附属北京世纪坛医院	北京	北京	三甲
27	江西省人民医院	江西	南昌	三甲
28	安徽医科大学第二附属医院	安徽	合肥	三甲
29	北京大学深圳医院	广东	深圳	三甲
30	厦门医学院附属第二医院	福建	厦门	三甲

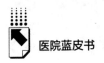

2023 年省单医院大介入科排名 30 强

名次	医院	省份	城市	级别
1	南京市第一医院	江苏	南京	三甲
2	上海市同济医院	上海	上海	三甲
3	山东大学第二医院	山东	济南	三甲
4	郑州市中心医院	河南	郑州	三甲
5	山西医科大学第二医院	山西	太原	三甲
6	北京清华长庚医院	北京	北京	三级
7	甘肃省人民医院	甘肃	兰州	三甲
8	内蒙古医科大学附属医院	内蒙古	呼和浩特	三甲
9	江西省人民医院	江西	南昌	三甲
10	重庆大学附属三峡医院	重庆	重庆	三甲
11	贵州省人民医院	贵州	贵阳	三甲
12	云南省第一人民医院	云南	昆明	三甲
13	广西壮族自治区人民医院	广西	南宁	三甲
14	河北省人民医院	河北	石家庄	三甲
15	山西省人民医院	山西	太原	三甲
16	内蒙古自治区人民医院	内蒙古	呼和浩特	三甲
17	北京大学深圳医院	广东	深圳	三甲
18	深圳市第二人民医院	广东	深圳	三甲
19	海南省人民医院	海南	海口	三甲
20	青岛市市立医院	山东	青岛	三甲
21	武汉市第三医院	湖北	武汉	三甲
22	济南市中心医院	山东	济南	三甲
23	成都市第三人民医院	四川	成都	三甲
24	哈尔滨医科大学附属第四医院	黑龙江	哈尔滨	三甲
25	河北医科大学第一医院	河北	石家庄	三甲
26	海南医学院第一附属医院	海南	海口	三甲
27	暨南大学附属第一医院	广东	广州	三甲
28	宁夏回族自治区人民医院	宁夏	银川	三甲
29	昆明医科大学第二附属医院	云南	昆明	三甲
30	大连市中心医院	辽宁	大连	三甲

2023 年省单医院临床药学科排名 30 强

名次	医院	省份	城市	级别
1	北京清华长庚医院	北京	北京	三级
2	郑州市中心医院	河南	郑州	三甲
3	山西医科大学第二医院	山西	太原	三甲
4	山东大学第二医院	山东	济南	三甲
5	河北省人民医院	河北	石家庄	三甲
6	云南省第一人民医院	云南	昆明	三甲
7	南京市第一医院	江苏	南京	三甲
8	重庆大学附属三峡医院	重庆	重庆	三甲
9	内蒙古医科大学附属医院	内蒙古	呼和浩特	三甲
10	山西省人民医院	山西	太原	三甲
11	上海市同济医院	上海	上海	三甲
12	甘肃省人民医院	甘肃	兰州	三甲
13	贵州省人民医院	贵州	贵阳	三甲
14	广西壮族自治区人民医院	广西	南宁	三甲
15	南京医科大学第二附属医院	江苏	南京	三甲
16	海南省人民医院	海南	海口	三甲
17	青海省人民医院	青海	西宁	三甲
18	青海大学附属医院	青海	西宁	三甲
19	成都市第三人民医院	四川	成都	三甲
20	内蒙古自治区人民医院	内蒙古	呼和浩特	三甲
21	江西省人民医院	江西	南昌	三甲
22	青岛市市立医院	山东	青岛	三甲
23	首都医科大学附属北京世纪坛医院	北京	北京	三甲
24	昆明医科大学第二附属医院	云南	昆明	三甲
25	海南医学院第一附属医院	海南	海口	三甲
26	暨南大学附属第一医院	广东	广州	三甲
27	哈尔滨医科大学附属第四医院	黑龙江	哈尔滨	三甲
28	宁夏回族自治区人民医院	宁夏	银川	三甲
29	宁波市第一医院	浙江	宁波	三甲
30	中山大学附属第七医院	广东	深圳	三甲

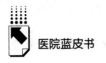

2023 年省单医院病理科排名 30 强

名次	医院	省份	城市	级别
1	山东大学第二医院	山东	济南	三甲
2	郑州市中心医院	河南	郑州	三甲
3	云南省第一人民医院	云南	昆明	三甲
4	北京清华长庚医院	北京	北京	三级
5	贵州省人民医院	贵州	贵阳	三甲
6	内蒙古医科大学附属医院	内蒙古	呼和浩特	三甲
7	甘肃省人民医院	甘肃	兰州	三甲
8	重庆大学附属三峡医院	重庆	重庆	三甲
9	上海市同济医院	上海	上海	三甲
10	山西医科大学第二医院	山西	太原	三甲
11	广西壮族自治区人民医院	广西	南宁	三甲
12	山西省人民医院	山西	太原	三甲
13	海南省人民医院	海南	海口	三甲
14	河北省人民医院	河北	石家庄	三甲
15	深圳市第二人民医院	广东	深圳	三甲
16	昆明医科大学第二附属医院	云南	昆明	三甲
17	海南医学院第一附属医院	海南	海口	三甲
18	青海大学附属医院	青海	西宁	三甲
19	济南市中心医院	山东	济南	三甲
20	郑州大学第二附属医院	河南	郑州	三甲
21	青岛市市立医院	山东	青岛	三甲
22	哈尔滨医科大学附属第四医院	黑龙江	哈尔滨	三甲
23	青海省人民医院	青海	西宁	三甲
24	北京大学深圳医院	广东	深圳	三甲
25	安徽医科大学第二附属医院	安徽	合肥	三甲
26	浙江医院	浙江	杭州	三甲
27	河北医科大学第一医院	河北	石家庄	三甲
28	山西白求恩医院	山西	太原	三甲
29	中国科学院大学宁波华美医院	浙江	宁波	三甲
30	广州市番禺区中心医院	广东	广州	三甲

2023年地级城市医院医技专科排行榜

评价对象:"地级城市医院100强"上榜医院的7个专科,包括放射科、核医学科、超声科、检验科、大介入科、医院药学科、病理科。

2023年地级城市医院放射科排名30强

名次	医院	省份	城市	级别
1	苏州大学附属第一医院	江苏	苏州	三甲
2	徐州医科大学附属医院	江苏	徐州	三甲
3	温州医科大学附属第一医院	浙江	温州	三甲
4	烟台毓璜顶医院	山东	烟台	三甲
5	临沂市人民医院	山东	临沂	三甲
6	聊城市人民医院	山东	聊城	三甲
7	佛山市第一人民医院	广东	佛山	三甲
8	济宁医学院附属医院	山东	济宁	三甲
9	汕头大学医学院第一附属医院	广东	汕头	三甲
10	济宁市第一人民医院	山东	济宁	三甲
11	徐州市中心医院	江苏	徐州	三甲
12	湖北省十堰市太和医院	湖北	十堰	三甲
13	南方医科大学附属东莞医院(东莞市人民医院)	广东	东莞	三甲
14	常州市第一人民医院	江苏	常州	三甲
15	遵义医科大学附属医院	贵州	遵义	三甲
16	温州医科大学附属第二医院	浙江	温州	三甲
17	梅州市人民医院	广东	梅州	三甲
18	沧州市中心医院	河北	沧州	三甲
19	无锡市人民医院	江苏	无锡	三甲
20	南通大学附属医院	江苏	南通	三甲
21	淮安市第一人民医院	江苏	淮安	三甲
22	西南医科大学附属医院	四川	泸州	三甲
23	郴州市第一人民医院	湖南	郴州	三甲
24	浙江省台州医院	浙江	台州	三甲
25	川北医学院附属医院	四川	南充	三甲
26	江苏省苏北人民医院	江苏	扬州	三甲
27	遂宁市中心医院	四川	遂宁	三甲
28	泰安市中心医院	山东	泰安	三甲
29	福建医科大学附属第二医院	福建	泉州	三甲
30	延安大学附属医院	陕西	延安	三甲

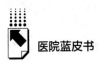

2023 年地级城市医院核医学科排名 30 强

名次	医院	省份	城市	级别
1	苏州大学附属第一医院	江苏	苏州	三甲
2	常州市第一人民医院	江苏	常州	三甲
3	西南医科大学附属医院	四川	泸州	三甲
4	徐州医科大学附属医院	江苏	徐州	三甲
5	温州医科大学附属第一医院	浙江	温州	三甲
6	佛山市第一人民医院	广东	佛山	三甲
7	临沂市人民医院	山东	临沂	三甲
8	烟台毓璜顶医院	山东	烟台	三甲
9	聊城市人民医院	山东	聊城	三甲
10	湖北省十堰市太和医院	湖北	十堰	三甲
11	济宁市第一人民医院	山东	济宁	三甲
12	遵义医科大学附属医院	贵州	遵义	三甲
13	南方医科大学附属东莞医院(东莞市人民医院)	广东	东莞	三甲
14	南通大学附属医院	江苏	南通	三甲
15	徐州市中心医院	江苏	徐州	三甲
16	沧州市中心医院	河北	沧州	三甲
17	汕头大学医学院第一附属医院	广东	汕头	三甲
18	宜昌市中心人民医院	湖北	宜昌	三甲
19	潍坊市人民医院	山东	潍坊	三甲
20	淮安市第一人民医院	江苏	淮安	三甲
21	蚌埠医学院第一附属医院	安徽	蚌埠	三甲
22	无锡市人民医院	江苏	无锡	三甲
23	郴州市第一人民医院	湖南	郴州	三甲
24	江苏省苏北人民医院	江苏	扬州	三甲
25	淄博市中心医院	山东	淄博	三甲
26	苏州大学附属第二医院	江苏	苏州	三甲
27	江门市中心医院	广东	江门	三甲
28	福建医科大学附属第二医院	福建	泉州	三甲
29	新乡医学院第一附属医院	河南	新乡	三甲
30	唐山市工人医院	河北	唐山	三甲

2023 年地级城市医院超声科排名 30 强

名次	医院	省份	城市	级别
1	温州医科大学附属第一医院	浙江	温州	三甲
2	烟台毓璜顶医院	山东	烟台	三甲
3	徐州医科大学附属医院	江苏	徐州	三甲
4	苏州大学附属第一医院	江苏	苏州	三甲
5	临沂市人民医院	山东	临沂	三甲
6	聊城市人民医院	山东	聊城	三甲
7	佛山市第一人民医院	广东	佛山	三甲
8	济宁市第一人民医院	山东	济宁	三甲
9	徐州市中心医院	江苏	徐州	三甲
10	汕头大学医学院第一附属医院	广东	汕头	三甲
11	湖北省十堰市太和医院	湖北	十堰	三甲
12	南方医科大学附属东莞医院(东莞市人民医院)	广东	东莞	三甲
13	沧州市中心医院	河北	沧州	三甲
14	梅州市人民医院	广东	梅州	三甲
15	济宁医学院附属医院	山东	济宁	三甲
16	遵义医科大学附属医院	贵州	遵义	三甲
17	温州医科大学附属第二医院	浙江	温州	三甲
18	南通大学附属医院	江苏	南通	三甲
19	无锡市人民医院	江苏	无锡	三甲
20	常州市第一人民医院	江苏	常州	三甲
21	中山市人民医院	广东	中山	三甲
22	江苏省苏北人民医院	江苏	扬州	三甲
23	浙江省台州医院	浙江	台州	三甲
24	惠州市中心人民医院	广东	惠州	三甲
25	郴州市第一人民医院	湖南	郴州	三甲
26	泉州市第一医院	福建	泉州	三甲
27	广东医科大学附属医院	广东	湛江	三甲
28	苏州市立医院	江苏	苏州	三甲
29	粤北人民医院	广东	韶关	三甲
30	皖南医学院第一附属医院(弋矶山医院)	安徽	芜湖	三甲

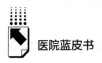

2023 年地级城市医院检验科排名 30 强

名次	医院	省份	城市	级别
1	苏州大学附属第一医院	江苏	苏州	三甲
2	烟台毓璜顶医院	山东	烟台	三甲
3	温州医科大学附属第一医院	浙江	温州	三甲
4	徐州医科大学附属医院	江苏	徐州	三甲
5	临沂市人民医院	山东	临沂	三甲
6	聊城市人民医院	山东	聊城	三甲
7	佛山市第一人民医院	广东	佛山	三甲
8	徐州市中心医院	江苏	徐州	三甲
9	汕头大学医学院第一附属医院	广东	汕头	三甲
10	济宁医学院附属医院	山东	济宁	三甲
11	济宁市第一人民医院	山东	济宁	三甲
12	南方医科大学附属东莞医院(东莞市人民医院)	广东	东莞	三甲
13	湖北省十堰市太和医院	湖北	十堰	三甲
14	遵义医科大学附属医院	贵州	遵义	三甲
15	常州市第一人民医院	江苏	常州	三甲
16	南通大学附属医院	江苏	南通	三甲
17	沧州市中心医院	河北	沧州	三甲
18	郴州市第一人民医院	湖南	郴州	三甲
19	温州医科大学附属第二医院	浙江	温州	三甲
20	梅州市人民医院	广东	梅州	三甲
21	无锡市人民医院	江苏	无锡	三甲
22	西南医科大学附属医院	四川	泸州	三甲
23	浙江省台州医院	浙江	台州	三甲
24	江苏省苏北人民医院	江苏	扬州	三甲
25	襄阳市中心医院	湖北	襄阳	三甲
26	宜昌市中心人民医院	湖北	宜昌	三甲
27	盐城市第一人民医院	江苏	盐城	三甲
28	新乡医学院第一附属医院	河南	新乡	三甲
29	清远市人民医院	广东	清远	三甲
30	遂宁市中心医院	四川	遂宁	三甲

2023 年地级城市医院大介入科排名 30 强

名次	医院	省份	城市	级别
1	徐州医科大学附属医院	江苏	徐州	三甲
2	苏州大学附属第一医院	江苏	苏州	三甲
3	烟台毓璜顶医院	山东	烟台	三甲
4	温州医科大学附属第一医院	浙江	温州	三甲
5	聊城市人民医院	山东	聊城	三甲
6	济宁市第一人民医院	山东	济宁	三甲
7	珠海市人民医院	广东	珠海	三甲
8	临沂市人民医院	山东	临沂	三甲
9	中山大学附属第五医院	广东	珠海	三甲
10	沧州市中心医院	河北	沧州	三甲
11	徐州市中心医院	江苏	徐州	三甲
12	汕头大学医学院第一附属医院	广东	汕头	三甲
13	梅州市人民医院	广东	梅州	三甲
14	佛山市第一人民医院	广东	佛山	三甲
15	南通大学附属医院	江苏	南通	三甲
16	湖北省十堰市太和医院	湖北	十堰	三甲
17	南方医科大学附属东莞医院(东莞市人民医院)	广东	东莞	三甲
18	新乡医学院第一附属医院	河南	新乡	三甲
19	济宁医学院附属医院	山东	济宁	三甲
20	郴州市第一人民医院	湖南	郴州	三甲
21	常州市第一人民医院	江苏	常州	三甲
22	宜昌市中心人民医院	湖北	宜昌	三甲
23	泉州市第一医院	福建	泉州	三甲
24	无锡市人民医院	江苏	无锡	三甲
25	丽水市中心医院	浙江	丽水	三甲
26	滨州医学院附属医院	山东	滨州	三甲
27	赣州市人民医院	江西	赣州	三甲
28	南阳市中心医院	河南	南阳	三甲
29	泰州市人民医院	江苏	泰州	三甲
30	清远市人民医院	广东	清远	三甲

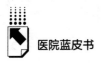

2023 年地级城市医院医院药学科排名 30 强

名次	医院	省份	城市	级别
1	苏州大学附属第一医院	江苏	苏州	三甲
2	徐州医科大学附属医院	江苏	徐州	三甲
3	温州医科大学附属第一医院	浙江	温州	三甲
4	聊城市人民医院	山东	聊城	三甲
5	烟台毓璜顶医院	山东	烟台	三甲
6	汕头大学医学院第一附属医院	广东	汕头	三甲
7	临沂市人民医院	山东	临沂	三甲
8	济宁市第一人民医院	山东	济宁	三甲
9	佛山市第一人民医院	广东	佛山	三甲
10	湖北省十堰市太和医院	湖北	十堰	三甲
11	南方医科大学附属东莞医院(东莞市人民医院)	广东	东莞	三甲
12	徐州市中心医院	江苏	徐州	三甲
13	南通大学附属医院	江苏	南通	三甲
14	沧州市中心医院	河北	沧州	三甲
15	济宁医学院附属医院	山东	济宁	三甲
16	遵义医科大学附属医院	贵州	遵义	三甲
17	温州医科大学附属第二医院	浙江	温州	三甲
18	梅州市人民医院	广东	梅州	三甲
19	无锡市人民医院	江苏	无锡	三甲
20	常州市第一人民医院	江苏	常州	三甲
21	郴州市第一人民医院	湖南	郴州	三甲
22	新乡医学院第一附属医院	河南	新乡	三甲
23	浙江省台州医院	浙江	台州	三甲
24	中山市人民医院	广东	中山	三甲
25	惠州市中心人民医院	广东	惠州	三甲
26	襄阳市中心医院	湖北	襄阳	三甲
27	连云港市第一人民医院	江苏	连云港	三甲
28	荆州市中心医院	湖北	荆州	三甲
29	粤北人民医院	广东	韶关	三甲
30	襄阳市第一人民医院	湖北	襄阳	三甲

2023 年地级城市医院病理科排名 30 强

名次	医院	省份	城市	级别
1	苏州大学附属第一医院	江苏	苏州	三甲
2	徐州医科大学附属医院	江苏	徐州	三甲
3	聊城市人民医院	山东	聊城	三甲
4	烟台毓璜顶医院	山东	烟台	三甲
5	温州医科大学附属第一医院	浙江	温州	三甲
6	临沂市人民医院	山东	临沂	三甲
7	湖北省十堰市太和医院	湖北	十堰	三甲
8	南方医科大学附属东莞医院(东莞市人民医院)	广东	东莞	三甲
9	佛山市第一人民医院	广东	佛山	三甲
10	济宁医学院附属医院	山东	济宁	三甲
11	遵义医科大学附属医院	贵州	遵义	三甲
12	济宁市第一人民医院	山东	济宁	三甲
13	常州市第一人民医院	江苏	常州	三甲
14	西南医科大学附属医院	四川	泸州	三甲
15	南通大学附属医院	江苏	南通	三甲
16	广东医科大学附属医院	广东	湛江	三甲
17	宜昌市中心人民医院	湖北	宜昌	三甲
18	浙江省台州医院	浙江	台州	三甲
19	梅州市人民医院	广东	梅州	三甲
20	潍坊市人民医院	山东	潍坊	三甲
21	柳州市人民医院	广西	柳州	三甲
22	清远市人民医院	广东	清远	三甲
23	无锡市人民医院	江苏	无锡	三甲
24	江苏省苏北人民医院	江苏	扬州	三甲
25	汕头大学医学院第一附属医院	广东	汕头	三甲
26	株洲市中心医院	湖南	株洲	三甲
27	常州市第二人民医院	江苏	常州	三甲
28	滨州医学院附属医院	山东	滨州	三甲
29	温州医科大学附属第二医院	浙江	温州	三甲
30	邯郸市中心医院	河北	邯郸	三甲

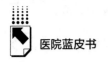

2023年县级医院医技专科排行榜

评价对象:"县级医院100强"上榜医院的7个专科,包括放射科、核医学科、超声科、检验科、大介入科、医院药学科、病理科。

2023年县级医院放射科排名30强

名次	医院	省份	城市	等级
1	宜兴市人民医院	江苏	无锡	三甲
2	高州市人民医院	广东	茂名	三甲
3	江阴市人民医院	江苏	无锡	三甲
4	瑞安市人民医院	浙江	温州	三甲
5	滕州市中心人民医院	山东	枣庄	三甲
6	东阳市人民医院	浙江	金华	三甲
7	昆山市第一人民医院	江苏	苏州	三甲
8	张家港市第一人民医院	江苏	苏州	三甲
9	天门市第一人民医院	湖北	天门(省直辖县)	三甲
10	诸暨市人民医院	浙江	绍兴	三甲
11	温岭市第一人民医院	浙江	台州	三甲
12	泰兴市人民医院	江苏	泰州	三甲
13	义乌市中心医院	浙江	金华	三乙
14	常熟市第一人民医院	江苏	苏州	三级
15	普宁市人民医院	广东	揭阳	三甲
16	常熟市第二人民医院	江苏	苏州	三甲
17	寿光市人民医院	山东	潍坊	三乙
18	简阳市人民医院	四川	成都	三甲
19	平邑县人民医院	山东	临沂	三乙
20	宁乡市人民医院	湖南	长沙	三级
21	太仓市第一人民医院	江苏	苏州	三乙
22	仙桃市第一人民医院	湖北	仙桃(省直辖县)	三甲
23	太和县人民医院	安徽	阜阳	三甲
24	潍坊市益都中心医院	山东	潍坊	三甲
25	单县中心医院	山东	菏泽	三甲
26	诸城市人民医院	山东	潍坊	三乙
27	莒县人民医院	山东	日照	三乙
28	福鼎市医院	福建	宁德	三乙
29	余姚市人民医院	浙江	宁波	三乙
30	靖江市人民医院	江苏	泰州	三乙

2023 年县级医院核医学科排名 30 强

名次	医院	省份	城市	等级
1	高州市人民医院	广东	茂名	三甲
2	东阳市人民医院	浙江	金华	三甲
3	滕州市中心人民医院	山东	枣庄	三甲
4	昆山市第一人民医院	江苏	苏州	三甲
5	江阴市人民医院	江苏	无锡	三甲
6	宜兴市人民医院	江苏	无锡	三甲
7	瑞安市人民医院	浙江	温州	三甲
8	天门市第一人民医院	湖北	天门(省直辖县)	三甲
9	张家港市第一人民医院	江苏	苏州	三甲
10	简阳市人民医院	四川	成都	三甲
11	潍坊市益都中心医院	山东	潍坊	三甲
12	常熟市第二人民医院	江苏	苏州	三甲
13	普宁市人民医院	广东	揭阳	三甲
14	泰兴市人民医院	江苏	泰州	三甲
15	太和县人民医院	安徽	阜阳	三甲
16	太仓市第一人民医院	江苏	苏州	三乙
17	寿光市人民医院	山东	潍坊	三乙
18	诸城市人民医院	山东	潍坊	三乙
19	宁乡市人民医院	湖南	长沙	三级
20	靖江市人民医院	江苏	泰州	三乙
21	张家港澳洋医院	江苏	苏州	三级
22	兴化市人民医院	江苏	泰州	三乙
23	沭阳医院	江苏	宿迁	三乙
24	红河州滇南中心医院(个旧市人民医院)	云南	红河州	三甲
25	昌乐县人民医院	山东	潍坊	三乙
26	安丘市人民医院	山东	潍坊	三乙
27	安徽医科大学附属巢湖医院	安徽	合肥	三甲
28	海安市人民医院	山东	烟台	三乙
29	金乡县人民医院	山东	济宁	三乙
30	梅河口市中心医院	吉林	通化	三甲

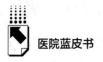
2023 年县级医院超声科排名 30 强

名次	医院	省份	城市	等级
1	瑞安市人民医院	浙江	温州	三甲
2	高州市人民医院	广东	茂名	三甲
3	江阴市人民医院	江苏	无锡	三甲
4	宜兴市人民医院	江苏	无锡	三甲
5	昆山市第一人民医院	江苏	苏州	三甲
6	张家港市第一人民医院	江苏	苏州	三甲
7	温岭市第一人民医院	浙江	台州	三甲
8	诸暨市人民医院	浙江	绍兴	三甲
9	天门市第一人民医院	湖北	天门(省直辖县)	三甲
10	义乌市中心医院	浙江	金华	三乙
11	滕州市中心人民医院	山东	枣庄	三甲
12	常熟市第一人民医院	江苏	苏州	三级
13	泰兴市人民医院	江苏	泰州	三甲
14	东阳市人民医院	浙江	金华	三甲
15	普宁市人民医院	广东	揭阳	三甲
16	寿光市人民医院	山东	潍坊	三乙
17	平邑县人民医院	山东	临沂	三乙
18	常熟市第二人民医院	江苏	苏州	三甲
19	简阳市人民医院	四川	成都	三甲
20	仙桃市第一人民医院	湖北	仙桃(省直辖县)	三甲
21	宁乡市人民医院	湖南	长沙	三级
22	安丘市人民医院	山东	潍坊	三乙
23	太仓市第一人民医院	江苏	苏州	三乙
24	金乡县人民医院	山东	济宁	三乙
25	太和县人民医院	安徽	阜阳	三甲
26	浏阳市人民医院	湖南	长沙	三级
27	新昌县人民医院	浙江	绍兴	三乙
28	梅河口市中心医院	吉林	通化	三甲
29	台山市人民医院	广东	江门	三级
30	曹县人民医院	山东	菏泽	三乙

2023 年县级医院检验科排名 30 强

名次	医院	省份	城市	等级
1	瑞安市人民医院	浙江	温州	三甲
2	高州市人民医院	广东	茂名	三甲
3	宜兴市人民医院	江苏	无锡	三甲
4	张家港市第一人民医院	江苏	苏州	三甲
5	江阴市人民医院	江苏	无锡	三甲
6	天门市第一人民医院	湖北	天门（省直辖县）	三甲
7	温岭市第一人民医院	浙江	台州	三甲
8	昆山市第一人民医院	江苏	苏州	三甲
9	东阳市人民医院	浙江	金华	三甲
10	滕州市中心人民医院	山东	枣庄	三甲
11	诸暨市人民医院	浙江	绍兴	三甲
12	义乌市中心医院	浙江	金华	三乙
13	常熟市第一人民医院	江苏	苏州	三级
14	简阳市人民医院	四川	成都	三甲
15	常熟市第二人民医院	江苏	苏州	三甲
16	泰兴市人民医院	江苏	泰州	三甲
17	普宁市人民医院	广东	揭阳	三甲
18	寿光市人民医院	山东	潍坊	三乙
19	永康市第一人民医院	浙江	金华	三乙
20	莒县人民医院	山东	日照	三乙
21	仙桃市第一人民医院	湖北	仙桃（省直辖县）	三甲
22	太仓市第一人民医院	江苏	苏州	三乙
23	单县中心医院	山东	菏泽	三甲
24	宁乡市人民医院	湖南	长沙	三级
25	余姚市人民医院	浙江	宁波	三乙
26	靖江市人民医院	江苏	泰州	三乙
27	遵化市人民医院	河北	唐山	三级
28	台山市人民医院	广东	江门	三级
29	开平市中心医院	广东	江门	三甲
30	廉江市人民医院	广东	湛江	三级

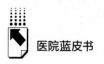

2023 年县级医院大介入科排名 30 强

名次	医院	省份	城市	等级
1	江阴市人民医院	江苏	无锡	三甲
2	高州市人民医院	广东	茂名	三甲
3	滕州市中心人民医院	山东	枣庄	三甲
4	瑞安市人民医院	浙江	温州	三甲
5	宜兴市人民医院	江苏	无锡	三甲
6	昆山市第一人民医院	江苏	苏州	三甲
7	张家港市第一人民医院	江苏	苏州	三甲
8	天门市第一人民医院	湖北	天门（省直辖县）	三甲
9	东阳市人民医院	浙江	金华	三甲
10	单县中心医院	山东	菏泽	三甲
11	平邑县人民医院	山东	临沂	三乙
12	义乌市中心医院	浙江	金华	三乙
13	温岭市第一人民医院	浙江	台州	三甲
14	诸暨市人民医院	浙江	绍兴	三甲
15	泰兴市人民医院	江苏	泰州	三甲
16	太仓市第一人民医院	江苏	苏州	三乙
17	兰陵县人民医院	山东	临沂	三乙
18	太和县人民医院	安徽	阜阳	三甲
19	滑县人民医院	河南	安阳	三级
20	遵化市人民医院	河北	唐山	三级
21	宁乡市人民医院	湖南	长沙	三级
22	常熟市第二人民医院	江苏	苏州	三甲
23	莒县人民医院	山东	日照	三乙
24	兴义市人民医院	贵州	黔西南州	三甲
25	普宁市人民医院	广东	揭阳	三甲
26	金乡县人民医院	山东	济宁	三乙
27	寿光市人民医院	山东	潍坊	三乙
28	巩义市人民医院	河南	郑州	三级
29	莱州市人民医院	江苏	南通	三级
30	仙桃市第一人民医院	湖北	仙桃（省直辖县）	三甲

2023 年县级医院药学科排名 30 强

名次	医院	省份	城市	等级
1	瑞安市人民医院	浙江	温州	三甲
2	江阴市人民医院	江苏	无锡	三甲
3	高州市人民医院	广东	茂名	三甲
4	昆山市第一人民医院	江苏	苏州	三甲
5	宜兴市人民医院	江苏	无锡	三甲
6	张家港市第一人民医院	江苏	苏州	三甲
7	滕州市中心人民医院	山东	枣庄	三甲
8	温岭市第一人民医院	浙江	台州	三甲
9	天门市第一人民医院	湖北	天门(省直辖县)	三甲
10	泰兴市人民医院	江苏	泰州	三甲
11	义乌市中心医院	浙江	金华	三乙
12	常熟市第一人民医院	江苏	苏州	三级
13	诸暨市人民医院	浙江	绍兴	三甲
14	东阳市人民医院	浙江	金华	三甲
15	常熟市第二人民医院	江苏	苏州	三甲
16	普宁市人民医院	广东	揭阳	三甲
17	寿光市人民医院	山东	潍坊	三乙
18	简阳市人民医院	四川	成都	三甲
19	单县中心医院	山东	菏泽	三甲
20	平邑县人民医院	山东	临沂	三乙
21	兰陵县人民医院	山东	临沂	三乙
22	廉江市人民医院	广东	湛江	三级
23	仙桃市第一人民医院	湖北	仙桃(省直辖县)	三甲
24	兴化市人民医院	江苏	泰州	三乙
25	宁乡市人民医院	湖南	长沙	三级
26	莒县人民医院	山东	日照	三乙
27	永康市第一人民医院	浙江	金华	三乙
28	太仓市第一人民医院	江苏	苏州	三乙
29	靖江市人民医院	江苏	泰州	三乙
30	开平市中心医院	广东	江门	三甲

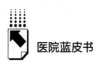
2023 年县级医院病理科排名 30 强

名次	医院	省份	城市	等级
1	江阴市人民医院	江苏	无锡	三甲
2	昆山市第一人民医院	江苏	苏州	三甲
3	宜兴市人民医院	江苏	无锡	三甲
4	瑞安市人民医院	浙江	温州	三甲
5	张家港市第一人民医院	江苏	苏州	三甲
6	滕州市中心人民医院	山东	枣庄	三甲
7	东阳市人民医院	浙江	金华	三甲
8	高州市人民医院	广东	茂名	三甲
9	温岭市第一人民医院	浙江	台州	三甲
10	天门市第一人民医院	湖北	天门（省直辖县）	三甲
11	常熟市第一人民医院	江苏	苏州	三级
12	义乌市中心医院	浙江	金华	三乙
13	诸暨市人民医院	浙江	绍兴	三甲
14	太仓市第一人民医院	江苏	苏州	三乙
15	常熟市第二人民医院	江苏	苏州	三甲
16	简阳市人民医院	四川	成都	三甲
17	泰兴市人民医院	江苏	泰州	三甲
18	仙桃市第一人民医院	湖北	仙桃（省直辖县）	三甲
19	宁乡市人民医院	湖南	长沙	三级
20	金乡县人民医院	山东	济宁	三乙
21	福清市医院	福建	福州	三级
22	嵊州市人民医院（浙大一院嵊州分院）	浙江	绍兴	三乙
23	新昌县人民医院	浙江	绍兴	三乙
24	象山县第一人民医院	浙江	宁波	三乙
25	如皋市人民医院	江苏	南通	三乙
26	安丘市人民医院	山东	潍坊	三乙
27	平邑县人民医院	山东	临沂	三乙
28	桐乡市第一人民医院	浙江	嘉兴	三乙
29	沂南县人民医院	山东	临沂	三乙
30	单县中心医院	山东	菏泽	三甲

2023年中医医院医技专科排行榜

评价对象："中医综合医院100强"上榜医院的7个专科，包括放射科、核医学科、超声科、检验科、大介入科、医院药学科、病理科。

2023年中医医院放射科排名30强

名次	医院	省份	城市	级别
1	广东省中医院	广东	广州	三甲
2	上海中医药大学附属龙华医院	上海	上海	三甲
3	江苏省中医院	江苏	南京	三甲
4	中国中医科学院广安门医院	北京	北京	三甲
5	中国中医科学院西苑医院	北京	北京	三甲
6	上海中医药大学附属曙光医院	上海	上海	三甲
7	北京中医药大学东直门医院	北京	北京	三甲
8	广州中医药大学第一附属医院	广东	广州	三甲
9	浙江省中医院	浙江	杭州	三甲
10	天津中医药大学第一附属医院	天津	天津	三甲
11	首都医科大学附属北京中医医院	北京	北京	三甲
12	山东中医药大学附属医院	山东	济南	三甲
13	辽宁中医药大学附属医院	辽宁	沈阳	三甲
14	成都中医药大学附属医院	四川	成都	三甲
15	重庆市中医院	重庆	重庆	三甲
16	河南中医药大学第一附属医院	河南	郑州	三甲
17	湖北省中医院	湖北	武汉	三甲
18	武汉市第一医院	湖北	武汉	三甲
19	上海中医药大学附属岳阳中西医结合医院	上海	上海	三甲
20	浙江省立同德医院	浙江	杭州	三甲
21	安徽中医药大学第一附属医院	安徽	合肥	三甲
22	广西中医药大学第一附属医院	广西	南宁	三甲
23	长春中医药大学附属医院	吉林	长春	三甲
24	陕西中医药大学附属医院	陕西	咸阳	三甲
25	黑龙江中医药大学附属第一医院	黑龙江	哈尔滨	三甲
26	福建中医药大学附属人民医院	福建	福州	三甲
27	佛山市中医院	广东	佛山	三甲
28	湖南中医药大学第一附属医院	湖南	长沙	三甲
29	东莞市中医院	广东	东莞	三甲
30	潍坊市中医院	山东	潍坊	三甲

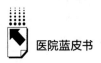

2023 年中医医院核医学科排名 30 强

名次	医院	省份	城市	级别
1	广东省中医院	广东	广州	三甲
2	上海中医药大学附属龙华医院	上海	上海	三甲
3	江苏省中医院	江苏	南京	三甲
4	上海中医药大学附属曙光医院	上海	上海	三甲
5	北京中医药大学东直门医院	北京	北京	三甲
6	中国中医科学院广安门医院	北京	北京	三甲
7	广州中医药大学第一附属医院	广东	广州	三甲
8	中国中医科学院西苑医院	北京	北京	三甲
9	浙江省中医院	浙江	杭州	三甲
10	首都医科大学附属北京中医医院	北京	北京	三甲
11	湖北省中医院	湖北	武汉	三甲
12	成都中医药大学附属医院	四川	成都	三甲
13	武汉市第一医院	湖北	武汉	三甲
14	广西中医药大学第一附属医院	广西	南宁	三甲
15	浙江省立同德医院	浙江	杭州	三甲
16	陕西中医药大学附属医院	陕西	咸阳	三甲
17	长春中医药大学附属医院	吉林	长春	三甲
18	湖南中医药大学第一附属医院	湖南	长沙	三甲
19	黑龙江中医药大学附属第一医院	黑龙江	哈尔滨	三甲
20	河北省沧州中西医结合医院	河北	沧州	三甲
21	北京中医药大学东方医院	北京	北京	三甲
22	河南省中医院	河南	郑州	三甲
23	湖南省直中医医院	湖南	株洲	三甲
24	上海市第七人民医院	上海	上海	三甲
25	南方医科大学中西医结合医院	广东	广州	三甲
26	柳州市中医医院	广西	柳州	三甲
27	山西省中西医结合医院	山西	太原	三甲
28	北京中医药大学房山医院	北京	北京	三甲
29	湖南省中医药研究院附属医院	湖南	长沙	三甲
30	杭州市中医院	浙江	杭州	三甲

2023 年中医医院超声科排名 30 强

名次	医院	省份	城市	级别
1	江苏省中医院	江苏	南京	三甲
2	广州中医药大学第一附属医院	广东	广州	三甲
3	广东省中医院	广东	广州	三甲
4	中国中医科学院广安门医院	北京	北京	三甲
5	上海中医药大学附属龙华医院	上海	上海	三甲
6	上海中医药大学附属曙光医院	上海	上海	三甲
7	北京中医药大学东直门医院	北京	北京	三甲
8	首都医科大学附属北京中医医院	北京	北京	三甲
9	中国中医科学院西苑医院	北京	北京	三甲
10	天津中医药大学第一附属医院	天津	天津	三甲
11	辽宁中医药大学附属医院	辽宁	沈阳	三甲
12	浙江省中医院	浙江	杭州	三甲
13	重庆市中医院	重庆	重庆	三甲
14	河南中医药大学第一附属医院	河南	郑州	三甲
15	山东中医药大学附属医院	山东	济南	三甲
16	成都中医药大学附属医院	四川	成都	三甲
17	广西中医药大学第一附属医院	广西	南宁	三甲
18	湖北省中医院	湖北	武汉	三甲
19	武汉市第一医院	湖北	武汉	三甲
20	上海中医药大学附属岳阳中西医结合医院	上海	上海	三甲
21	浙江省立同德医院	浙江	杭州	三甲
22	黑龙江中医药大学附属第一医院	黑龙江	哈尔滨	三甲
23	安徽中医药大学第一附属医院	安徽	合肥	三甲
24	长春中医药大学附属医院	吉林	长春	三甲
25	福建中医药大学附属人民医院	福建	福州	三甲
26	北京中医药大学东方医院	北京	北京	三甲
27	中国中医科学院望京医院	北京	北京	三甲
28	厦门市中医院	福建	厦门	三甲
29	成都市第一人民医院	四川	成都	三甲
30	南京市中医院	江苏	南京	三甲

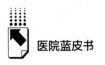

2023 年中医医院检验科排名 30 强

名次	医院	省份	城市	级别
1	广东省中医院	广东	广州	三甲
2	北京中医药大学东直门医院	北京	北京	三甲
3	中国中医科学院广安门医院	北京	北京	三甲
4	江苏省中医院	江苏	南京	三甲
5	中国中医科学院西苑医院	北京	北京	三甲
6	上海中医药大学附属龙华医院	上海	上海	三甲
7	上海中医药大学附属曙光医院	上海	上海	三甲
8	首都医科大学附属北京中医医院	北京	北京	三甲
9	广州中医药大学第一附属医院	广东	广州	三甲
10	天津中医药大学第一附属医院	天津	天津	三甲
11	河南中医药大学第一附属医院	河南	郑州	三甲
12	辽宁中医药大学附属医院	辽宁	沈阳	三甲
13	成都中医药大学附属医院	四川	成都	三甲
14	浙江省中医院	浙江	杭州	三甲
15	山东中医药大学附属医院	山东	济南	三甲
16	湖北省中医院	湖北	武汉	三甲
17	重庆市中医院	重庆	重庆	三甲
18	上海中医药大学附属岳阳中西医结合医院	上海	上海	三甲
19	安徽中医药大学第一附属医院	安徽	合肥	三甲
20	中国中医科学院望京医院	北京	北京	三甲
21	长春中医药大学附属医院	吉林	长春	三甲
22	北京中医药大学东方医院	北京	北京	三甲
23	广西中医药大学第一附属医院	广西	南宁	三甲
24	湖南中医药大学第一附属医院	湖南	长沙	三甲
25	新疆维吾尔自治区中医医院	新疆	乌鲁木齐	三甲
26	佛山市中医院	广东	佛山	三甲
27	江西中医药大学附属医院	江西	南昌	三甲
28	深圳市中医院	广东	深圳	三甲
29	河北省沧州中西医结合医院	河北	沧州	三甲
30	河南省中医院	河南	郑州	三甲

2023 年中医医院大介入科排名 30 强

名次	医院	省份	城市	级别
1	广东省中医院	广东	广州	三甲
2	江苏省中医院	江苏	南京	三甲
3	上海中医药大学附属曙光医院	上海	上海	三甲
4	北京中医药大学东直门医院	北京	北京	三甲
5	中国中医科学院西苑医院	北京	北京	三甲
6	辽宁中医药大学附属医院	辽宁	沈阳	三甲
7	天津中医药大学第一附属医院	天津	天津	三甲
8	上海中医药大学附属龙华医院	上海	上海	三甲
9	浙江省中医院	浙江	杭州	三甲
10	中国中医科学院广安门医院	北京	北京	三甲
11	重庆市中医院	重庆	重庆	三甲
12	广西中医药大学第一附属医院	广西	南宁	三甲
13	广州中医药大学第一附属医院	广东	广州	三甲
14	武汉市第一医院	湖北	武汉	三甲
15	河北省沧州中西医结合医院	河北	沧州	三甲
16	山东中医药大学附属医院	山东	济南	三甲
17	首都医科大学附属北京中医医院	北京	北京	三甲
18	浙江省立同德医院	浙江	杭州	三甲
19	河南中医药大学第一附属医院	河南	郑州	三甲
20	上海中医药大学附属岳阳中西医结合医院	上海	上海	三甲
21	湖南中医药大学第一附属医院	湖南	长沙	三甲
22	福建中医药大学附属人民医院	福建	福州	三甲
23	北京中医药大学东方医院	北京	北京	三甲
24	厦门市中医院	福建	厦门	三甲
25	湖北省中医院	湖北	武汉	三甲
26	成都中医药大学附属医院	四川	成都	三甲
27	湖南中医药大学第二附属医院	湖南	长沙	三甲
28	深圳市中医院	广东	深圳	三甲
29	襄阳市中医医院(襄阳市中医药研究所)	湖北	襄阳	三甲
30	中山市中医院	广东	中山	三甲

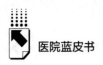

2023 年中医医院医院药学科排名 30 强

名次	医院	省份	城市	级别
1	广东省中医院	广东	广州	三甲
2	江苏省中医院	江苏	南京	三甲
3	中国中医科学院广安门医院	北京	北京	三甲
4	上海中医药大学附属龙华医院	上海	上海	三甲
5	北京中医药大学东直门医院	北京	北京	三甲
6	中国中医科学院西苑医院	北京	北京	三甲
7	广州中医药大学第一附属医院	广东	广州	三甲
8	上海中医药大学附属曙光医院	上海	上海	三甲
9	天津中医药大学第一附属医院	天津	天津	三甲
10	辽宁中医药大学附属医院	辽宁	沈阳	三甲
11	山东中医药大学附属医院	山东	济南	三甲
12	首都医科大学附属北京中医医院	北京	北京	三甲
13	浙江省中医院	浙江	杭州	三甲
14	北京中医药大学东方医院	北京	北京	三甲
15	河南中医药大学第一附属医院	河南	郑州	三甲
16	重庆市中医院	重庆	重庆	三甲
17	湖北省中医院	湖北	武汉	三甲
18	安徽中医药大学第一附属医院	安徽	合肥	三甲
19	成都中医药大学附属医院	四川	成都	三甲
20	武汉市第一医院	湖北	武汉	三甲
21	上海中医药大学附属岳阳中西医结合医院	上海	上海	三甲
22	广西中医药大学第一附属医院	广西	南宁	三甲
23	中国中医科学院望京医院	北京	北京	三甲
24	长春中医药大学附属医院	吉林	长春	三甲
25	新疆维吾尔自治区中医医院	新疆	乌鲁木齐	三甲
26	甘肃省中医院	甘肃	兰州	三甲
27	天津市中医药研究院附属医院	天津	天津	三甲
28	广东省第二中医院	广东	广州	三甲
29	山西省中医院	山西	太原	三甲
30	杭州市红十字会医院	浙江	杭州	三甲

2023 年中医医院病理科排名 30 强

名次	医院	省份	城市	级别
1	广东省中医院	广东	广州	三甲
2	江苏省中医院	江苏	南京	三甲
3	上海中医药大学附属龙华医院	上海	上海	三甲
4	中国中医科学院广安门医院	北京	北京	三甲
5	上海中医药大学附属曙光医院	上海	上海	三甲
6	北京中医药大学东直门医院	北京	北京	三甲
7	辽宁中医药大学附属医院	辽宁	沈阳	三甲
8	中国中医科学院西苑医院	北京	北京	三甲
9	首都医科大学附属北京中医医院	北京	北京	三甲
10	浙江省中医院	浙江	杭州	三甲
11	天津中医药大学第一附属医院	天津	天津	三甲
12	广州中医药大学第一附属医院	广东	广州	三甲
13	山东中医药大学附属医院	山东	济南	三甲
14	成都中医药大学附属医院	四川	成都	三甲
15	广西中医药大学第一附属医院	广西	南宁	三甲
16	浙江省立同德医院	浙江	杭州	三甲
17	重庆市中医院	重庆	重庆	三甲
18	河南中医药大学第一附属医院	河南	郑州	三甲
19	湖北省中医院	湖北	武汉	三甲
20	福建中医药大学附属人民医院	福建	福州	三甲
21	上海中医药大学附属岳阳中西医结合医院	上海	上海	三甲
22	北京中医药大学东方医院	北京	北京	三甲
23	武汉市第一医院	湖北	武汉	三甲
24	长春中医药大学附属医院	吉林	长春	三甲
25	安徽中医药大学第一附属医院	安徽	合肥	三甲
26	陕西中医药大学附属医院	陕西	咸阳	三甲
27	广西中医药大学附属瑞康医院	广西	南宁	三甲
28	中国中医科学院望京医院	北京	北京	三甲
29	河北省中医院	河北	石家庄	三甲
30	昆山市中医医院	江苏	苏州	三甲

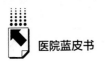

2023年智慧医院HIC 100强

定义：各类医院信息化、智慧化建设优秀的医院，含综合医院、专科医院、中医医院、社会办医医院等，不含部队医院。以医院信息化的有效应用和管理果效为主要评价维度。

名次	医院	得分	省份	城市	级别	信息化评级（EMR/互联互通/智慧服务）
1	中国医学科学院阜外医院	899.85	北京	北京	三甲	八级/四级甲等/4级
2	上海交通大学医学院附属瑞金医院	891.75	上海	上海	三甲	七级/五级乙等/3级
3	广州市妇女儿童医疗中心	886.30	广东	广州	三甲	七级/五级乙等/—
4	中国医科大学附属盛京医院	880.35	辽宁	沈阳	三甲	七级/五级乙等/—
5	北京大学第三医院	874.15	北京	北京	三甲	六级/五级乙等/3级
6	厦门大学附属第一医院	868.50	福建	厦门	三甲	六级/五级乙等/—
7	浙江大学医学院附属邵逸夫医院	861.25	浙江	杭州	三甲	六级/五级乙等/3级
8	中国科学技术大学附属第一医院（安徽省立医院）	855.85	安徽	合肥	三甲	五级/五级乙等/—
9	北京大学深圳医院	846.45	广东	深圳	三甲	六级/五级乙等/—
10	上海中医药大学附属龙华医院	841.10	上海	上海	三甲	—/五级乙等/—
11	青岛大学附属医院	834.40	山东	青岛	三甲	六级/五级乙等/—
12	上海市儿童医院	828.15	上海	上海	三甲	五级/五级乙等/3级
13	新疆维吾尔自治区人民医院	820.85	新疆	乌鲁木齐	三甲	六级/四级甲等/—
14	首都医科大学宣武医院	818.95	北京	北京	三甲	五级/五级乙等/—
15	首都医科大学附属北京天坛医院	816.05	北京	北京	三甲	六级/四级甲等/3级
16	南昌大学第一附属医院	812.50	江西	南昌	三甲	五级/五级乙等/3级
17	南京鼓楼医院	807.05	江苏	南京	三甲	六级/五级乙等/—
18	复旦大学附属儿科医院	801.05	上海	上海	三甲	五级/五级乙等/—
19	江苏省苏北人民医院	798.80	江苏	扬州	三甲	六级/四级甲等/3级

续表

名次	医院	得分	省份	城市	级别	信息化评级（EMR/互联互通/智慧服务）
20	浙江大学医学院附属第二医院	796.25	浙江	杭州	三甲	五级/五级乙等/3级
21	郑州大学第一附属医院	791.60	河南	郑州	三甲	六级/四级甲等/3级
22	北京大学人民医院	786.25	北京	北京	三甲	—/四级甲等/—
23	温州医科大学附属第一医院	782.25	浙江	温州	三甲	五级/四级甲等/—
24	河南省人民医院	776.35	河南	郑州	三甲	五级/五级乙等/—
25	复旦大学附属中山医院	772.80	上海	上海	三甲	五级/五级乙等/—
26	中南大学湘雅医院	766.00	湖南	长沙	三甲	五级/五级乙等/—
27	河北省人民医院	759.05	河北	石家庄	三甲	六级/四级甲等/—
28	大连大学附属中山医院	754.40	辽宁	大连	三甲	五级/四级甲等/3级
29	鄂东医疗集团黄石市中心医院	749.65	湖北	黄石	三甲	六级/四级甲等/—
30	浙江大学医学院附属第一医院	744.35	浙江	杭州	三甲	五级/四级/—
31	烟台毓璜顶医院	738.00	山东	烟台	三甲	五级/五级乙等/—
32	安徽医科大学第一附属医院	735.40	安徽	合肥	三甲	五级/四级甲等/—
33	深圳市人民医院	732.75	广东	深圳	三甲	五级/五级乙等/—
34	江苏省人民医院	728.75	江苏	南京	三甲	—/五级乙等/3级
35	浙江省台州医院	724.50	浙江	台州	三甲	六级/五级乙等/—
36	中国医科大学附属第一医院	720.10	辽宁	沈阳	三甲	五级/四级甲等/—
37	四川大学华西医院	716.70	四川	成都	三甲	五级/五级乙等/—
38	新疆医科大学第一附属医院	709.20	新疆	乌鲁木齐	三甲	五级/四级甲等/—
39	江阴市人民医院	706.50	江苏	无锡	三甲	六级/四级甲等/3级
40	上海市第七人民医院	700.05	上海	上海	三甲	五级/四级甲等/—
41	无锡市第二人民医院	695.55	江苏	无锡	三甲	五级/四级甲等/—
42	国药同煤总医院	689.60	山西	大同	三甲	六级/四级甲等/—
43	北京协和医院	687.75	北京	北京	三甲	五级/四级甲等/—
44	北京清华长庚医院	684.60	北京	北京	三级	六级/—/—
45	厦门大学附属中山医院	679.40	福建	厦门	三甲	五级/五级乙等/3级
46	河南省儿童医院（郑州儿童医院）	677.90	河南	郑州	三甲	五级/五级乙等/—
47	中国中医科学院广安门医院	675.90	北京	北京	三甲	五级/五级乙等/—

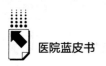

续表

名次	医院	得分	省份	城市	级别	信息化评级 （EMR/互联互通/ 智慧服务）
48	上海交通大学医学院附属上海儿童医学中心	674.90	上海	上海	三甲	—/四级甲等/—
49	首都医科大学附属北京友谊医院	671.95	北京	北京	三甲	五级/五级乙等/3级
50	杭州市第一人民医院	666.60	浙江	杭州	三甲	六级/五级乙等/—
51	广州医科大学附属第二医院	662.90	广东	广州	三甲	五级/五级乙等/—
52	连云港市第一人民医院	661.35	江苏	连云港	三甲	六级/四级甲等/3级
53	首都儿科研究所附属儿童医院	657.90	北京	北京	三甲	五级/四级甲等/—
54	深圳市第二人民医院	650.70	广东	深圳	三甲	六级/五级乙等/—
55	深圳市中医院	644.00	广东	深圳	三甲	六级/五级乙等/—
56	南方医科大学南方医院	640.35	广东	广州	三甲	六级/五级乙等/—
57	浙江省人民医院	635.90	浙江	杭州	三甲	六级/五级乙等/3级
58	上海市第六人民医院	629.85	上海	上海	三甲	五级/四级甲等/—
59	南京医科大学附属儿童医院	628.85	江苏	南京	三甲	五级/五级乙等/—
60	山东第一医科大学第一附属医院	624.10	山东	济南	三甲	五级/四级甲等/—
61	新疆医科大学附属肿瘤医院	616.75	新疆	乌鲁木齐	三甲	六级/四级甲等/—
62	福建医科大学附属第一医院	610.80	福建	福州	三甲	五级/四级甲等/—
63	广东省人民医院	607.40	广东	广州	三甲	五级/五级乙等/—
64	北京大学口腔医院	603.80	北京	北京	三甲	五级/四级甲等/—
65	喀什地区第二人民医院	596.35	新疆	喀什地区	三甲	六级/—/—
66	乌海市人民医院	595.35	内蒙古	乌海	三甲	六级/四级甲等/—
67	克拉玛依市中心医院	590.75	新疆	克拉玛依	三甲	五级/四级甲等/—
68	暨南大学附属第一医院	584.15	广东	广州	三甲	—/四级甲等/—
69	福建省立医院	579.20	福建	福州	三甲	五级/四级甲等/—
70	石河子市人民医院	576.35	新疆	石河子 （省直辖县）	三甲	六级/四级甲等/—
71	苏州大学附属第一医院	569.30	江苏	苏州	三甲	五级/四级甲等/—
72	淮安市第一人民医院	566.75	江苏	淮安	三甲	五级/四级甲等/—
73	上海交通大学医学院附属仁济医院	560.80	上海	上海	三甲	五级/五级乙等/—

名次	医院	得分	省份	城市	级别	信息化评级（EMR/互联互通/智慧服务）
74	珠海市人民医院	558.25	广东	珠海	三甲	五级/五级乙等/—
75	中山大学附属第一医院	554.90	广东	广州	三甲	五级/五级乙等/—
76	武汉市中心医院	551.15	湖北	武汉	三甲	五级/五级乙等/3级
77	四川省人民医院	549.90	四川	成都	三甲	五级/四级甲等/—
78	山东第一医科大学附属省立医院	543.25	山东	济南	三甲	五级/四级甲等/—
79	华中科技大学同济医学院附属同济医院	539.60	湖北	武汉	三甲	五级/五级乙等/—
80	郑州市中心医院	537.55	河南	郑州	三甲	五级/四级甲等/—
81	四川大学华西第二医院	530.45	四川	成都	三甲	六级/五级乙等/—
82	首都医科大学附属北京儿童医院	528.40	北京	北京	三甲	六级/四级甲等/—
83	东南大学附属中大医院	522.15	江苏	南京	三甲	六级/四级甲等/—
84	吉林大学中日联谊医院	515.05	吉林	长春	三甲	五级/五级乙等/—
85	浙江大学医学院附属儿童医院	509.00	浙江	杭州	三甲	六级/五级乙等/3级
86	中山大学肿瘤防治中心	502.70	广东	广州	三甲	六级/四级甲等/—
87	天津市宁河区医院	496.95	天津	天津	三级	六级/—/—
88	复旦大学附属肿瘤医院	489.65	上海	上海	三甲	五级/四级甲等/—
89	中日友好医院	486.35	北京	北京	三甲	五级/四级甲等/—
90	北京大学肿瘤医院	480.65	北京	北京	三甲	五级/四级甲等/3级
91	厦门市第五医院	477.65	福建	厦门	三乙	五级/四级甲等/—
92	浙江省中医院	473.60	浙江	杭州	三甲	五级/五级乙等/3级
93	上海市第一人民医院	469.80	上海	上海	三甲	五级/五级乙等/—
94	浙江医院	466.60	浙江	杭州	三甲	六级/四级甲等/3级
95	江苏大学附属医院	461.25	江苏	镇江	三甲	五级/四级甲等/—
96	上海市东方医院	457.65	上海	上海	三甲	五级/四级甲等/—
97	阜外华中心血管病医院	450.25	河南	郑州	三甲	六级/四级甲等/—
98	赤峰市医院	446.10	内蒙古	赤峰	三甲	六级/四级甲等/—
99	武汉大学中南医院	443.40	湖北	武汉	三甲	五级/五级乙等/—
100	深圳市第三人民医院	436.30	广东	深圳	三甲	六级/五级乙等/—

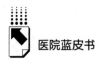

2023年智慧医院 HIC 101~300强

定义：各类医院信息化、智慧化建设优秀的医院，含综合医院、专科医院、中医医院、社会办医医院等，不含部队医院。以医院信息化的有效应用和管理效果为主要评价维度。

名次	医院	省份	城市	级别	信息化评级（EMR/互联互通/智慧服务）
101	上海市杨浦区中心医院	上海	上海	三乙	六级/四级甲等/3级
102	吉林大学白求恩第一医院	吉林	长春	三甲	五级/五级乙等/—
103	兰州大学第一医院	甘肃	兰州	三甲	五级/五级乙等/—
104	北京医院	北京	北京	三甲	五级/—/—
105	上海市第十人民医院	上海	上海	三甲	五级/四级甲等/—
106	广东省中医院	广东	广州	三甲	五级/五级乙等/—
107	浙江大学医学院附属妇产科医院	浙江	杭州	三甲	五级/五级乙等/3级
108	无锡市人民医院	江苏	无锡	三甲	五级/四级甲等/—
109	广州中医药大学第一附属医院	广东	广州	三甲	五级/五级乙等/—
110	广东省第二人民医院	广东	广州	三甲	五级/五级乙等/—
111	兰州大学第二医院	甘肃	兰州	三甲	五级/五级乙等/—
112	太和县人民医院	安徽	阜阳	三甲	六级/四级甲等/—
113	宁夏回族自治区人民医院	宁夏	银川	三甲	五级/五级乙等/—
114	西安交通大学第一附属医院	陕西	西安	三甲	五级/四级甲等/—
115	南昌大学第二附属医院	江西	南昌	三甲	五级/四级甲等/—
116	建德市第一人民医院	浙江	杭州	三乙	五级/四级甲等/3级
117	柳州市工人医院	广西	柳州	三甲	五级/四级甲等/—
118	梅州市人民医院	广东	梅州	三甲	五级/四级甲等/—
119	杭州师范大学附属医院	浙江	杭州	三甲	五级/四级甲等/3级
120	常州市第二人民医院	江苏	常州	三甲	五级/四级甲等/—
121	江西省儿童医院	江西	南昌	三甲	五级/四级甲等/—
122	上海市胸科医院	上海	上海	三甲	五级/五级乙等/—
123	天门市第一人民医院	湖北	天门（省直辖县）	三甲	—/四级甲等/—
124	赤峰学院附属医院	内蒙古	赤峰	三甲	五级/四级甲等/3级
125	华中科技大学同济医学院附属协和医院	湖北	武汉	三甲	五级/四级甲等/—

续表

名次	医院	省份	城市	级别	信息化评级 （EMR/互联互通/ 智慧服务）
126	南京市第一医院	江苏	南京	三甲	五级/四级甲等/—
127	沈阳市第四人民医院	辽宁	沈阳	三甲	五级/四级甲等/—
128	临沂市人民医院	山东	临沂	三甲	五级/四级甲等/—
129	泰州市人民医院	江苏	泰州	三甲	五级/四级甲等/—
130	上海交通大学医学院附属新华医院	上海	上海	三甲	—/五级乙等/—
131	福建医科大学附属协和医院	福建	福州	三甲	五级/四级甲等/—
132	滨州医学院附属医院	山东	滨州	三甲	—/四级甲等/—
133	苏州市立医院	江苏	苏州	三甲	五级/四级甲等/—
134	厦门医学院附属第二医院	福建	厦门	三甲	五级/四级甲等/—
135	天津市北辰医院	天津	天津	三级	六级/四级甲等/—
136	吉林大学第二医院	吉林	长春	三甲	—/五级乙等/—
137	广西壮族自治区人民医院	广西	南宁	三甲	五级/四级甲等/—
138	上海市浦东新区人民医院	上海	上海	三乙	五级/四级甲等/—
139	镇江市第一人民医院	江苏	镇江	三甲	五级/四级甲等/—
140	阳江市人民医院	广东	阳江	三甲	五级/四级甲等/—
141	宜兴市人民医院	江苏	无锡	三甲	五级/四级甲等/—
142	张家港市第一人民医院	江苏	苏州	三甲	五级/四级甲等/—
143	杭州市中医院	浙江	杭州	三甲	五级/四级甲等/—
144	天津泰达国际心血管病医院	天津	天津	三甲	五级/四级甲等/—
145	内蒙古自治区人民医院	内蒙古	呼和浩特	三甲	五级/四级甲等/—
146	常州市第一人民医院	江苏	常州	三甲	五级/四级甲等/—
147	辽宁省人民医院	辽宁	沈阳	三甲	五级/四级甲等/—
148	日照市人民医院	山东	日照	三甲	五级/四级甲等/—
149	广东医科大学附属医院	广东	湛江	三甲	五级/五级乙等/—
150	浙江大学医学院附属第四医院	浙江	金华	三甲	五级/五级乙等/—
151	漳州市医院	福建	漳州	三甲	五级/四级甲等/—
152	杭州市红十字会医院	浙江	杭州	三甲	五级/四级甲等/—
153	大连医科大学附属第二医院	辽宁	大连	三甲	五级/五级乙等/—
154	云南省肿瘤医院	云南	昆明	三甲	五级/四级甲等/—
155	厦门市妇幼保健院	福建	厦门	三甲	五级/四级甲等/—
156	武汉大学口腔医院	湖北	武汉	三甲	五级/四级甲等/—
157	嘉兴市第一医院	浙江	嘉兴	三甲	五级/四级甲等/—

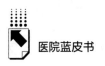

名次	医院	省份	城市	级别	信息化评级（EMR/互联互通/智慧服务）
158	靖江市人民医院	江苏	泰州	三乙	五级/四级甲等/—
159	南京市妇幼保健院	江苏	南京	三甲	五级/四级甲等/—
160	深圳市儿童医院	广东	深圳	三甲	五级/四级甲等/—
161	北京大学第一医院	北京	北京	三甲	—/四级甲等/—
162	复旦大学附属华山医院	上海	上海	三甲	五级/四级甲等/—
163	辽宁省肿瘤医院	辽宁	沈阳	三甲	五级/四级甲等/—
164	南通大学附属医院	江苏	南通	三甲	五级/四级甲等/—
165	上海市普陀区中心医院	上海	上海	三乙	五级/四级甲等/—
166	深圳市妇幼保健院	广东	深圳	三甲	五级/四级甲等/—
167	苏州市中医医院	江苏	苏州	三甲	五级/四级甲等/—
168	河北省沧州中西医结合医院	河北	沧州	三甲	五级/四级甲等/—
169	莆田学院附属医院	福建	莆田	三甲	五级/四级甲等/—
170	上海交通大学医学院附属精神卫生中心	上海	上海	三甲	五级/四级甲等/—
171	哈尔滨医科大学附属第二医院	黑龙江	哈尔滨	三甲	五级/四级甲等/—
172	陕西省人民医院	陕西	西安	三甲	五级/四级甲等/—
173	云南省第一人民医院	云南	昆明	三甲	五级/四级甲等/—
174	北京朝阳医院	北京	北京	三甲	五级/四级甲等/—
175	苏州大学附属儿童医院	江苏	苏州	三甲	五级/四级甲等/—
176	苏州市第九人民医院	江苏	苏州	三级	五级/四级甲等/—
177	广州市中西医结合医院	广东	广州	三甲	五级/四级甲等/—
178	杭州市第三人民医院	浙江	杭州	三乙	五级/四级甲等/—
179	上海市徐汇区大华医院	上海	上海	二甲	五级/四级甲等/—
180	河南省肿瘤医院	河南	郑州	三甲	五级/四级甲等/—
181	广西医科大学第一附属医院	广西	南宁	三甲	五级/四级甲等/—
182	济南市妇幼保健院	山东	济南	三甲	五级/五级乙等/—
183	武汉市第一医院	湖北	武汉	三甲	五级/五级乙等/—
184	首都医科大学附属北京世纪坛医院	北京	北京	三甲	五级/五级乙等/—
185	重庆大学附属三峡医院	重庆	重庆	三甲	五级/四级甲等/—
186	中山大学孙逸仙纪念医院	广东	广州	三甲	—/四级甲等/—
187	深圳市宝安区妇幼保健院	广东	深圳	三甲	五级/五级乙等/—
188	宁波市第一医院	浙江	宁波	三甲	—/五级乙等/—

续表

名次	医院	省份	城市	级别	信息化评级 （EMR/互联互通/ 智慧服务）
189	上海市普陀区人民医院	上海	上海	二甲	五级/四级甲等/—
190	南通市第一人民医院	江苏	南通	三甲	五级/四级甲等/—
191	中国医学科学院肿瘤医院深圳医院	广东	深圳	三甲	五级/四级甲等/—
192	树兰（杭州）医院	浙江	杭州	三甲	五级/—/3级
193	复旦大学附属华东医院	上海	上海	三甲	—/四级甲等/—
194	昆明市儿童医院	云南	昆明	三甲	—/四级甲等/—
195	苏州大学附属第二医院	江苏	苏州	三甲	五级/四级甲等/—
196	广州市第一人民医院	广东	广州	三甲	—/四级甲等/—
197	中山大学附属第三医院	广东	广州	三甲	—/四级甲等/—
198	武汉大学人民医院	湖北	武汉	三甲	—/四级甲等/—
199	重庆医科大学附属儿童医院	重庆	重庆	三甲	五级/四级甲等/—
200	香港大学深圳医院	广东	深圳	三甲	五级/五级乙等/—
201	山西省人民医院	山西	太原	三甲	五级/四级甲等/—
202	济宁医学院附属医院	山东	济宁	三甲	五级/四级甲等/—
203	中山大学中山眼科中心	广东	广州	三甲	五级/四级甲等/—
204	昆明医科大学第一附属医院	云南	昆明	三甲	五级/—/—
205	广州医科大学附属第一医院	广东	广州	三甲	五级/四级甲等/—
206	河北医科大学第二医院	河北	石家庄	三甲	—/四级甲等/—
207	济南市中心医院	山东	济南	三甲	五级/四级甲等/—
208	吉林省肿瘤医院	吉林	长春	三甲	五级/四级甲等/—
209	青岛市市立医院	山东	青岛	三甲	五级/四级甲等/—
210	江门市妇幼保健院	广东	江门	三甲	五级/四级甲等/—
211	航天中心医院	北京	北京	三级	五级/四级甲等/—
212	粤北人民医院	广东	韶关	三甲	—/四级甲等/—
213	山西医科大学第一医院	山西	太原	三甲	—/四级甲等/—
214	中国医学科学院肿瘤医院	北京	北京	三甲	—/四级甲等/—
215	福建医科大学附属第二医院	福建	泉州	三甲	五级/四级甲等/—
216	四川省肿瘤医院	四川	成都	三甲	—/四级甲等/—
217	温州医科大学附属第二医院	浙江	温州	三甲	—/四级甲等/—
218	山西医科大学第二医院	山西	太原	三甲	—/四级甲等/—
219	海南医学院第一附属医院	海南	海口	三甲	—/四级甲等/—
220	上海中医药大学附属曙光医院	上海	上海	三甲	—/四级甲等/—

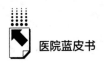

续表

名次	医院	省份	城市	级别	信息化评级（EMR/互联互通/智慧服务）
221	南方医科大学珠江医院	广东	广州	三甲	—/四级甲等/—
222	山东大学第二医院	山东	济南	三甲	—/四级甲等/—
223	宜昌市中心人民医院	湖北	宜昌	三甲	—/四级甲等/—
224	河南中医药大学第一附属医院	河南	郑州	三甲	—/四级甲等/—
225	襄阳市中心医院	湖北	襄阳	三甲	五级/四级甲等/—
226	中山大学附属第六医院	广东	广州	三甲	五级/四级甲等/—
227	哈尔滨医科大学附属第一医院	黑龙江	哈尔滨	三甲	五级/四级甲等/—
228	昆明医科大学第二附属医院	云南	昆明	三甲	—/五级乙等/—
229	沧州市中心医院	河北	沧州	三甲	—/四级甲等/—
230	华中科技大学协和深圳医院（南山医院）	广东	深圳	三甲	五级/四级甲等/—
231	江西省人民医院	江西	南昌	三甲	五级/四级甲等/—
232	盐城市第一人民医院	江苏	盐城	三甲	五级/四级甲等/—
233	聊城市人民医院	山东	聊城	三甲	—/五级乙等/—
234	宁夏医科大学总医院	宁夏	银川	三甲	—/四级甲等/—
235	广东省妇幼保健院	广东	广州	三甲	—/四级甲等/—
236	中国中医科学院西苑医院	北京	北京	三甲	—/四级甲等/—
237	中山大学附属第五医院	广东	珠海	三甲	—/四级甲等/—
238	上海市同济医院	上海	上海	三甲	—/四级乙等/—
239	河北省中医院	河北	石家庄	三甲	—/四级甲等/—
240	中南大学湘雅三医院	湖南	长沙	三甲	五级/四级乙等/—
241	上海市同仁医院	上海	上海	三乙	—/四级甲等/—
242	山东中医药大学附属医院	山东	济南	三甲	—/四级甲等/—
243	湖南省人民医院	湖南	长沙	三甲	—/四级甲等/—
244	江苏省肿瘤医院	江苏	南京	三甲	—/四级甲等/—
245	上海交通大学医学院附属第九人民医院	上海	上海	三甲	—/四级甲等/—
246	济宁市第一人民医院	山东	济宁	三甲	五级/四级甲等/—
247	郑州人民医院	河南	郑州	三甲	五级/四级甲等/3级
248	成武县人民医院	山东	菏泽	三乙	五级/四级乙等/—
249	清远市人民医院	广东	清远	三甲	五级/四级甲等/—
250	大连医科大学附属第一医院	辽宁	大连	三甲	—/四级甲等/—

续表

名次	医院	省份	城市	级别	信息化评级（EMR/互联互通/智慧服务）
251	宁波市鄞州区第二医院	浙江	宁波	三乙	—/四级甲等/—
252	信阳市中心医院	河南	信阳	三甲	五级/四级甲等/—
253	南方医科大学第十附属医院（东莞市人民医院）	广东	东莞	三甲	五级/四级甲等/—
254	湖北省十堰市太和医院	湖北	十堰	三甲	五级/四级甲等/—
255	佛山市第一人民医院	广东	佛山	三甲	—/四级甲等/—
256	安徽医科大学第二附属医院	安徽	合肥	三甲	五级/四级甲等/—
257	中山市人民医院	广东	中山	三甲	五级/四级甲等/—
258	曲靖市第一人民医院	云南	曲靖	三甲	五级/四级甲等/—
259	汕头市中心医院	广东	汕头	三甲	五级/四级甲等/—
260	河南科技大学第一附属医院	河南	洛阳	三甲	五级/四级甲等/—
261	佛山市中医院	广东	佛山	三甲	—/四级甲等/—
262	武汉市普仁医院	湖北	武汉	三甲	—/四级乙等/—
263	青岛妇女儿童医院	山东	青岛	三甲	五级/四级甲等/—
264	佛山市妇幼保健院	广东	佛山	三甲	—/五级乙等/—
265	秦皇岛市第一医院	河北	秦皇岛	三甲	六级/—/—
266	福建医科大学孟超肝胆医院	福建	福州	三甲	—/四级甲等/—
267	南京医科大学第二附属医院	江苏	南京	三甲	五级/—/—
268	莒县人民医院	山东	日照	三乙	五级/—/—
269	川北医学院附属医院	四川	南充	三甲	五级/四级甲等/—
270	洛阳市中心医院	河南	洛阳	三甲	五级/—/—
271	曹县人民医院	山东	菏泽	三乙	五级/四级乙等/—
272	江苏省妇幼保健院	江苏	南京	三甲	六级/—/—
273	成都市第三人民医院	四川	成都	三甲	—/四级甲等/—
274	江苏省中医院	江苏	南京	三甲	五级/四级甲等/—
275	泉州市第一医院	福建	泉州	三甲	五级/四级甲等/—
276	湖南省肿瘤医院	湖南	长沙	三甲	五级/四级甲等/—
277	厦门弘爱医院	福建	厦门	三级	五级/四级甲等/—
278	泰安市中心医院	山东	泰安	三甲	—/四级甲等/—
279	柳州市中医院	广西	柳州	三甲	五级/四级甲等/—
280	温岭市第一人民医院	浙江	台州	三甲	五级/四级甲等/—
281	喀什地区第一人民医院	新疆	喀什地区	三甲	—/四级甲等/—

续表

名次	医院	省份	城市	级别	信息化评级 （EMR/互联互通/ 智慧服务）
282	大连市妇女儿童医疗中心	辽宁	大连	三甲	五级/四级甲等/—
283	太仓市第一人民医院	江苏	苏州	三乙	五级/四级甲等/—
284	复旦大学附属眼耳鼻喉科医院	上海	上海	三甲	五级/四级甲等/—
285	西南医科大学附属医院	四川	泸州	三甲	五级/四级甲等/—
286	唐山中心医院	河北	唐山	三级	—/四级甲等/—
287	龙岩市第一医院	福建	龙岩	三甲	五级/四级甲等/—
288	绍兴市人民医院	浙江	绍兴	三甲	五级/四级甲等/—
289	临沂市中心医院	山东	临沂	三甲	五级/四级甲等/—
290	宁波市中医院	浙江	宁波	三甲	五级/四级甲等/—
291	新疆佳音医院	新疆	乌鲁木齐	三甲	
292	淮安市第二人民医院	江苏	淮安	三甲	五级/四级甲等/—
293	柳州市人民医院	广西	柳州	三甲	五级/四级甲等/—
294	南京市中医院	江苏	南京	三甲	五级/四级甲等/—
295	徐州医科大学附属医院	江苏	徐州	三甲	—/四级甲等/—
296	南平市第一医院	福建	南平	三甲	五级/四级甲等/—
297	周口市中心医院	河南	周口	三甲	五级/四级甲等/—
298	沭阳县中医院	江苏	宿迁	三乙	
299	内蒙古自治区妇幼保健院	内蒙古	呼和浩特	三甲	五级/四级甲等/—
300	邳州市人民医院	江苏	徐州	三甲	五级/四级甲等/—

2023年智慧医院 HIC 301~500强

定义：各类医院信息化、智慧化建设优秀的医院，含综合医院、专科医院、中医医院、社会办医医院等，不含部队医院。以医院信息化的有效应用和管理效果为主要评价维度。

省（区、市）	医院	城市	级别	信息化评级（EMR/互联互通/智慧服务）
安徽	安徽省妇幼保健院	合肥	三甲	五级/—/—
	安徽省庐江县人民医院	合肥	三级	
	安徽中医药大学第一附属医院	合肥	三甲	五级/—/—
	安庆市立医院	安庆	三甲	
	东至县人民医院	池州	二甲	五级/—/—
	阜阳市人民医院	阜阳	三甲	五级/—/—
	界首市人民医院	阜阳	三级	五级/—/—
	马鞍山市人民医院	马鞍山	三甲	五级/四级甲等/—
	全椒县人民医院	滁州	三级	五级/四级甲等/—
	皖北煤电集团总医院	宿州	三甲	五级/四级甲等/—
北京	北京大学国际医院	北京	三级	—/四级甲等/—
	北京中医药大学东直门医院	北京	三甲	—/四级甲等/—
	北京中医药大学房山医院	北京	三甲	
	首都医科大学附属北京中医医院	北京	三甲	—/四级甲等/—
	中国医科大学航空总医院	北京	三级	
重庆	重庆大学附属肿瘤医院	重庆	三甲	—/四级甲等/—
	重庆市中医院	重庆	三甲	—/四级乙等/—
	重庆医科大学附属第二医院	重庆	三甲	
福建	福建省福能集团总医院	福州	二级	
	福建中医药大学附属人民医院	福州	三甲	—/四级甲等/—
	福清市医院	福州	三级	
	复旦大学附属中山医院厦门医院	厦门	三级	—/四级甲等/—
	厦门大学附属心血管病医院	厦门	三级	五级/四级甲等/—
	厦门市第三医院	厦门	三乙	—/四级甲等/—
	厦门市儿童医院	厦门	三甲	—/四级甲等/—
	厦门市中医院	厦门	三甲	—/四级甲等/—
	厦门医学院附属海沧医院	厦门	三级	五级/—/—
	漳州第三医院	漳州	三级	
	漳州正兴医院	漳州	三级	五级/—/—

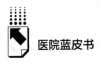
续表

省 （区、市）	医院	城市	级别	信息化评级 （EMR/互联互通/ 智慧服务）
甘肃	甘肃省妇幼保健院	兰州	三甲	五级/四级甲等/—
	甘肃省人民医院	兰州	三甲	
	甘肃省武威肿瘤医院	武威	三甲	—/四级乙等/—
广东	东莞东华医院	东莞	三甲	—/四级甲等/—
	东莞市第八人民医院（东莞市儿童医院）	东莞	三级	—/四级甲等/—
	高州市人民医院	茂名	三甲	—/四级甲等/—
	广东医科大学顺德妇女儿童医院	佛山	三甲	
	广州市第十二人民医院	广州	三级	
	广州市番禺区中心医院	广州	三甲	—/四级甲等/—
	广州市花都区人民医院	广州	三级	五级/四级甲等/—
	江门市中心医院	江门	三甲	—/四级甲等/—
	茂名市人民医院	茂名	三甲	—/四级甲等/—
	南方医科大学第三附属医院	广州	三甲	—/四级甲等/—
	南方医科大学深圳医院	深圳	三甲	—/四级甲等/—
	汕头大学医学院第一附属医院	汕头	三甲	—/四级甲等/—
	深圳龙城医院	深圳	三甲	
	深圳平乐骨伤科医院（深圳市坪山区中医院）	深圳	三甲	五级/—/—
	深圳市眼科医院	深圳	三甲	五级/—/—
	翁源县中医院	韶关	二甲	—/—/
	肇庆市第一人民医院	肇庆	三甲	—/四级甲等/—
	中国医学科学院阜外医院深圳医院	深圳	三甲	五级/—/—
	中山大学附属第八医院	深圳	三甲	
	中山大学附属第七医院	深圳	三甲	—/四级甲等/—
	中山大学附属口腔医院	广州	三甲	—/四级甲等/—
	珠海市妇幼保健院	珠海	三甲	—/四级甲等/—
	珠海市中西医结合医院	珠海	三甲	
广西	广西中医药大学第一附属医院	南宁	三甲	
	桂林市人民医院	桂林	三甲	五级/—/—
	南宁市第二人民医院	南宁	三甲	—/四级甲等/—
贵州	德江县人民医院	铜仁	三乙	五级/—/—
	兴义市人民医院	黔西 南州	三甲	五级/—/—

省 (区、市)	医院	城市	级别	信息化评级 (EMR/互联互通/ 智慧服务)
河北	邯郸市第一医院	邯郸	三甲	五级/—/—
	巨鹿县医院	邢台	三级	
河南	安阳市第六人民医院	安阳	三级	五级/—/—
	邓州市人民医院	南阳	三级	
	河南大学第一附属医院	开封	三甲	
	河南宏力医院	新乡	三级	
	鹤壁市人民医院	鹤壁	三甲	五级/—/—
	滑县人民医院	安阳	三级	
	焦作市第二人民医院	焦作	三甲	
	漯河市中心医院	漯河	三甲	五级/—/—
	南阳南石医院	南阳	三甲	
	平舆县人民医院	驻马店	三级	五级/四级甲等/—
	新乡医学院第一附属医院	新乡	三甲	
	驻马店市中心医院	驻马店	三甲	五级/四级甲等/—
黑龙江	牡丹江市肿瘤医院	牡丹江	三甲	五级/—/—
	肇东市人民医院	绥化	三乙	五级/—/—
湖北	湖北省妇幼保健院	武汉	三甲	五级/四级甲等/—
	泰康同济(武汉)医院	武汉	三级	五级/—/—
	仙桃市第一人民医院	仙桃 (省直 辖县)	三甲	
	应城市人民医院	孝感	三级	—/四级甲等/—
	英山县人民医院	黄冈	三级	五级/四级甲等/—
湖南	郴州市第一人民医院	郴州	三甲	—/四级甲等/—
	湖南省儿童医院	长沙	三甲	—/四级甲等/—
	怀化市第一人民医院	怀化	三甲	五级/四级甲等/—
	石门县人民医院	常德	三级	

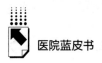

续表

省 （区、市）	医院	城市	级别	信息化评级 （EMR/互联互通/ 智慧服务）
江苏	常熟市第二人民医院	苏州	三甲	—/四级乙等/—
	常州市第三人民医院	常州	三甲	五级/四级甲等/—
	常州市中医医院	常州	三甲	
	东台市人民医院	盐城	三乙	—/四级甲等/—
	阜宁县人民医院	盐城	三级	五级/—/—
	建湖县人民医院	盐城	三乙	五级/—/—
	江阴市中医院	无锡	三甲	—/四级甲等/—
	昆山市第一人民医院	苏州	三甲	
	连云港市第二人民医院	连云港	三甲	五级/—/—
	连云港市儿童医院	连云港	三级	五级/—/—
	涟水县人民医院	淮安	三乙	五级/—/—
	南京市高淳人民医院	南京	三甲	五级/四级甲等/—
	南京市口腔医院	南京	三甲	五级/—/—
	南京市溧水区人民医院	南京	三级	五级/四级甲等/—
	南京市溧水区中医院	南京	三级	五级/四级甲等/—
	南京医科大学第四附属医院	南京	三级	五级/四级甲等/—
	南京医科大学附属口腔医院	南京	三甲	—/四级甲等/—
	南京医科大学附属明基医院	南京	三甲	
	南通市第一老年病医院	南通	三级	五级/四级甲等/—
	南通市通州区人民医院	南通	三乙	五级/—/—
	如皋市人民医院	南通	三乙	
	沭阳仁慈医院	宿迁	二甲	
	沭阳医院	宿迁	三乙	—/四级甲等/—
	苏州明基医院	苏州	三级	
	苏州市独墅湖医院	苏州	三级	五级/四级甲等/—
	泰州市中医院	泰州	三甲	
	无锡市惠山区人民医院	无锡	三级	五级/四级甲等/—
	无锡市锡山人民医院	无锡	三级	五级/—/—
	徐州矿务集团总医院	徐州	三甲	—/四级甲等/—
	徐州仁慈医院	徐州	三级	五级/—/—
	徐州市第一人民医院	徐州	三甲	
	徐州市中心医院	徐州	三甲	
	扬州市妇幼保健院	扬州	三甲	五级/—/—
	张家港澳洋医院	苏州	三级	

省 （区、市）	医院	城市	级别	信息化评级 （EMR/互联互通/ 智慧服务）
江西	赣州市人民医院	赣州	三甲	—/四级甲等/—
	江西中医药大学附属医院	南昌	三甲	—/四级甲等/—
	兴国县人民医院	赣州	三级	
辽宁	鞍山市中心医院	鞍山	三甲	五级/—/—
	大连市第三人民医院	大连	三甲	
	锦州医科大学附属第一医院	锦州	三甲	—/四级甲等/—
	辽宁省健康产业集团抚矿总医院	抚顺	三甲	
	中国医科大学附属第四医院	沈阳	三甲	—/四级甲等/—
内蒙古	赤峰市宁城县中心医院	赤峰	三乙	
	鄂尔多斯市中心医院	鄂尔 多斯	三甲	五级/—/—
	内蒙古包钢医院	包头	三甲	—/四级甲等/—
	兴安盟人民医院	兴安盟	三甲	—/四级甲等/—
宁夏	银川市妇幼保健院	银川	三甲	五级/—/—
青海	青海省人民医院	西宁	三甲	五级/—/—
山东	北大医疗鲁中医院	淄博	三甲	—/四级甲等/—
	北大医疗淄博医院	淄博	三级	
	昌乐县人民医院	潍坊	三乙	五级/四级甲等/—
	临沂市妇幼保健院	临沂	三甲	五级/四级甲等/—
	平邑县人民医院	临沂	三乙	—/四级乙等/—
	平阴县人民医院	济南	二甲	五级/—/—
	青岛市中心医院	青岛	三甲	
	山东大学齐鲁医院	济南	三甲	—/四级甲等/—
	山东大学齐鲁医院德州医院	德州	三甲	—/四级甲等/—
	山东省立第三医院	济南	三甲	—/四级甲等/—
	山东中医药大学附属医院东营医院（东营市中医院）	东营	三级	五级/—/—
	潍坊市人民医院	潍坊	三甲	五级/—/—
	潍坊市益都中心医院	潍坊	三甲	—/四级甲等/—
	沂南县人民医院	临沂	三乙	

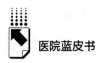

续表

省（区、市）	医院	城市	级别	信息化评级（EMR/互联互通/智慧服务）
山西	北大医疗潞安医院	长治	三甲	
	大同市第三人民医院	大同	三甲	—/四级甲等/—
	大同市第四人民医院	大同	二甲	
	山西省汾阳医院	吕梁	三甲	五级/—/—
	长治市人民医院	长治	三甲	
	长治市中医研究所附属医院	长治	三甲	
陕西	神木市医院	榆林	三乙	—/四级甲等/—
	西安大兴医院	西安	三甲	
	西安交通大学第二附属医院	西安	三甲	—/四级乙等/—
	西安市儿童医院	西安	三甲	—/四级乙等/—
	西电集团医院	西安	三甲	
	咸阳市第一人民医院	咸阳	三甲	
	延安大学附属医院	延安	三甲	—/四级甲等/—
上海	复旦大学附属上海市第五人民医院	上海	三乙	五级/四级甲等/—
	上海市第四人民医院	上海	三甲	
	上海市静安区市北医院	上海	二甲	五级/—/—
	上海市静安区闸北中心医院	上海	二级	五级/—/—
	上海市静安区中心医院	上海	三乙	—/四级甲等/—
	上海市普陀区利群医院	上海	二甲	五级/—/—
四川	成都市第二人民医院	成都	三甲	—/四级甲等/—
	成都市第六人民医院	成都	三甲	五级/—/—
	成都市新都区人民医院	成都	三甲	—/四级甲等/—
	德阳市人民医院	德阳	三甲	—/四级甲等/—
	南充市中心医院	南充	三甲	—/四级甲等/—
	三台县人民医院	绵阳	三甲	
	四川大学华西口腔医院	成都	三甲	—/四级甲等/—
	四川省妇幼保健院	成都	三甲	—/四级甲等/—
	遂宁市中心医院	遂宁	三甲	—/四级甲等/—
	宜宾市第二人民医院	宜宾	三甲	—/四级乙等/—
天津	天津北大医疗海洋石油医院	天津	二甲	
	天津中医药大学第一附属医院	天津	三甲	

省（区、市）	医院	城市	级别	信息化评级（EMR/互联互通/智慧服务）
新疆	克孜勒苏柯尔克孜自治州人民医院	克孜州	三甲	
	沙湾市人民医院	塔城地区	二甲	
云南	保山市人民医院	保山	三甲	五级/—/—
	普洱市人民医院	普洱	三甲	
	云南省阜外心血管病医院	昆明	三甲	五级/—/—
浙江	苍南县人民医院	温州	三乙	—/四级甲等/—
	海盐县人民医院	嘉兴	三乙	—/四级甲等/—
	杭州邦尔医院	杭州	二乙	
	杭州市肿瘤医院	杭州	三级	—/四级甲等/—
	湖州市中心医院	湖州	三甲	—/四级甲等/—
	金华市中心医院	金华	三甲	—/四级甲等/—
	丽水市中心医院	丽水	三甲	—/四级甲等/—
	宁波大学附属人民医院	宁波	三甲	五级/四级甲等/—
	宁波市第二医院	宁波	三甲	—/四级甲等/—
	宁波市妇女儿童医院	宁波	三甲	—/五级乙等/—
	瑞安市人民医院	温州	三甲	五级/四级乙等/—
	台州恩泽医疗中心（集团）路桥医院	台州	三乙	五级/四级甲等/—
	台州市第一人民医院	台州	三甲	五级/四级甲等/—
	温州康宁医院	温州	三甲	
	象山县第一人民医院	宁波	三乙	—/四级甲等/—
	义乌市中心医院	金华	三乙	—/四级甲等/—
	长兴县人民医院	湖州	三乙	五级/四级甲等/—

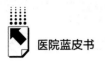

2023年顶级医院 HIC 80强

定义：以上榜顶级医院100强的综合医院为基础，智慧医院 HIC 建设最佳80强。

名次	医院	省份	城市	级别	信息化评级（EMR/互联互通/智慧服务）	2023年智慧医院HIC 500强
1	上海交通大学医学院附属瑞金医院	上海	上海	三甲	七级/五级乙等/3级	2
2	中国医科大学附属盛京医院	辽宁	沈阳	三甲	七级/五级乙等/—	4
3	北京大学第三医院	北京	北京	三甲	六级/五级乙等/3级	5
4	厦门大学附属第一医院	福建	厦门	三甲	六级/五级乙等/—	6
5	浙江大学医学院附属邵逸夫医院	浙江	杭州	三甲	六级/五级乙等/3级	7
6	中国科学技术大学附属第一医院(安徽省立医院)	安徽	合肥	三甲	五级/五级乙等/—	8
7	青岛大学附属医院	山东	青岛	三甲	六级/五级乙等/—	11
8	新疆维吾尔自治区人民医院	新疆	乌鲁木齐	三甲	六级/四级甲等/—	13
9	首都医科大学宣武医院	北京	北京	三甲	五级/五级乙等/—	14
10	首都医科大学附属北京天坛医院	北京	北京	三甲	六级/四级甲等/3级	15
11	南昌大学第一附属医院	江西	南昌	三甲	五级/五级乙等/3级	16
12	南京鼓楼医院	江苏	南京	三甲	六级/五级乙等/—	17
13	浙江大学医学院附属第二医院	浙江	杭州	三甲	五级/五级乙等/3级	20
14	郑州大学第一附属医院	河南	郑州	三甲	六级/四级甲等/3级	21
15	北京大学人民医院	北京	北京	三甲	—/四级甲等/—	22
16	温州医科大学附属第一医院	浙江	温州	三甲	五级/四级甲等/—	23
17	河南省人民医院	河南	郑州	三甲	五级/五级乙等/—	24

续表

名次	医院	省份	城市	级别	信息化评级 （EMR/互联互通/ 智慧服务）	2023 年 智慧医院 HIC 500 强
18	复旦大学附属中山医院	上海	上海	三甲	五级/五级乙等/—	25
19	中南大学湘雅医院	湖南	长沙	三甲	五级/五级乙等/—	26
20	浙江大学医学院附属第一医院	浙江	杭州	三甲	五级/四级/—	30
21	烟台毓璜顶医院	山东	烟台	三甲	五级/五级乙等/—	31
22	安徽医科大学第一附属医院	安徽	合肥	三甲	五级/四级甲等/—	32
23	深圳市人民医院	广东	深圳	三甲	五级/五级乙等/—	33
24	江苏省人民医院	江苏	南京	三甲	—/五级乙等/3 级	34
25	中国医科大学附属第一医院	辽宁	沈阳	三甲	五级/四级甲等/—	36
26	四川大学华西医院	四川	成都	三甲	五级/五级乙等/—	37
27	新疆医科大学第一附属医院	新疆	乌鲁木齐	三甲	五级/四级甲等/—	38
28	北京协和医院	北京	北京	三甲	五级/四级甲等/—	43
29	厦门大学附属中山医院	福建	厦门	三甲	五级/五级乙等/3 级	45
30	首都医科大学附属北京友谊医院	北京	北京	三甲	五级/五级乙等/3 级	49
31	杭州市第一人民医院	浙江	杭州	三甲	六级/五级乙等/—	50
32	广州医科大学附属第二医院	广东	广州	三甲	五级/五级乙等/—	51
33	南方医科大学南方医院	广东	广州	三甲	六级/五级乙等/—	56
34	浙江省人民医院	浙江	杭州	三甲	六级/五级乙等/3 级	57
35	上海市第六人民医院	上海	上海	三甲	五级/四级乙等/—	58
36	山东第一医科大学第一附属医院	山东	济南	三甲	五级/四级甲等/—	60
37	福建医科大学附属第一医院	福建	福州	三甲	五级/四级甲等/—	62
38	广东省人民医院	广东	广州	三甲	五级/五级乙等/—	63
39	福建省立医院	福建	福州	三甲	五级/四级甲等/—	69
40	苏州大学附属第一医院	江苏	苏州	三甲	五级/四级甲等/—	71

续表

名次	医院	省份	城市	级别	信息化评级 （EMR/互联互通/ 智慧服务）	2023年 智慧医院 HIC 500强
41	上海交通大学医学院附属仁济医院	上海	上海	三甲	五级/五级乙等/—	73
42	中山大学附属第一医院	广东	广州	三甲	五级/五级乙等/—	75
43	武汉市中心医院	湖北	武汉	三甲	五级/五级乙等/3级	76
44	四川省人民医院	四川	成都	三甲	五级/四级甲等/—	77
45	山东第一医科大学附属省立医院	山东	济南	三甲	五级/四级甲等/—	78
46	华中科技大学同济医学院附属同济医院	湖北	武汉	三甲	五级/五级乙等/—	79
47	东南大学附属中大医院	江苏	南京	三甲	五级/四级甲等/—	83
48	吉林大学中日联谊医院	吉林	长春	三甲	五级/五级乙等/—	84
49	中日友好医院	北京	北京	三甲	五级/四级甲等/—	89
50	上海市第一人民医院	上海	上海	三甲	五级/五级乙等/—	93
51	上海市东方医院	上海	上海	三甲	五级/四级甲等/—	96
52	武汉大学中南医院	湖北	武汉	三甲	五级/五级乙等/—	99
53	吉林大学白求恩第一医院	吉林	长春	三甲	五级/五级乙等/—	102
54	兰州大学第一医院	甘肃	兰州	三甲	五级/五级乙等/—	103
55	北京医院	北京	北京	三甲	五级/—/—	104
56	上海市第十人民医院	上海	上海	三甲	五级/四级甲等/—	105
57	兰州大学第二医院	甘肃	兰州	三甲	五级/五级乙等/—	111
58	西安交通大学第一附属医院	陕西	西安	三甲	五级/四级甲等/—	114
59	南昌大学第二附属医院	江西	南昌	三甲	五级/四级甲等/—	115
60	华中科技大学同济医学院附属协和医院	湖北	武汉	三甲	五级/四级甲等/—	125
61	上海交通大学医学院附属新华医院	上海	上海	三甲	—/五级乙等/—	130
62	福建医科大学附属协和医院	福建	福州	三甲	五级/四级甲等/—	131
63	吉林大学第二医院	吉林	长春	三甲	—/五级乙等/—	136
64	大连医科大学附属第二医院	辽宁	大连	三甲	五级/五级乙等/—	153

续表

名次	医院	省份	城市	级别	信息化评级 （EMR/互联互通/ 智慧服务）	2023 年 智慧医院 HIC 500 强
65	北京大学第一医院	北京	北京	三甲	—/四级甲等/—	161
66	复旦大学附属华山医院	上海	上海	三甲	五级/四级甲等/—	162
67	哈尔滨医科大学附属第二医院	黑龙江	哈尔滨	三甲	五级/四级甲等/—	171
68	陕西省人民医院	陕西	西安	三甲	五级/四级甲等/—	172
69	北京朝阳医院	北京	北京	三甲	五级/四级甲等/—	174
70	广西医科大学第一附属医院	广西	南宁	三甲	五级/四级甲等/—	181
71	中山大学孙逸仙纪念医院	广东	广州	三甲	—/四级甲等/—	186
72	复旦大学附属华东医院	上海	上海	三甲	—/四级甲等/—	193
73	广州市第一人民医院	广东	广州	三甲	—/四级甲等/—	196
74	中山大学附属第三医院	广东	广州	三甲	—/四级甲等/—	197
75	武汉大学人民医院	湖北	武汉	三甲	—/四级甲等/—	198
76	昆明医科大学第一附属医院	云南	昆明	三甲	五级/—/—	204
77	广州医科大学附属第一医院	广东	广州	三甲	五级/四级甲等/—	205
78	河北医科大学第二医院	河北	石家庄	三甲	—/四级甲等/—	206
79	山西医科大学第一医院	山西	太原	三甲	—/四级甲等/—	213
80	南方医科大学珠江医院	广东	广州	三甲	—/四级甲等/—	221

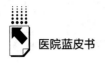

2023年省单医院HIC 60强

定义：以上榜省单医院100强的综合医院为基础，省单智慧医院HIC建设最佳60强。

名次	医院	省份	城市	级别	信息化评级（EMR/互联互通/智慧服务）	2023年智慧医院HIC 500强
1	北京大学深圳医院	广东	深圳	三甲	六级/五级乙等/—	9
2	河北省人民医院	河北	石家庄	三甲	六级/四级甲等/—	27
3	大连大学附属中山医院	辽宁	大连	三甲	五级/四级甲等/3级	28
4	北京清华长庚医院	北京	北京	三级	六级/—/—	44
5	深圳市第二人民医院	广东	深圳	三甲	六级/五级乙等/—	54
6	暨南大学附属第一医院	广东	广州	三甲	—/四级甲等/—	68
7	郑州市中心医院	河南	郑州	三甲	五级/四级甲等/—	80
8	厦门市第五医院	福建	厦门	三乙	五级/四级甲等/—	91
9	浙江医院	浙江	杭州	三甲	六级/四级甲等/3级	94
10	深圳市第三人民医院	广东	深圳	三甲	六级/五级乙等/—	100
11	广东省第二人民医院	广东	广州	三甲	五级/五级乙等/—	110
12	宁夏回族自治区人民医院	宁夏	银川	三甲	五级/五级乙等/—	113
13	南京市第一医院	江苏	南京	三甲	五级/四级甲等/—	126
14	沈阳市第四人民医院	辽宁	沈阳	三甲	五级/四级甲等/—	127
15	厦门医学院附属第二医院	福建	厦门	三甲	五级/四级甲等/—	134
16	广西壮族自治区人民医院	广西	南宁	三甲	五级/四级甲等/—	137
17	内蒙古自治区人民医院	内蒙古	呼和浩特	三甲	五级/四级甲等/—	145
18	辽宁省人民医院	辽宁	沈阳	三甲	五级/四级甲等/—	147
19	云南省第一人民医院	云南	昆明	三甲	五级/四级甲等/—	173
20	首都医科大学附属北京世纪坛医院	北京	北京	三甲	五级/五级乙等/—	184
21	重庆大学附属三峡医院	重庆	重庆	三甲	五级/四级甲等/—	185

续表

名次	医院	省份	城市	级别	信息化评级（EMR/互联互通/智慧服务）	2023 年智慧医院HIC 500 强
22	宁波市第一医院	浙江	宁波	三甲	—/五级乙等/—	188
23	香港大学深圳医院	广东	深圳	三甲	五级/五级乙等/—	200
24	山西省人民医院	山西	太原	三甲	—/四级甲等/—	201
25	济南市中心医院	山东	济南	三甲	五级/四级甲等/—	207
26	青岛市市立医院	山东	青岛	三甲	五级/四级甲等/—	209
27	航天中心医院	北京	北京	三级	五级/四级甲等/—	211
28	山西医科大学第二医院	山西	太原	三甲	—/四级甲等/—	218
29	海南医学院第一附属医院	海南	海口	三甲	—/四级甲等/—	219
30	山东大学第二医院	山东	济南	三甲	—/四级甲等/—	222
31	中山大学附属第六医院	广东	广州	三甲	五级/四级甲等/—	226
32	昆明医科大学第二附属医院	云南	昆明	三甲	—/五级乙等/—	228
33	华中科技大学协和深圳医院（南山医院）	广东	深圳	三甲	五级/四级甲等/—	230
34	江西省人民医院	江西	南昌	三甲	五级/四级甲等/—	231
35	上海市同济医院	上海	上海	三甲	—/四级乙等/—	238
36	上海市同仁医院	上海	上海	三乙	—/四级甲等/—	241
37	郑州人民医院	河南	郑州	三甲	五级/四级甲等/3 级	247
38	安徽医科大学第二附属医院	安徽	合肥	三甲	五级/四级甲等/—	256
39	南京医科大学第二附属医院	江苏	南京	三甲	五级/—/—	267
40	成都市第三人民医院	四川	成都	三甲	—/四级甲等/—	273
41	青海省人民医院	青海	西宁	三甲	五级/—/—	301~500
42	南方医科大学深圳医院	广东	深圳	三甲	—/四级甲等/—	301~500
43	中山大学附属第七医院	广东	深圳	三甲	—/四级甲等/—	301~500
44	广州市番禺区中心医院	广东	广州	三甲	—/四级甲等/—	301~500
45	宁波市第二医院	浙江	宁波	三甲	—/四级甲等/—	301~500
46	成都市第二人民医院	四川	成都	三甲	—/四级甲等/—	301~500

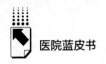

续表

名次	医院	省份	城市	级别	信息化评级（EMR/互联互通/智慧服务）	2023年智慧医院HIC 500强
47	中国医科大学附属第四医院	辽宁	沈阳	三甲	—/四级甲等/—	301~500
48	南宁市第二人民医院	广西	南宁	三甲	—/四级甲等/—	301~500
49	复旦大学附属中山医院厦门医院	福建	厦门	三级	—/四级甲等/—	301~500
50	山东省立第三医院	山东	济南	三甲	—/四级甲等/—	301~500
51	南方医科大学第三附属医院	广东	广州	三甲	—/四级甲等/—	301~500
52	青岛市中心医院	山东	青岛	三甲		301~500
53	中山大学附属第八医院	广东	深圳	三甲		301~500
54	上海市第四人民医院	上海	上海	三甲		301~500
55	甘肃省人民医院	甘肃	兰州	三甲		301~500
56	内蒙古医科大学附属医院	内蒙古	呼和浩特	三甲	—/四级甲等/—	
57	贵州省人民医院	贵州	贵阳	三甲	—/四级甲等/—	
58	海南省人民医院	海南	海口	三甲	—/四级甲等/—	
59	石家庄市人民医院	河北	石家庄	三甲	—/四级甲等/—	
60	山西白求恩医院	山西	太原	三甲	—/四级甲等/—	

2023年地级城市医院 HIC 80强

定义：以上榜地级城市医院 500 强的综合医院为基础，地级智慧医院 HIC 建设最佳 80 强。

名次	医院	省份	城市	级别	信息化评级（EMR/互联互通/智慧服务）	2023 年智慧医院 HIC 500 强
1	江苏省苏北人民医院	江苏	扬州	三甲	六级/四级甲等/3 级	19
2	鄂东医疗集团黄石市中心医院	湖北	黄石	三甲	六级/四级甲等/—	29
3	浙江省台州医院	浙江	台州	三甲	六级/五级乙等/—	35
4	无锡市第二人民医院	江苏	无锡	三甲	五级/四级甲等/—	41
5	国药同煤总医院	山西	大同	三甲	六级/四级甲等/—	42
6	连云港市第一人民医院	江苏	连云港	三甲	六级/四级甲等/3 级	52
7	喀什地区第二人民医院	新疆	喀什地区	三甲	六级/—/—	65
8	乌海市人民医院	内蒙古	乌海	三甲	六级/四级甲等/—	66
9	克拉玛依市中心医院	新疆	克拉玛依	三甲	五级/四级甲等/—	67
10	淮安市第一人民医院	江苏	淮安	三甲	五级/四级甲等/—	72
11	珠海市人民医院	广东	珠海	三甲	五级/五级乙等/—	74
12	江苏大学附属医院	江苏	镇江	三甲	五级/四级甲等/—	95
13	赤峰市医院	内蒙古	赤峰	三甲	六级/四级甲等/—	98
14	无锡市人民医院	江苏	无锡	三甲	五级/四级甲等/—	108
15	柳州市工人医院	广西	柳州	三甲	五级/四级甲等/—	117
16	梅州市人民医院	广东	梅州	三甲	五级/四级甲等/—	118
17	常州市第二人民医院	江苏	常州	三甲	五级/四级甲等/—	120
18	赤峰学院附属医院	内蒙古	赤峰	三甲	五级/四级甲等/3 级	124
19	临沂市人民医院	山东	临沂	三甲	五级/四级甲等/—	128
20	泰州市人民医院	江苏	泰州	三甲	五级/四级甲等/—	129
21	滨州医学院附属医院	山东	滨州	三甲	—/四级甲等/—	132
22	苏州市立医院	江苏	苏州	三甲	五级/四级甲等/—	133
23	镇江市第一人民医院	江苏	镇江	三甲	五级/四级甲等/—	139
24	阳江市人民医院	广东	阳江	三甲	五级/四级甲等/—	140

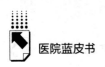

续表

名次	医院	省份	城市	级别	信息化评级（EMR/互联互通/智慧服务）	2023年智慧医院HIC 500强
25	常州市第一人民医院	江苏	常州	三甲	五级/四级甲等/—	146
26	日照市人民医院	山东	日照	三甲	五级/四级甲等/—	148
27	广东医科大学附属医院	广东	湛江	三甲	五级/五级乙等/—	149
28	浙江大学医学院附属第四医院	浙江	金华	三甲	五级/五级乙等/—	150
29	漳州市医院	福建	漳州	三甲	五级/四级甲等/—	151
30	嘉兴市第一医院	浙江	嘉兴	三甲	五级/四级甲等/—	157
31	南通大学附属医院	江苏	南通	三甲	五级/四级甲等/—	164
32	莆田学院附属医院	福建	莆田	三甲	五级/四级甲等/—	169
33	苏州市第九人民医院	江苏	苏州	三级	五级/四级甲等/—	176
34	南通第一人民医院	江苏	南通	三甲	五级/四级甲等/—	190
35	苏州大学附属第二医院	江苏	苏州	三甲	五级/四级甲等/—	195
36	济宁医学院附属医院	山东	济宁	三甲	五级/四级甲等/—	202
37	粤北人民医院	广东	韶关	三甲	—/四级甲等/—	212
38	福建医科大学附属第二医院	福建	泉州	三甲	五级/五级甲等/—	215
39	温州医科大学附属第二医院	浙江	温州	三甲	—/四级甲等/—	217
40	宜昌市中心人民医院	湖北	宜昌	三甲	—/四级甲等/—	223
41	襄阳市中心医院	湖北	襄阳	三甲	五级/四级甲等/—	225
42	沧州市中心医院	河北	沧州	三甲	—/四级甲等/—	229
43	盐城市第一人民医院	江苏	盐城	三甲	五级/四级甲等/—	232
44	聊城市人民医院	山东	聊城	三甲	—/五级乙等/—	233
45	中山大学附属第五医院	广东	珠海	三甲	—/四级甲等/—	237
46	济宁市第一人民医院	山东	济宁	三甲	五级/四级甲等/—	246
47	清远市人民医院	广东	清远	三甲	五级/四级甲等/—	249
48	信阳市中心医院	河南	信阳	三甲	五级/四级甲等/—	252
49	南方医科大学第十附属医院（东莞市人民医院）	广东	东莞	三甲	五级/四级甲等/—	253
50	湖北省十堰市太和医院	湖北	十堰	三甲	五级/四级甲等/—	254
51	佛山市第一人民医院	广东	佛山	三甲	—/四级甲等/—	255

续表

名次	医院	省份	城市	级别	信息化评级 （EMR/互联互通/ 智慧服务）	2023 年 智慧医院 HIC 500 强
52	中山市人民医院	广东	中山	三甲	五级/四级甲等/—	257
53	曲靖市第一人民医院	云南	曲靖	三甲	五级/四级甲等/—	258
54	汕头市中心医院	广东	汕头	三甲	五级/四级甲等/—	259
55	河南科技大学第一附属医院	河南	洛阳	三甲	五级/四级甲等/—	260
56	秦皇岛市第一医院	河北	秦皇岛	三甲	六级/—/—	265
57	川北医学院附属医院	四川	南充	三甲	五级/四级甲等/—	269
58	洛阳市中心医院	河南	洛阳	三甲	五级/—/—	270
59	泉州市第一医院	福建	泉州	三甲	五级/四级甲等/—	275
60	泰安市中心医院	山东	泰安	三甲	—/四级甲等/—	278
61	喀什地区第一人民医院	新疆	喀什地区	三甲	—/四级甲等/—	281
62	西南医科大学附属医院	四川	泸州	三甲	五级/四级甲等/—	285
63	唐山中心医院	河北	唐山	三级	—/四级甲等/—	286
64	龙岩市第一医院	福建	龙岩	三甲	五级/四级甲等/—	287
65	绍兴市人民医院	浙江	绍兴	三甲	五级/四级甲等/—	288
66	临沂市中心医院	山东	临沂	三甲	五级/四级甲等/—	289
67	淮安市第二人民医院	江苏	淮安	三甲	五级/四级甲等/—	292
68	柳州市人民医院	广西	柳州	三甲	五级/四级甲等/—	293
69	徐州医科大学附属医院	江苏	徐州	三甲	—/四级甲等/—	295
70	南平市第一医院	福建	南平	三甲	五级/四级甲等/—	296
71	周口市中心医院	河南	周口	三甲	五级/四级甲等/—	297
72	驻马店市中心医院	河南	驻马店	三甲	五级/四级甲等/—	301~500
73	怀化市第一人民医院	湖南	怀化	三甲	五级/四级甲等/—	301~500
74	台州市第一人民医院	浙江	台州	三甲	五级/四级甲等/—	301~500
75	马鞍山市人民医院	安徽	马鞍山	三甲	五级/四级甲等/—	301~500
76	遂宁市中心医院	四川	遂宁	三甲	—/四级甲等/—	301~500
77	丽水市中心医院	浙江	丽水	三甲	—/四级甲等/—	301~500
78	兴安盟人民医院	内蒙古	兴安盟	三甲	—/四级甲等/—	301~500
79	茂名市人民医院	广东	茂名	三甲	—/四级甲等/—	301~500
80	山东大学齐鲁医院德州医院	山东	德州	三甲	—/四级甲等/—	301~500

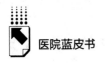

2023年县级医院HIC 60强

定义：以上榜县级医院500强的综合医院为基础，县级智慧医院HIC建设最佳60强。

名次	医院	省份	城市	级别	信息化评级（EMR/互联互通/智慧服务）	2023年智慧医院HIC 500强
1	江阴市人民医院	江苏	无锡	三甲	六级/四级甲等/3级	39
2	石河子市人民医院	新疆	石河子（省直辖县）	三甲	六级/四级甲等/—	70
3	太和县人民医院	安徽	阜阳	三甲	六级/四级甲等/—	112
4	建德市第一人民医院	浙江	杭州	三乙	五级/四级甲等/3级	116
5	天门市第一人民医院	湖北	天门（省直辖县）	三甲	—/四级甲等/—	123
6	宜兴市人民医院	江苏	无锡	三甲	五级/四级甲等/—	141
7	张家港市第一人民医院	江苏	苏州	三甲	五级/四级甲等/—	142
8	靖江市人民医院	江苏	泰州	三乙	五级/四级甲等/—	158
9	成武县人民医院	山东	菏泽	三乙	五级/四级乙等/—	248
10	莒县人民医院	山东	日照	三乙	五级/—/—	268
11	曹县人民医院	山东	菏泽	三乙	五级/四级乙等/—	271
12	温岭市第一人民医院	浙江	台州	三甲	五级/四级甲等/—	280
13	太仓市第一人民医院	江苏	苏州	三乙	五级/四级甲等/—	283
14	邳州市人民医院	江苏	徐州	三甲	五级/四级甲等/—	300
15	昌乐县人民医院	山东	潍坊	三乙	五级/四级甲等/—	301~500
16	长兴县人民医院	浙江	湖州	三乙	五级/四级甲等/—	301~500
17	平舆县人民医院	河南	驻马店	三级	五级/四级甲等/—	301~500
18	英山县人民医院	湖北	黄冈	三级	五级/四级甲等/—	301~500
19	全椒县人民医院	安徽	滁州	三级	五级/四级甲等/—	301~500
20	瑞安市人民医院	浙江	温州	三甲	五级/四级乙等/—	301~500
21	兴义市人民医院	贵州	黔西南州	三甲	五级/—/—	301~500
22	建湖县人民医院	江苏	盐城	三乙	五级/—/—	301~500

续表

名次	医院	省份	城市	级别	信息化评级（EMR/互联互通/智慧服务）	2023年智慧医院HIC 500强
23	涟水县人民医院	江苏	淮安	三乙	五级/—/—	301~500
24	肇东市人民医院	黑龙江	绥化	三乙	五级/—/—	301~500
25	界首市人民医院	安徽	阜阳	三级	五级/—/—	301~500
26	阜宁县人民医院	江苏	盐城	三级	五级/—/—	301~500
27	德江县人民医院	贵州	铜仁	三乙	五级/—/—	301~500
28	平阴县人民医院	山东	济南	二甲	五级/—/—	301~500
29	应城市人民医院	湖北	孝感	三级	—/四级甲等/—	301~500
30	高州市人民医院	广东	茂名	三甲	—/四级甲等/—	301~500
31	东台市人民医院	江苏	盐城	三乙	—/四级甲等/—	301~500
32	沭阳医院	江苏	宿迁	三乙	—/四级甲等/—	301~500
33	苍南县人民医院	浙江	温州	三乙	—/四级甲等/—	301~500
34	海盐县人民医院	浙江	嘉兴	三乙	—/四级甲等/—	301~500
35	义乌市中心医院	浙江	金华	三乙	—/四级甲等/—	301~500
36	潍坊市益都中心医院	山东	潍坊	三甲	—/四级甲等/—	301~500
37	象山县第一人民医院	浙江	宁波	三乙	—/四级甲等/—	301~500
38	神木市医院	陕西	榆林	三乙	—/四级甲等/—	301~500
39	常熟市第二人民医院	江苏	苏州	三甲	—/四级乙等/—	301~500
40	平邑县人民医院	山东	临沂	三乙	—/四级乙等/—	301~500
41	昆山市第一人民医院	江苏	苏州	三甲		301~500
42	福清市医院	福建	福州	三级		301~500
43	巨鹿县医院	河北	邢台	三级		301~500
44	兴国县人民医院	江西	赣州	三级		301~500
45	沙湾市人民医院	新疆	塔城地区	二甲		301~500
46	沂南县人民医院	山东	临沂	三乙		301~500
47	石门县人民医院	湖南	常德	三级		301~500
48	三台县人民医院	四川	绵阳	三甲		301~500
49	安徽省庐江县人民医院	安徽	合肥	三级		301~500
50	邓州市人民医院	河南	南阳	三级		301~500
51	仙桃市第一人民医院	湖北	仙桃（省直辖县）	三甲		301~500
52	滑县人民医院	河南	安阳	三级		301~500

续表

名次	医院	省份	城市	级别	信息化评级 （EMR/互联互通/ 智慧服务）	2023年 智慧医院 HIC 500强
53	如皋市人民医院	江苏	南通	三乙		301~500
54	赤峰市宁城县中心医院	内蒙古	赤峰	三乙		301~500
55	滕州市中心人民医院	山东	枣庄	三甲	—/四级甲等/—	
56	东阿县人民医院	山东	聊城	三乙	—/四级甲等/—	
57	兴化市人民医院	江苏	泰州	三乙	—/四级甲等/—	
58	安丘市人民医院	山东	潍坊	三乙	—/四级甲等/—	
59	阆中市人民医院	四川	南充	三甲	—/四级乙等/—	
60	桃江县人民医院	湖南	益阳	三级		

2023年中医医院HIC 60强

定义：以上榜中医医院500强的医院为基础，中医智慧医院HIC建设最佳60强。

名次	医院	省份	城市	级别	信息化评级（EMR/互联互通/智慧服务）	2023年智慧医院HIC 500强
1	上海中医药大学附属龙华医院	上海	上海	三甲	—/五级乙等/—	10
2	上海市第七人民医院	上海	上海	三甲	五级/四级甲等/—	40
3	中国中医科学院广安门医院	北京	北京	三甲	五级/五级乙等/—	47
4	深圳市中医院	广东	深圳	三甲	六级/五级乙等/—	55
5	浙江省中医院	浙江	杭州	三甲	五级/五级乙等/3级	92
6	广东省中医院	广东	广州	三甲	五级/五级乙等/—	106
7	广州中医药大学第一附属医院	广东	广州	三甲	五级/五级乙等/—	109
8	杭州市中医院	浙江	杭州	三甲	五级/四级甲等/—	143
9	杭州市红十字会医院	浙江	杭州	三甲	五级/四级甲等/—	152
10	苏州市中医医院	江苏	苏州	三甲	五级/四级甲等/—	167
11	河北省沧州中西医结合医院	河北	沧州	三甲	五级/四级甲等/—	168
12	广州市中西医结合医院	广东	广州	三甲	五级/四级甲等/—	177
13	武汉市第一医院	湖北	武汉	三甲	五级/五级乙等/—	183
14	上海中医药大学附属曙光医院	上海	上海	三甲	—/四级甲等/—	220
15	河南中医药大学第一附属医院	河南	郑州	三甲	—/四级甲等/—	224
16	中国中医科学院西苑医院	北京	北京	三甲	—/四级甲等/—	236
17	河北省中医院	河北	石家庄	三甲	—/四级甲等/—	239
18	山东中医药大学附属医院	山东	济南	三甲	—/四级甲等/—	242
19	佛山市中医院	广东	佛山	三甲	—/四级甲等/—	261
20	江苏省中医院	江苏	南京	三甲	五级/四级甲等/—	274

续表

名次	医院	省份	城市	级别	信息化评级（EMR/互联互通/智慧服务）	2023年智慧医院HIC 500强
21	柳州市中医医院	广西	柳州	三甲	五级/四级甲等/—	279
22	宁波市中医院	浙江	宁波	三甲	五级/四级甲等/—	290
23	南京市中医院	江苏	南京	三甲	五级/四级甲等/—	294
24	沭阳县中医院	江苏	宿迁	三乙		298
25	南京市溧水区中医院	江苏	南京	三级	五级/四级甲等/—	301~500
26	安徽中医药大学第一附属医院	安徽	合肥	三甲	五级/—/—	301~500
27	北京中医药大学东直门医院	北京	北京	三甲	—/四级甲等/—	301~500
28	首都医科大学附属北京中医医院	北京	北京	三甲	—/四级甲等/—	301~500
29	福建中医药大学附属人民医院	福建	福州	三甲	—/四级甲等/—	301~500
30	江西中医药大学附属医院	江西	南昌	三甲	—/四级甲等/—	301~500
31	厦门市中医院	福建	厦门	三甲	—/四级甲等/—	301~500
32	江阴市中医院	江苏	无锡	三甲	—/四级甲等/—	301~500
33	重庆市中医院	重庆	重庆	三甲	—/四级乙等/—	301~500
34	珠海市中西医结合医院	广东	珠海	三甲		301~500
35	北京中医药大学房山医院	北京	北京	三甲		301~500
36	常州市中医医院	江苏	常州	三甲		301~500
37	长治市中医研究所附属医院	山西	长治	三甲		301~500
38	天津中医药大学第一附属医院	天津	天津	三甲		301~500
39	广西中医药大学第一附属医院	广西	南宁	三甲		301~500
40	泰州市中医院	江苏	泰州	三甲		301~500
41	湖北省中医院	湖北	武汉	三甲	—/四级甲等/—	
42	上海中医药大学附属岳阳中西医结合医院	上海	上海	三甲	—/四级甲等/—	
43	长春中医药大学附属医院	吉林	长春	三甲	—/四级甲等/—	
44	浙江省立同德医院	浙江	杭州	三甲	—/四级甲等/—	

名次	医院	省份	城市	级别	信息化评级 （EMR/互联互通/ 智慧服务）	2023 年 智慧医院 HIC 500 强
45	成都市第一人民医院	四川	成都	三甲	—/四级甲等/—	
46	西南医科大学附属中医医院	四川	泸州	三甲		
47	上海市中医医院	上海	上海	三甲	—/四级甲等/—	
48	山西省中医院	山西	太原	三甲		
49	无锡市中医医院	江苏	无锡	三甲	—/四级/—	
50	上海市中西医结合医院	上海	上海	三甲	—/四级甲等/—	
51	浙江中医药大学附属第三医院	浙江	杭州	三甲	—/四级甲等/—	
52	武汉市中医医院	湖北	武汉	三甲	—/四级甲等/—	
53	公安县中医医院	湖北	荆州	三甲	—/四级甲等/—	
54	南京市中西医结合医院	江苏	南京	三甲	—/四级甲等/—	
55	泸州市中医医院	四川	泸州	三甲	—/四级乙等/—	
56	东莞市中医院	广东	东莞	三甲	—/四级甲等/—	
57	北京中医药大学深圳医院（龙岗）	广东	深圳	三甲	—/四级甲等/—	
58	温州市中西医结合医院	浙江	温州	三甲	—/四级甲等/—	
59	台州市中医院	浙江	台州	三乙	—/四级甲等/—	
60	辽宁中医药大学附属医院	辽宁	沈阳	三甲		

2023年专科医院 HIC 60强

定义：各类专科医院的智慧医院 HIC 建设最佳 60 强。

名次	医院	省份	城市	级别	信息化评级（EMR/互联互通/智慧服务）	2023年智慧医院HIC 500强
1	中国医学科学院阜外医院	北京	北京	三甲	八级/四级甲等/4级	1
2	广州市妇女儿童医疗中心	广东	广州	三甲	七级/五级乙等/—	3
3	上海市儿童医院	上海	上海	三甲	五级/五级乙等/3级	12
4	复旦大学附属儿科医院	上海	上海	三甲	五级/五级乙等/—	18
5	河南省儿童医院（郑州儿童医院）	河南	郑州	三甲	五级/五级乙等/—	46
6	上海交通大学医学院附属上海儿童医学中心	上海	上海	三甲	—/四级甲等/—	48
7	首都儿科研究所附属儿童医院	北京	北京	三甲	五级/四级甲等/—	53
8	南京医科大学附属儿童医院	江苏	南京	三甲	五级/五级乙等/—	59
9	新疆医科大学附属肿瘤医院	新疆	乌鲁木齐	三甲	六级/四级甲等/—	61
10	北京大学口腔医院	北京	北京	三甲	五级/四级甲等/—	64
11	四川大学华西第二医院	四川	成都	三甲	六级/五级乙等/—	81
12	首都医科大学附属北京儿童医院	北京	北京	三甲	六级/四级甲等/—	82
13	浙江大学医学院附属儿童医院	浙江	杭州	三甲	六级/五级乙等/3级	85
14	中山大学肿瘤防治中心	广东	广州	三甲	六级/四级甲等/—	86
15	复旦大学附属肿瘤医院	上海	上海	三甲	五级/四级甲等/—	88
16	北京大学肿瘤医院	北京	北京	三甲	五级/四级甲等/3级	90
17	阜外华中心血管病医院	河南	郑州	三甲	六级/四级甲等/—	97
18	浙江大学医学院附属妇产科医院	浙江	杭州	三甲	五级/五级乙等/3级	107

续表

名次	医院	省份	城市	级别	信息化评级（EMR/互联互通/智慧服务）	2023年智慧医院HIC 500强
19	江西省儿童医院	江西	南昌	三甲	五级/四级甲等/—	121
20	上海市胸科医院	上海	上海	三甲	五级/五级乙等/—	122
21	天津泰达国际心血管病医院	天津	天津	三甲	五级/四级甲等/—	144
22	云南省肿瘤医院	云南	昆明	三甲	五级/四级甲等/—	154
23	厦门市妇幼保健院	福建	厦门	三甲	五级/四级甲等/—	155
24	武汉大学口腔医院	湖北	武汉	三甲	五级/四级甲等/—	156
25	南京市妇幼保健院	江苏	南京	三甲	五级/四级甲等/—	159
26	深圳市儿童医院	广东	深圳	三甲	五级/四级甲等/—	160
27	辽宁省肿瘤医院	辽宁	沈阳	三甲	五级/四级甲等/—	163
28	深圳市妇幼保健院	广东	深圳	三甲	五级/四级甲等/—	166
29	上海交通大学医学院附属精神卫生中心	上海	上海	三甲	五级/四级甲等/—	170
30	苏州大学附属儿童医院	江苏	苏州	三甲	五级/四级甲等/—	175
31	河南省肿瘤医院	河南	郑州	三甲	五级/四级甲等/—	180
32	济南市妇幼保健院	山东	济南	三甲	五级/五级乙等/—	182
33	深圳市宝安区妇幼保健院	广东	深圳	三甲	五级/五级乙等/—	187
34	中国医学科学院肿瘤医院深圳医院	广东	深圳	三甲	五级/四级甲等/—	191
35	昆明市儿童医院	云南	昆明	三甲	—/四级甲等/—	194
36	重庆医科大学附属儿童医院	重庆	重庆	三甲	五级/四级甲等/—	199
37	中山大学中山眼科中心	广东	广州	三甲	五级/四级甲等/—	203
38	吉林省肿瘤医院	吉林	长春	三甲	五级/四级甲等/—	208
39	江门市妇幼保健院	广东	江门	三甲	五级/四级甲等/—	210
40	中国医学科学院肿瘤医院	北京	北京	三甲	—/四级甲等/—	214
41	四川省肿瘤医院	四川	成都	三甲	—/四级甲等/—	216
42	广东省妇幼保健院	广东	广州	三甲	—/四级甲等/—	235
43	江苏省肿瘤医院	江苏	南京	三甲	—/四级甲等/—	244
44	青岛妇女儿童医院	山东	青岛	三甲	五级/四级甲等/—	263
45	佛山市妇幼保健院	广东	佛山	三甲	—/五级乙等/—	264

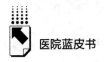
续表

名次	医院	省份	城市	级别	信息化评级（EMR/互联互通/智慧服务）	2023年智慧医院HIC 500强
46	福建医科大学孟超肝胆医院	福建	福州	三甲	—/四级甲等/—	266
47	江苏省妇幼保健院	江苏	南京	三甲	六级/—/—	272
48	湖南省肿瘤医院	湖南	长沙	三甲	五级/四级甲等/—	276
49	大连市妇女儿童医疗中心	辽宁	大连	三甲	五级/四级甲等/—	282
50	复旦大学附属眼耳鼻喉科医院	上海	上海	三甲	五级/四级甲等/—	284
51	内蒙古自治区妇幼保健院	内蒙古	呼和浩特	三甲	五级/四级甲等/—	299
52	湖北省妇幼保健院	湖北	武汉	三甲	五级/四级甲等/—	301~500
53	甘肃省妇幼保健院	甘肃	兰州	三甲	五级/四级甲等/—	301~500
54	临沂市妇幼保健院	山东	临沂	三甲	五级/四级甲等/—	301~500
55	厦门大学附属心血管病医院	福建	厦门	三级	五级/四级甲等/—	301~500
56	宁波市妇女儿童医院	浙江	宁波	三甲	—/五级乙等/—	301~500
57	四川省妇幼保健院	四川	成都	三甲	—/四级甲等/—	301~500
58	珠海市妇幼保健院	广东	珠海	三甲	—/四级甲等/—	301~500
59	南京医科大学附属口腔医院	江苏	南京	三甲	—/四级甲等/—	301~500
60	西安市儿童医院	陕西	西安	三甲	—/四级乙等/—	301~500

2023年社会办医·单体医院HIC 60强

定义：以上榜社会办医·单体医院500强的医院为基础，社会办医智慧医院HIC建设最佳60强。

名次	医院	省份	城市	级别	信息化评级 （EMR/互联互通/ 智慧服务）	2023年 智慧医院 HIC 500强
1	树兰（杭州）医院	浙江	杭州	三甲	五级/—/3级	192
2	武汉市普仁医院	湖北	武汉	三甲	—/四级乙等/—	262
3	厦门弘爱医院	福建	厦门	三级	五级/四级甲等/—	277
4	新疆佳音医院	新疆	乌鲁木齐	三甲		291
5	皖北煤电集团总医院	安徽	宿州	三甲	五级/四级甲等/—	301~500
6	漳州正兴医院	福建	漳州	三级	五级/—/—	301~500
7	徐州仁慈医院	江苏	徐州	三级	五级/—/—	301~500
8	泰康同济（武汉）医院	湖北	武汉	三级	五级/—/—	301~500
9	北大医疗鲁中医院	山东	淄博	三甲	—/四级甲等/—	301~500
10	东莞东华医院	广东	东莞	三甲	—/四级甲等/—	301~500
11	徐州矿务集团总医院	江苏	徐州	三甲	—/四级甲等/—	301~500
12	北京大学国际医院	北京	北京	三级	—/四级甲等/—	301~500
13	漳州第三医院	福建	漳州	三级		301~500
14	南京医科大学附属明基医院	江苏	南京	三甲		301~500
15	苏州明基医院	江苏	苏州	三级		301~500
16	北大医疗淄博医院	山东	淄博	三级		301~500
17	张家港澳洋医院	江苏	苏州	三级		301~500
18	河南宏力医院	河南	新乡	三级		301~500
19	西安大兴医院	陕西	西安	三甲		301~500
20	西电集团医院	陕西	西安	三甲		301~500
21	北大医疗潞安医院	山西	长治	三甲		301~500
22	天津北大医疗海洋石油医院	天津	天津	二甲		301~500
23	杭州邦尔医院	浙江	杭州	二乙		301~500
24	温州康宁医院	浙江	温州	三甲		301~500
25	南阳南石医院	河南	南阳	三甲		301~500

续表

名次	医院	省份	城市	级别	信息化评级 （EMR/互联互通/ 智慧服务）	2023 年 智慧医院 HIC 500 强
26	深圳龙城医院	广东	深圳	三甲		301~500
27	长安医院	陕西	西安	三甲		
28	洛阳东方医院	河南	洛阳	三级	—/四级甲等/—	
29	阳光融和医院	山东	潍坊	三甲		
30	东莞康华医院	广东	东莞	三甲		
31	北京和睦家医院	北京	北京	二级		
32	广州复大肿瘤医院	广东	广州	三级		
33	北京市健宫医院	北京	北京	三级		
34	佛山复星禅诚医院	广东	佛山	三甲		
35	濮阳市油田总医院	河南	濮阳	三甲		
36	首都医科大学三博脑科医院	北京	北京	三级		
37	浙江萧山医院	浙江	杭州	三乙		
38	西安高新医院	陕西	西安	三甲		
39	上海交通大学医学院附属苏州九龙医院	江苏	苏州	三甲		
40	武汉亚洲心脏病医院	湖北	武汉	三甲		
41	南京鼓楼医院集团宿迁医院	江苏	宿迁	三甲		
42	厦门长庚医院	福建	厦门	三甲		
43	延安大学咸阳医院	陕西	咸阳	三甲		
44	南京同仁医院	江苏	南京	三乙		
45	南京江北医院	江苏	南京	三乙	—/四级甲等/—	
46	晋城大医院	山西	晋城	三甲	—/四级甲等/—	
47	济宁市第三人民医院	山东	济宁	三级	—/四级甲等/—	
48	北京京煤集团总医院	北京	北京	三级	—/四级甲等/—	
49	徐州市肿瘤医院	江苏	徐州	三甲	—/四级甲等/—	
50	贵黔国际总医院	贵州	贵阳	三级	—/四级甲等/—	
51	兖矿新里程总医院	山东	济宁	三甲	—/四级甲等/—	
52	包钢集团第三职工医院	内蒙古	包头	三甲	—/四级甲等/—	
53	淮南东方医院集团总医院	安徽	淮南	三级	—/四级乙等/—	
54	淮南朝阳医院	安徽	淮南	三乙	—/四级乙等/—	
55	宝鸡高新医院	陕西	宝鸡	三甲	—/四级乙等/—	

名次	医院	省份	城市	级别	信息化评级 （EMR/互联互通/ 智慧服务）	2023 年 智慧医院 HIC 500 强
56	甘肃宝石花医院	甘肃	兰州	三甲	—/四级乙等/—	
57	德驭医疗马鞍山总医院	安徽	马鞍山	三甲		
58	黄石爱康医院	湖北	黄石	三甲		
59	泗洪医院	江苏	宿迁	三级		
60	厦门莲花医院	福建	厦门	三级		

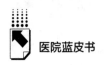

2023年 MED 医疗仪器设备智慧化·医院满意度排行榜

定义：参与智慧医院建设的医疗仪器设备厂商品牌。

CT 类设备 10 强 注:排名不分先后,按厂商拼音字母排序。			MR 类设备 10 强 注:排名不分先后,按厂商拼音字母排序。		
厂商	是否上市	城市	厂商	是否上市	城市
GE 医疗	是	上海	GE 医疗	是	上海
东软医疗系统股份有限公司	是	沈阳	北京万东医疗科技股份有限公司	是	北京
飞利浦医疗	是	苏州	东软医疗系统股份有限公司	是	沈阳
佳能医疗	是	北京	飞利浦医疗	是	苏州
明峰医疗系统股份有限公司		杭州	佳能医疗	是	北京
赛诺威盛科技(北京)股份有限公司		北京	上海联影医疗科技股份有限公司	是	上海
上海电气康达医疗器械集团股份有限公司	是	上海	深圳安科高技术股份有限公司		深圳
上海联影医疗科技股份有限公司	是	上海	苏州朗润医疗系统有限公司		苏州
深圳安科高技术股份有限公司		深圳	西门子医疗	是	上海
西门子医疗	是	上海	鑫高益医疗设备股份有限公司		宁波
X 线机类设备 10 强 注:排名不分先后,按厂商拼音字母排序。			X 线机类设备 11~20 强 注:排名不分先后,按厂商拼音字母排序。		
厂商	是否上市	城市	厂商	是否上市	城市
GE 医疗	是	上海	爱克发	是	上海
北京万东医疗科技股份有限公司	是	北京	富士医疗	是	苏州
岛津医疗	是	北京	佳能医疗	是	北京
东软医疗系统股份有限公司	是	沈阳	南京普爱医疗设备股份有限公司		南京
飞利浦医疗	是	苏州	赛德科		北京
锐珂医疗	是	上海	山东新华医疗器械股份有限公司	是	淄博
上海联影医疗科技股份有限公司	是	上海	上海电气康达医疗器械集团股份有限公司	是	上海
深圳迈瑞生物医疗电子股份有限公司	是	深圳	深圳安科高技术股份有限公司		深圳
深圳市安健科技股份有限公司		深圳	深圳蓝影医学科技股份有限公司		深圳
西门子医疗	是	上海	深圳市深图医学影像设备有限公司		深圳

DSA 类设备 10 强 注:排名不分先后,按厂商拼音字母排序。			超声影像类设备 10 强 注:排名不分先后,按厂商拼音字母排序。		
厂商	是否上市	城市	厂商	是否上市	城市
GE 医疗	是	上海	GE 医疗	是	上海
北京万东医疗科技股份有限公司	是	北京	东软医疗系统股份有限公司	是	沈阳
北京唯迈医疗设备有限公司		北京	飞利浦医疗	是	苏州
岛津医疗	是	北京	飞依诺科技股份有限公司		苏州
东软医疗系统股份有限公司	是	沈阳	富士医疗		苏州
飞利浦医疗	是	苏州	汕头市超声仪器研究所股份有限公司	是	汕头
佳能医疗	是	北京	深圳开立生物医疗科技股份有限公司	是	深圳
乐普(北京)医疗器械股份有限公司	是	北京	深圳迈瑞生物医疗电子股份有限公司	是	深圳
宁波康达凯能医疗科技有限公司		宁波	万东百胜(苏州)医疗科技有限公司		苏州
西门子医疗	是	上海	西门子医疗	是	上海

核医学类设备 10 强 注:排名不分先后,按厂商拼音字母排序。			放疗类设备 10 强 注:排名不分先后,按厂商拼音字母排序。		
厂商	是否上市	城市	厂商	是否上市	城市
GE 医疗	是	上海	安科锐	是	上海
北京大基康明医疗设备有限公司		北京	成都利尼科医学技术发展有限公司	是	成都
北京锐视康科技发展有限公司		北京	东软医疗系统股份有限公司	是	沈阳
北京永新医疗设备有限公司		北京	玛西普医学科技发展(深圳)有限公司	是	深圳
东软医疗系统股份有限公司	是	沈阳	山东新华医器械股份有限公司	是	淄博
飞利浦医疗	是	苏州	上海联影医疗科技股份有限公司	是	上海
佳能医疗	是	北京	深圳市奥沃医学新技术发展有限公司		深圳
赛诺联合医疗科技(北京)有限公司		北京	深圳市一体医疗科技有限公司	是	深圳
上海联影医疗科技股份有限公司	是	上海	西门子医疗	是	上海
西门子医疗	是	上海	医科达	是	北京

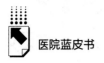

续表

监护类设备10强 注:排名不分先后,按厂商拼音字母排序。			麻醉类设备10强 注:排名不分先后,按厂商拼音字母排序。		
厂商	是否上市	城市	厂商	是否上市	城市
GE医疗	是	上海	GE医疗	是	上海
北京麦邦光电仪器有限公司		北京	北京航天长峰股份有限公司	是	北京
飞利浦医疗	是	苏州	北京思瑞德医疗器械有限公司		北京
广东宝莱特医用科技股份有限公司	是	珠海	北京谊安医疗系统股份有限公司		北京
康泰医学系统(秦皇岛)股份有限公司	是	秦皇岛	德尔格	是	上海
日本光电	是	上海	南京晨伟医疗设备有限公司		南京
深圳迈瑞生物医疗电子股份有限公司	是	深圳	南京舒普思达医疗设备有限公司		南京
深圳市科曼医疗设备有限公司		深圳	深圳迈瑞生物医疗电子股份有限公司	是	深圳
深圳市理邦精密仪器股份有限公司	是	深圳	深圳市科曼医疗设备有限公司		深圳
武汉中旗生物医疗电子有限公司		武汉	深圳市普博医疗科技股份有限公司		深圳
呼吸类设备10强 注:排名不分先后,按厂商拼音字母排序。			呼吸类设备11~20强 注:排名不分先后,按厂商拼音字母排序。		
厂商	是否上市	城市	厂商	是否上市	城市
北京谊安医疗系统股份有限公司		北京	GE医疗	是	上海
德尔格	是	上海	北京航天长峰股份有限公司	是	北京
飞利浦医疗	是	苏州	北京思瑞德医疗器械有限公司		北京
哈美顿		北京	北京易世恒电子技术有限责任公司		北京
迈柯唯	是	上海	湖南明康中锦医疗科技股份有限公司		长沙
美敦力	是	成都	江苏鱼跃医疗设备股份有限公司	是	镇江
深圳迈瑞生物医疗电子股份有限公司	是	深圳	南京晨伟医疗设备有限公司		南京
深圳市安保医疗科技股份有限公司		深圳	南京舒普思达医疗设备有限公司		南京
深圳市科曼医疗设备有限公司		深圳	瑞思迈	是	北京
深圳市普博医疗科技股份有限公司		深圳	万曼		上海

内镜类设备 10 强 注:排名不分先后,按厂商拼音字母排序。			内镜类设备 11~20 强 注:排名不分先后,按厂商拼音字母排序。		
厂商	是否上市	城市	厂商	是否上市	城市
奥林巴斯	是	北京	重庆金山科技(集团)有限公司		重庆
宾得	是	上海	广东欧谱曼迪科技有限公司		佛山
富士医疗	是	苏州	杭州好克光电仪器有限公司		杭州
卡尔史托斯		上海	上海澳华内镜股份有限公司	是	上海
狼牌		上海	上海成运医疗器械股份有限公司		上海
深圳开立生物医疗科技股份有限公司	是	深圳	深圳市神州医疗设备有限公司		深圳
深圳迈瑞生物医疗电子股份有限公司	是	深圳	苏州朗开医疗技术有限公司		苏州
沈阳沈大内窥镜有限公司		沈阳	新光维医疗科技(苏州)股份有限公司		苏州
施乐辉	是	上海	浙江天松医疗器械股份有限公司		杭州
史赛克	是	北京	浙江优亿医疗器械股份有限公司		台州

血液净化类设备 10 强 注:排名不分先后,按厂商拼音字母排序。			医用激光类设备 10 强 注:排名不分先后,按厂商拼音字母排序。		
厂商	是否上市	城市	厂商	是否上市	城市
百特	是	上海	爱科凯能科技(北京)股份有限公司		北京
贝朗医疗		上海	大族激光科技产业集团股份有限公司	是	深圳
重庆山外山血液净化技术股份有限公司	是	重庆	飞顿	是	北京
东丽医疗	是	青岛	吉林省科英激光股份有限公司		长春
费森尤斯	是	上海	科医人	是	北京
广东宝莱特医用科技股份有限公司	是	珠海	赛诺秀	是	苏州
广州市暨华医疗器械有限公司		广州	上海嘉定光电仪器有限公司		上海
健帆生物科技集团股份有限公司	是	珠海	上海瑞柯恩激光技术有限公司		上海
尼普洛	是	上海	无锡市大华激光设备有限公司		无锡
威高日机装(威海)透析机器有限公司	是	威海	武汉奇致激光技术股份有限公司		武汉

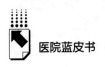
病理类设备 10 强

注:排名不分先后,按厂商拼音字母排序。

厂商	是否上市	城市
PHCHD	是	上海
奥林巴斯	是	北京
蔡司	是	苏州
湖北泰维科技实业股份有限公司		孝感
徕卡	是	上海
尼康	是	上海
宁波江丰生物信息技术有限公司		宁波
日本樱花		泰州
山东博科生物产业有限公司		上海
孝感市亚光医用电子技术有限公司		孝感

是否上市:包括集团或业务子公司独立上市。

2023年IVD体外诊断设备智慧化·医院满意度排行榜

定义：参与中国智慧医院建设的体外诊断设备厂商品牌。

生化分析仪10强 注:排名不分先后,按厂商拼音字母排序。			化学发光分析仪10强 注:排名不分先后,按厂商拼音字母排序。		
厂商	是否上市	城市	厂商	是否上市	城市
贝克曼库尔特商贸(中国)有限公司	是	上海	贝克曼库尔特商贸(中国)有限公司	是	上海
迪瑞医疗科技股份有限公司	是	长春	重庆科斯迈生物科技有限公司		重庆
桂林优利特医疗电子有限公司		桂林	罗氏诊断产品(上海)有限公司	是	上海
江西特康科技有限公司		南昌	迈克生物股份有限公司	是	成都
罗氏诊断产品(上海)有限公司	是	上海	深圳迈瑞生物医疗电子股份有限公司	是	深圳
美康生物科技股份有限公司	是	宁波	深圳市新产业生物医学工程股份有限公司	是	深圳
强生(上海)医疗器材有限公司	是	上海	深圳市亚辉龙生物科技股份有限公司	是	深圳
日立诊断产品(上海)有限公司	是	上海	西门子医疗	是	上海
上海科华生物工程股份有限公司	是	上海	雅培贸易(上海)有限公司	是	上海
深圳迈瑞生物医疗电子股份有限公司	是	深圳	郑州安图生物工程股份有限公司	是	郑州

血凝分析仪10强 注:排名不分先后,按厂商拼音字母排序。			三大常规设备10强 注:排名不分先后,按厂商拼音字母排序。		
厂商	是否上市	城市	厂商	是否上市	城市
北京迈瑞医疗器械有限公司		北京	爱威科技股份有限公司	是	长沙
北京赛科希德科技股份有限公司	是	北京	重庆天海医疗设备有限公司		重庆
北京思塔高诊断产品贸易有限责任公司	是	北京	迪瑞医疗科技股份有限公司	是	长春
山东艾科达生物科技有限公司		济南	桂林优利特医疗电子有限公司		桂林
上海太阳生物技术有限公司		上海	迈克生物股份有限公司	是	成都
深圳传世生物医疗有限公司		深圳	深圳雷杜生命科学股份有限公司		深圳
深圳雷杜生命科学股份有限公司		深圳	深圳迈瑞生物医疗电子股份有限公司	是	深圳
沃芬医疗器械商贸(北京)有限公司	是	北京	深圳市帝迈生物技术有限公司		深圳
希森美康医用电子(上海)有限公司	是	上海	西门子医疗	是	上海
浙江普施康生物科技有限公司		绍兴	希森美康医用电子(上海)有限公司	是	上海

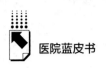
续表

分子诊断设备 10 强 注:排名不分先后,按厂商拼音字母排序。			微生物设备 10 强 注:排名不分先后,按厂商拼音字母排序。		
厂商	是否上市	城市	厂商	是否上市	城市
广州达安基因股份有限公司	是	广州	碧迪医疗器械(上海)有限公司	是	上海
杭州博日科技股份有限公司		杭州	复星诊断科技(上海)有限公司		上海
罗氏诊断产品(上海)有限公司	是	上海	湖南迈瑞医疗科技有限公司		长沙
赛默飞世尔科技(中国)有限公司	是	上海	梅里埃诊断产品(上海)有限公司	是	上海
上海宏石医疗科技有限公司		上海	山东鑫科生物科技股份有限公司		聊城
上海之江生物科技股份有限公司	是	上海	武汉迪艾斯科技有限公司		武汉
深圳华大基因股份有限公司	是	深圳	郑州安图生物工程股份有限公司	是	郑州
圣湘生物科技股份有限公司	是	长沙	中元汇吉生物技术股份有限公司		重庆
苏州雅睿生物技术股份有限公司		苏州	珠海迪尔生物工程股份有限公司		珠海
西安天隆科技有限公司		西安	珠海美华医疗科技有限公司		珠海

POCT 10 强 注:排名不分先后,按厂商拼音字母排序。		
厂商	是否上市	城市
广州万孚生物技术股份有限公司	是	广州
基蛋生物科技股份有限公司	是	南京
罗氏诊断产品(上海)有限公司	是	上海
强生(上海)医疗器材有限公司	是	上海
三诺生物传感股份有限公司	是	长沙
深圳雷杜生命科学股份有限公司		深圳
深圳市理邦精密仪器股份有限公司	是	深圳
武汉明德生物科技股份有限公司	是	武汉
雅培贸易(上海)有限公司	是	上海
浙江东方基因生物制品股份有限公司	是	湖州

2023年HIT医院智慧技术·医院满意度排行榜

定义：参与智慧医院建设的软件系统、物联网技术厂商品牌。

HIT软件系统·医院满意度排行榜

全院信息化（HIS）10强			
注:排名不分先后,按厂商拼音字母排序。			
厂商	是否上市	城市	医院用户
北大医疗信息技术有限公司	是	北京	烟台毓璜顶医院、山西医科大学第一医院、南昌大学第一附属医院
北京天健源达科技股份有限公司		北京	中国中医科学院广安门医院、西安市中心医院、长安医院
创业慧康科技股份有限公司	是	杭州	福建医科大学附属协和医院、徐州医科大学附属医院、上海市东方医院
重庆中联信息产业有限责任公司		重庆	大连医科大学附属第二医院、河南科技大学第一附属医院、沈阳市第四人民医院
东华软件股份公司	是	北京	北京协和医院、四川大学华西医院、山东省立医院
东软集团股份有限公司	是	沈阳	中国医科大学附属盛京医院、郑州大学第一附属医院、山东第一医科大学第一附属医院
联众智慧科技股份有限公司		杭州	浙江大学附属第一医院、浙江大学医学院附属第二医院、杭州市第一人民医院
卫宁健康科技集团股份有限公司	是	上海	淮安市第一人民医院、上海市第七人民医院、安徽医科大学第一附属医院
浙江和仁科技股份有限公司	是	杭州	浙江大学医学院附属邵逸夫医院、江苏省中医院、连云港市第一人民医院
智业软件股份有限公司		厦门	福建医科大学附属第一医院、厦门大学附属第一医院、柳州市工人医院
全院信息化（HIS）11~20强			
注:排名不分先后,按厂商拼音字母排序。			
厂商	是否上市	城市	医院用户
成都成电医星数字健康软件有限公司		成都	禹州市人民医院、公安县人民医院、沙湾市人民医院
河南省新星科技有限公司		郑州	三门峡市中心医院、驻马店市中心医院、周口市中医院
湖南创星科技股份有限公司		长沙	澧县人民医院、桃江县人民医院、浏阳市中医医院

续表

厂商	是否上市	城市	医院用户
江苏鑫亿软件股份有限公司		常州	东莞东华医院、新乡医学院第一附属医院、常州市第二人民医院
金蝶医疗软件科技有限公司		广州	广州医科大学附属中医医院、佛山市中医院、广州市皮肤病防治所
山东众阳健康科技集团有限公司		济南	肇东市人民医院、成武县人民医院、平阴县人民医院
深圳坐标软件集团有限公司		深圳	龙川县人民医院、深圳华侨医院、深圳龙城医院
万达信息股份有限公司	是	上海	上海交通大学医学院附属新华医院、河南省儿童医院、中国科学院大学宁波华美医院
易联众信息技术股份有限公司	是	厦门	福建医科大学附属第二医院、广东省中医院、福建省福清市医院
用友网络科技股份有限公司	是	北京	郑州市中心医院、江门市中心医院、广西医科大学附属肿瘤医院

电子病历（EMR）10强

注：排名不分先后，按厂商拼音字母排序。

厂商	是否上市	城市	医院用户
创业慧康科技股份有限公司	是	杭州	福建医科大学附属协和医院、上海市东方医院、淄博市中心医院
重庆中联信息产业有限责任公司		重庆	大连医科大学附属第二医院、河南科技大学第一附属医院、德阳市人民医院
东华软件股份公司	是	北京	青岛大学附属医院、河南省人民医院、吉林大学中日联谊医院
东软集团股份有限公司	是	沈阳	东南大学附属中大医院、山东第一医科大学第一附属医院、江苏省苏北人民医院
嘉和美康（北京）科技股份有限公司	是	北京	郑州大学第一附属医院、山西医科大学第一医院、广州医科大学附属第二医院
江苏曼荼罗软件股份有限公司		无锡	山东省立医院、聊城市人民医院、江苏大学附属医院
联众智慧科技股份有限公司		杭州	杭州市第一人民医院、义乌市中心医院、浙江省立同德医院
南京海泰医疗信息系统有限公司		南京	北京大学第一医院、苏州大学附属第一医院、南昌大学第一附属医院
卫宁健康科技集团股份有限公司	是	上海	淮安市第一人民医院、上海市第七人民医院、上海中医药大学附属龙华医院
智业软件股份有限公司		厦门	厦门大学附属第一医院、柳州市工人医院、焦作市第二人民医院

续表

电子病历(EMR)11~20强

注:排名不分先后,按厂商拼音字母排序。

厂商	是否上市	城市	医院用户
北大医疗信息技术有限公司	是	北京	广州市第一人民医院、江苏省人民医院、南通大学附属医院
北京天健源达科技股份有限公司		北京	盐城市第一人民医院、徐州矿务集团总医院、长安医院
德臻(上海)信息科技有限公司		上海	复旦大学附属中山医院、上海交通大学医学院附属瑞金医院
河南省新星科技有限公司		郑州	三门峡市中心医院、驻马店市中心医院、周口市中医院
江苏鑫亿软件股份有限公司		常州	新乡医学院第一附属医院、东莞东华医院、上海市杨浦区中心医院
山东众阳健康科技集团有限公司		济南	莒县人民医院、遂宁市中医院、沂南县人民医院
上海泽信软件有限公司		上海	广州市妇女儿童医疗中心、南京鼓楼医院、临沂市人民医院
思创医惠科技股份有限公司	是	杭州	汕头大学医学院第一附属医院、无锡市人民医院、重庆大学附属肿瘤医院
万达信息股份有限公司	是	上海	河南省儿童医院、中国科学院大学宁波华美医院、复旦大学附属儿科医院
浙江和仁科技股份有限公司	是	杭州	浙江大学医学院附属邵逸夫医院、浙江省人民医院、江苏省中医院

实验室信息系统(LIS)10强

注:排名不分先后,按厂商拼音字母排序。

厂商	是否上市	城市	医院用户
创业慧康科技股份有限公司	是	杭州	福建医科大学附属协和医院、徐州医科大学附属医院、江苏省中医院
重庆中联信息产业有限责任公司		重庆	大连医科大学附属第二医院、河南科技大学第一附属医院、南京江北医院
东华软件股份公司	是	北京	兰州大学第二医院、宁夏医科大学总医院、天津中医药大学第一附属医院
东软集团股份有限公司	是	沈阳	东南大学附属中大医院、昆明医科大学第一附属医院、山东第一医科大学第一附属医院
广州创惠信息科技有限公司		广州	广州市第一人民医院、江门市中心医院、清远市人民医院

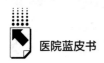

续表

厂商	是否上市	城市	医院用户
广州阳普医疗科技股份有限公司	是	广州	广州医科大学附属第二医院、南方医科大学顺德医院、厦门市第五医院
上海瑞美电脑科技有限公司		上海	苏州大学附属第一医院、河南省人民医院、江苏大学附属医院
上海杏和软件有限公司		上海	山东省立医院、武汉大学人民医院、郑州大学第一附属医院
卫宁健康科技集团股份有限公司	是	上海	淮安市第一人民医院、上海市第七人民医院、安徽医科大学第一附属医院
智方(北京)科技发展有限公司		北京	山西医科大学第一医院、江苏省苏北人民医院、佛山市中医院

医学影像信息管理系统(PACS)10强

注:排名不分先后,按厂商拼音字母排序。

厂商	是否上市	城市	医院用户
北京天健源达科技股份有限公司		北京	山西省人民医院、中国中医科学院广安门医院、盐城市第一人民医院
东软集团股份有限公司	是	沈阳	苏州大学附属第一医院、淮安市第一人民医院、襄阳市中心医院
蓝网科技股份有限公司		深圳	深圳市第二人民医院、天门市第一人民医院、江阴市人民医院
宁波市科技园区明天医网科技有限公司		宁波	浙江大学医学院附属邵逸夫医院、金华市中心医院、南充市中心医院
上海岱嘉医学信息系统有限公司		上海	重庆大学附属肿瘤医院、驻马店市中心医院、张家港市第一人民医院
深圳安泰创新科技股份有限公司		深圳	广东省人民医院、广西中医药大学第一附属医院、广州医科大学附属肿瘤医院
卫宁健康科技集团股份有限公司	是	上海	重庆医科大学附属第二医院、上海中医药大学附属龙华医院、上海市第七人民医院
英飞达软件(上海)有限公司	是	上海	宁夏医科大学总医院、兰州大学第一医院、石家庄市人民医院
浙江格林蓝德信息技术有限公司		杭州	浙江大学医学院附属第二医院、浙江省人民医院、浙江省肿瘤医院
浙江莱达信息技术有限公司		杭州	浙江大学医学院附属第一医院、杭州市第一人民医院、杭州市肿瘤医院

医院运营管理系统(HRP)10强

注:排名不分先后,按厂商拼音字母排序。

厂商	是否上市	城市	医院用户
东华软件股份公司	是	北京	天津中医药大学第一附属医院、徐州市中心医院、阜阳市人民医院
福建亿能达信息技术股份有限公司		福州	福建医科大学附属协和医院、福建医科大学附属第一医院、厦门大学附属第一医院
广州市灵狐系统工程有限公司		广州	佛山市中医院、广州医科大学附属中医医院、南方医科大学顺德医院
金蝶医疗软件科技有限公司		广州	上海市东方医院、南方医科大学附属珠江医院、新乡医学院第一附属医院
金算盘软件有限公司		重庆	滨州医学院附属医院、北京中医药大学房山医院、安丘市人民医院
南京盈放科技股份有限公司		南京	江苏省人民医院、南通大学附属医院、江苏省苏北人民医院
上海鼎医信息技术有限公司	是	上海	北京大学人民医院、上海交通大学附属瑞金医院、中山大学肿瘤防治中心
上海熙软科技有限公司		上海	上海交通大学医学院附属新华医院、武汉大学人民医院、常州市第一人民医院
望海康信(北京)科技股份公司		北京	郑州大学第一附属医院、南昌大学第一附属医院、淮安市第一人民医院
用友网络科技股份有限公司	是	北京	苏州大学附属第一医院、浙江大学医学院附属邵逸夫医院、广州市第一人民医院

信息集成中心10强

注:排名不分先后,按厂商拼音字母排序。

厂商	是否上市	城市	医院用户
北大医疗信息技术有限公司	是	北京	南昌大学第一附属医院、南通大学附属医院、滨州医学院附属医院
创业慧康科技股份有限公司	是	杭州	福建医科大学附属协和医院、浙江省台州医院、淄博市中心医院
东华软件股份公司	是	北京	西安交通大学第二附属医院、河南省人民医院、江苏省中医院
东软集团股份有限公司	是	沈阳	郑州大学第一附属医院、东南大学附属中大医院、昆明医科大学第一附属医院

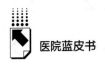

续表

厂商	是否上市	城市	医院用户
嘉和美康（北京）科技股份有限公司	是	北京	北京大学第三医院、广州医科大学附属第二医院、山东第一医科大学第一附属医院
联众智慧科技股份有限公司		杭州	杭州市第一人民医院、昆山市第一人民医院、嵊州市人民医院
思创医惠科技股份有限公司	是	杭州	徐州医科大学附属医院、广东省中医院、中国中医科学院广安门医院
卫宁健康科技集团股份有限公司	是	上海	淮安市第一人民医院、上海市第七人民医院、安徽医科大学第一附属医院
医利捷（上海）信息科技有限公司		上海	苏州大学附属第一医院、苏州大学附属儿童医院、广州医科大学附属肿瘤医院
智业软件股份有限公司		厦门	福建医科大学附属第一医院、新疆维吾尔自治区人民医院、厦门大学附属第一医院

药师管理系统 10 强

注：排名不分先后，按厂商拼音字母排序。

厂商	是否上市	城市	医院用户
成都木老仁康软件信息有限公司		成都	南方医科大学南方医院、无锡市人民医院、宜兴市人民医院
创业慧康科技股份有限公司	是	杭州	福建医科大学附属协和医院、浙江省台州医院、江阴市人民医院
重庆中联信息产业有限责任公司		重庆	大连医科大学附属第二医院、扬州市中医院、德阳市人民医院
东华软件股份公司	是	北京	山东省立医院、南通大学附属医院、江苏省中医院
杭州逸曜信息技术有限公司		杭州	烟台毓璜顶医院、山西医科大学第一医院、杭州市第一人民医院
普华和诚（北京）信息有限公司		北京	苏州大学附属第一医院、广州市第一人民医院、昆山市第一人民医院
四川美康医药软件研究开发有限公司		成都	南昌大学第一附属医院、上海市东方医院、广东省中医院
上海医浦信息科技有限公司		上海	徐州医科大学附属医院、河南省儿童医院、梅州市人民医院
天际健康医疗科技有限公司		上海	郑州大学第一附属医院、东南大学附属中大医院、山东第一医科大学第一附属医院
卫宁健康科技集团股份有限公司	是	上海	山西省人民医院、上海中医药大学附属龙华医院、上海市第七人民医院

续表

移动医护系统 10 强

注:排名不分先后,按厂商拼音字母排序。

厂商	是否上市	城市	医院用户
深圳市联新移动医疗科技有限公司		深圳	佛山市中医院、河南科技大学第一附属医院、南阳市中心医院
北京远卓科技有限责任公司		北京	首都医科大学附属北京天坛医院、首都医科大学附属北京同仁医院、宜兴市人民医院
创业慧康科技股份有限公司	是	杭州	福建医科大学附属协和医院、盐城市第一人民医院、淄博市中心医院
广州东瑞科技有限公司		广州	广州市第一人民医院、梅州市人民医院、广州医科大学附属肿瘤医院
上海好智信息技术有限公司		上海	上海中医药大学附属龙华医院、南充市中心医院、宜昌市中心人民医院
上海京颐科技股份有限公司		上海	东南大学附属中大医院、福建医科大学附属第一医院、江苏大学附属医院
思创医惠科技股份有限公司	是	杭州	苏州大学附属第一医院、郑州大学第一附属医院、山东第一医科大学第一附属医院
卫宁健康科技集团股份有限公司	是	上海	淮安市第一人民医院、上海市第七人民医院、如皋市人民医院
芯联达信息科技(北京)股份有限公司		北京	武汉大学人民医院、西安交通大学第二附属医院、武汉市中心医院
中普达科技股份有限公司		北京	昆明医科大学第一附属医院、郑州市中心医院、张家港市第一人民医院

绩效管理系统 10 强

注:排名不分先后,按厂商拼音字母排序。

厂商	是否上市	城市	医院用户
北京保诚医院管理有限公司		北京	浙江大学医学院附属第二医院、徐州医科大学附属医院、昆明医科大学第一附属医院
东华软件股份公司	是	北京	兰州大学第二医院、兰州大学第一医院、天津中医药大学第一附属医院
福建亿能达信息技术股份有限公司		福州	泉州市第一医院、汉中市中心医院、福清市医院
广州医博信息技术有限公司		广州	南方医科大学珠江医院、广州医科大学附属第五医院、韶关市妇幼保健院

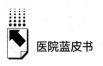
厂商	是否上市	城市	医院用户
江苏鑫亿软件股份有限公司		常州	新乡医学院第一附属医院、宜昌市中心人民医院、安庆市第一人民医院
上海东旦软件开发有限公司		上海	常州市金坛第一人民医院、敦化市医院、应城市人民医院
上海蓬海涞讯数据技术有限公司		上海	武汉大学人民医院、广州市第一人民医院、新疆维吾尔自治区人民医院
上海融达信息科技有限公司		上海	昆山市第一人民医院、张家港市中医医院、象山县第一人民医院
望海康信(北京)科技股份公司		北京	河南省人民医院、山西省人民医院、清远市人民医院
用友网络科技股份有限公司	是	北京	梅州市人民医院、江门市中心医院、东莞东华医院

DRGs 管理系统 10 强

注:排名不分先后,按厂商拼音字母排序。

厂商	是否上市	城市	医院用户
北京大瑞集思技术有限公司		北京	北京天坛医院、北京儿童医院、北京世纪坛医院
北京雅丁信息技术有限公司		北京	天津医科大学第二医院、首都医科大学附属北京安贞医院、广东省人民医院
金豆医疗数据科技有限公司		武汉	重庆大学附属三峡医院、徐州市中心医院、福建医科大学附属第二医院
东华软件股份公司	是	北京	河南省人民医院、宁夏医科大学总医院、兰州大学第一医院
国新健康保障服务集团股份有限公司		北京	苏州大学附属第一医院、安徽医科大学附属第一医院、柳州市人民医院
杭州火树科技有限公司		杭州	浙江大学医学院附属第二医院、武汉大学人民医院、徐州医科大学附属医院
上海联众网络信息股份有限公司		上海	南昌大学第一附属医院、昆明医科大学第一附属医院、山东第一医科大学第一附属医院
深圳市康比特信息技术有限公司		深圳	深圳市人民医院、深圳市第二人民医院、北京大学深圳医院
望海康信(北京)科技股份公司		北京	南通大学附属医院、东莞东华医院、广州市中西医结合医院
武汉东方赛思软件股份有限公司		武汉	广州市第一人民医院、梅州市人民医院、江门市中心医院

互联网医院信息系统 10 强

注:排名不分先后,按厂商拼音字母排序。

厂商	是否上市	城市	医院用户
北京圆心医疗科技有限公司		北京	武汉市中心医院、天津市肿瘤医院、宿州市第一人民医院
创业慧康科技股份有限公司	是	杭州	东台市中医院、东台市人民医院、杭州市第三人民医院
东华软件股份公司	是	北京	南方医科大学南方医院、青岛大学附属医院、宁夏医科大学总医院
广东芸辉科技有限责任公司		广州	广州市第一人民医院、清远市人民医院、广州复大肿瘤医院
福州智医科技股份有限公司		福州	福建医科大学附属第一医院、新疆医科大学第一附属医院、武汉亚洲心脏病医院
杭州恒生芸泰网络科技有限公司		杭州	广州中医药大学第一附属医院、浙江省肿瘤医院、福建省肿瘤医院
杭州卓健信息科技股份有限公司		杭州	浙江大学附属第一医院、北京医院、河南省人民医院
纳里健康科技有限公司		杭州	浙江大学医学院附属邵逸夫医院、上海市儿童医院、福建省立医院
思创医惠科技股份有限公司	是	杭州	南京鼓楼医院、中国中医科学院广安门医院、九江学院附属医院
武汉源启科技股份有限公司		武汉	华中科技大学同济医学院附属协和医院、武汉大学中南医院、武汉儿童医院

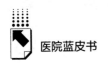

HIT 物联网技术·医院满意度排行榜

医疗物联网平台 10 强 注:排名不分先后,按厂商拼音字母排序。			设备生命周期管理系统 10 强 注:排名不分先后,按厂商拼音字母排序。		
厂商	是否上市	城市	厂商	是否上市	城市
昂科信息技术(上海)股份有限公司		上海	北京望海康信科技有限公司		北京
创业慧康科技股份有限公司	是	杭州	飞利浦医疗(苏州)有限公司	是	苏州
广东信尚安物联科技有限公司		广州	福建亿能达信息技术股份有限公司		福州
锐捷网络股份有限公司	是	福州	杭州爱惠信息技术有限公司		杭州
上海罗捷物联网技术有限公司		上海	杭州图特信息科技有限公司		杭州
深圳市康英科技有限公司		深圳	上海联影医疗科技股份有限公司	是	上海
苏州真趣信息科技有限公司		苏州	深圳市百川信息技术有限公司		深圳
无锡识凌科技有限公司		无锡	通用电气(中国)有限公司	是	上海
医惠科技有限公司	是	杭州	西门子(中国)有限公司	是	北京
银江技术股份有限公司	是	杭州	用友网络科技股份有限公司	是	北京
智慧病房 10 强 注:排名不分先后,按厂商拼音字母排序。			智慧物流 10 强 注:排名不分先后,按厂商拼音字母排序。		
厂商	是否上市	城市	厂商	是否上市	城市
昂科信息技术(上海)股份有限公司		上海	艾信智慧医疗科技发展(苏州)有限公司		苏州
广东博钧医疗信息科技有限公司		深圳	安徽中技国医医疗科技有限公司		合肥
杭州绿仰科技有限公司		杭州	北京三维海容科技有限公司		北京
湖南尚医康医疗科技有限公司		长沙	德荣医疗科技股份有限公司		长沙
上海爱汇健康科技有限公司		上海	培安医仪(北京)有限公司		北京
上海京颐科技股份有限公司		上海	上海瑞仕格科技有限公司	是	上海
深圳诺博医疗科技有限公司		深圳	苏州沃伦韦尔高新技术股份有限公司		苏州
深圳市联新移动医疗科技有限公司		深圳	易普森智慧健康科技(深圳)有限公司		深圳
思创医惠科技股份有限公司	是	杭州	九州通医药集团股份有限公司	是	武汉
苏州德品医疗科技股份有限公司		苏州	厦门赛摩积硕科技有限公司		厦门

消毒质量追溯系统10强 注:排名不分先后,按厂商拼音字母排序。			医疗废物管理系统10强 注:排名不分先后,按厂商拼音字母排序。		
厂商	是否上市	城市	厂商	是否上市	城市
北京容德信信息科技有限公司		北京	艾信智慧医疗科技发展(苏州)有限公司		苏州
东华软件股份公司	是	北京	北京威斯盾网络科技有限公司		北京
广州丁香软件有限公司		广州	杭州慧胜科技有限公司		杭州
杭州聚仁医疗科技有限公司		杭州	杭州小创科技有限公司		杭州
杭州美美科技有限公司		杭州	陕西公众智能监测技术有限公司		西安
杭州惟勤科技有限公司		杭州	上海皓伏网络技术有限公司		上海
洁定贸易(上海)有限公司	是	上海	深圳市开尔瑞智控有限公司		深圳
山东新华医疗器械股份有限公司	是	淄博	思创医惠科技股份有限公司	是	杭州
思创医惠科技股份有限公司	是	杭州	四川久傲科技有限公司		泸州
郑州远洋软件技术有限公司		郑州	浙江融家科技有限公司		绍兴

智能楼宇管理系统10强 注:排名不分先后,按厂商拼音字母排序。			院内导航系统10强 注:排名不分先后,按厂商拼音字母排序。		
厂商	是否上市	城市	厂商	是否上市	城市
杭州海康威视数字技术股份有限公司	是	杭州	北京大希科技有限公司		北京
霍尼韦尔(中国)有限公司	是	上海	北京神州视翰科技有限公司		北京
江森自控(中国)投资有限公司	是	上海	广东信尚安物联科技有限公司		广州
上海格瑞特科技实业股份有限公司	是	上海	广州海鹚网络科技有限公司		广州
上海美控智慧建筑有限公司		上海	南京畎聆信息科技有限公司		南京
上海亚派软件有限公司		上海	上海图聚智能科技股份有限公司		上海
苏州保控电子科技有限公司		苏州	思创医惠科技股份有限公司	是	杭州
同方泰德国际科技(北京)有限公司	是	北京	苏州真趣信息科技有限公司		苏州
浙江源创智控技术有限公司	是	杭州	浙江道一循信息技术有限公司		杭州
中达电通股份有限公司	是	上海	众虎物联网(广州)有限公司		广州

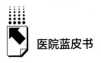

续表

人员定位系统10强 注:排名不分先后,按厂商拼音字母排序。			智能停车系统10强 注:排名不分先后,按厂商拼音字母排序。		
厂商	是否上市	城市	厂商	是否上市	城市
昂科信息技术(上海)股份有限公司		上海	北京蓝卡科技股份有限公司	是	北京
广东中科慈航信息科技有限公司		广州	东杰智能科技集团股份有限公司	是	太原
河南航飞光电科技有限公司		郑州	杭州大中泊奥科技股份有限公司		杭州
江苏猫度云科医疗科技有限公司		南京	杭州立方控股股份有限公司		杭州
南京欧鹏信息技术有限公司		南京	杭州西子智能停车股份有限公司		杭州
上海罗捷物联网技术有限公司		上海	江苏五洋停车产业集团股份有限公司	是	徐州
深圳市康英科技有限公司		深圳	深圳市富士智能系统有限公司		深圳
深圳泰立特科技有限公司		深圳	深圳市捷顺科技实业股份有限公司	是	深圳
思创医惠科技股份有限公司	是	杭州	深圳市欧冠科技有限公司		深圳
苏州真趣信息科技有限公司		苏州	厦门科拓通讯技术股份有限公司		厦门

2023年社会办医·单体医院500强

社会办医·单体医院：社会资本（含国有商业资本）持股大于50%的股份制医院，不包括参加国家公立医院绩效考核的股份制医院。包括（一）社会办康复专科医院。（二）社会办医养结合机构。

2023 年社会办医·单体医院 100 强

名次	医院	得分	省（区、市）	城市	级别	信息化评级（EMR/互联互通/智慧服务）	起源
1	佛山复星禅诚医院	760.17	广东	佛山	三甲		改制
2	东莞东华医院	754.22	广东	东莞	三甲	—/四级甲等/—	原创
3	东莞康华医院	742.49	广东	东莞	三甲		原创
4	濮阳市油田总医院	721.91	河南	濮阳	三甲		改制
5	浙江萧山医院	707.51	浙江	杭州	三乙		改制
6	首都医科大学三博脑科医院	688.36	北京	北京	三级		原创
7	武汉市普仁医院	678.33	湖北	武汉	三甲	—/四级乙等/—	改制
8	南京医科大学附属明基医院	665.21	江苏	南京	三甲		原创
9	上海交通大学医学院附属苏州九龙医院	660.02	江苏	苏州	三甲		原创
10	武汉亚洲心脏病医院	655.85	湖北	武汉	三甲		原创
11	西安高新医院	640.87	陕西	西安	三甲		原创
12	南京鼓楼医院集团宿迁医院	632.39	江苏	宿迁	三甲		改制
13	北京和睦家医院	617.52	北京	北京	二级		原创
14	徐州矿务集团总医院	612.60	江苏	徐州	三甲	—/四级甲等/—	改制
15	长安医院	611.17	陕西	西安	三甲		原创
16	厦门长庚医院 **	596.76	福建	厦门	三甲		原创
17	树兰（杭州）医院	590.65	浙江	杭州	三甲	五级/—/3 级	原创
18	延安大学咸阳医院	568.90	陕西	咸阳	三甲		改制
19	浙江大学明州医院	561.92	浙江	宁波	三乙		原创
20	盘锦辽油宝石花医院 **	560.40	辽宁	盘锦	三甲		改制
21	温州康宁医院	543.58	浙江	温州	三甲		原创
22	新疆佳音医院	532.38	新疆	乌鲁木齐	三甲		原创

续表

名次	医院	得分	省（区、市）	城市	级别	信息化评级（EMR/互联互通/智慧服务）	起源
23	贵州省肿瘤医院	530.97	贵州	贵阳	三甲		改制
24	西安国际医学中心医院	526.70	陕西	西安	三甲		原创
25	厦门弘爱医院 **	520.83	福建	厦门	三级	五级/四级甲等/—	原创
26	南京同仁医院	517.34	江苏	南京	三乙		原创
27	南阳南石医院 **	511.12	河南	南阳	三甲		改制
28	汕头潮南民生医院	497.42	广东	汕头	三乙		原创
29	广东祈福医院	482.19	广东	广州	三甲		原创
30	南京江北医院	466.51	江苏	南京	三乙	—/四级甲等/—	改制
31	海南省肿瘤医院	459.47	海南	海口	三甲		原创
32	沭阳医院 **	449.45	江苏	宿迁	三乙	—/四级甲等/—	改制
33	北京大学国际医院	447.66	北京	北京	三级	—/四级甲等/—	原创
34	沭阳县中医院	441.93	江苏	宿迁	三乙		改制
35	张家港澳洋医院	441.11	江苏	苏州	三级		原创
36	德驭医疗马鞍山总医院	436.87	安徽	马鞍山	三甲		改制
37	平煤神马集团总医院	428.97	河南	平顶山	三甲		原创
38	皖北煤电集团总医院	427.36	安徽	宿州	三甲	五级/四级甲等/—	改制
39	河南能源焦煤中央医院	421.18	河南	焦作	三甲		原创
40	淮南东方医院集团总医院	418.91	安徽	淮南	三级	—/四级乙等/—	改制
41	黄石爱康医院	408.69	湖北	黄石	三甲		改制
42	涿州市医院	404.26	河北	保定	三甲		改制
43	重庆捷尔医院	399.21	重庆	重庆	三甲		原创
44	阳光融和医院	395.48	山东	潍坊	三甲		原创
45	晋城大医院	394.09	山西	晋城	三甲	—/四级甲等/—	改制
46	徐州市肿瘤医院	392.30	江苏	徐州	三甲	—/四级甲等/—	原创
47	北京京煤集团总医院	387.36	北京	北京	三级	—/四级甲等/—	改制
48	义乌复元私立医院	384.54	浙江	金华	二甲		改制
49	武汉市汉阳医院	378.98	湖北	武汉	三级		改制
50	淮南新华医疗集团新华医院	371.77	安徽	淮南	三甲		改制
51	新郑华信民生医院 **	367.13	河南	郑州	三级		改制

续表

名次	医院	得分	省(区、市)	城市	级别	信息化评级 (EMR/互联互通/ 智慧服务)	起源
52	上海杨思医院	364.79	上海	上海	未定级		原创
53	浙江金华广福医院	363.01	浙江	金华	三乙		改制
54	河北以岭医院	361.85	河北	石家庄	三甲		原创
55	济宁市第三人民医院	360.27	山东	济宁	三级	—/四级甲等/—	改制
56	河南宏力医院	358.87	河南	新乡	三级		原创
57	北大医疗鲁中医院**	358.12	山东	淄博	三甲	—/四级甲等/—	改制
58	泗洪医院**	356.90	江苏	宿迁	三级		改制
59	中—东北国际医院	356.08	辽宁	沈阳	三级		原创
60	双鸭山双矿医院	354.16	黑龙江	双鸭山	三甲		改制
61	漳州正兴医院	353.58	福建	漳州	三级	五级/—/—	原创
62	吉林国文医院	352.21	吉林	长春	三甲		原创
63	西安大兴医院	349.59	陕西	西安	三甲		改制
64	洛阳东方医院	347.42	河南	洛阳	三级	—/四级甲等/—	改制
65	淮南朝阳医院	346.64	安徽	淮南	三乙	—/四级乙等/—	原创
66	鸡西鸡矿医院	345.68	黑龙江	鸡西	三甲		改制
67	山东国欣颐养集团枣庄中心 医院	344.17	山东	枣庄	三甲		原创
68	深圳恒生医院	341.87	广东	深圳	三级		原创
69	河北中石油中心医院	341.33	河北	廊坊	三甲		改制
70	厦门莲花医院**	336.92	福建	厦门	三级		原创
71	新郑市中医院	334.84	河南	郑州	二甲		改制
72	唐山中心医院	334.13	河北	唐山	三级	—/四级甲等/—	原创
73	四川现代医院	333.41	四川	成都	三甲		原创
74	漳州第三医院	329.92	福建	漳州	三级		改制
75	西电集团医院	328.06	陕西	西安	三甲		改制
76	石家庄平安医院**	327.35	河北	石家庄	三级		原创
77	京东中美医院	326.32	河北	廊坊	三级		原创
78	瓦房店第三医院	324.19	辽宁	大连	三级		改制

续表

名次	医院	得分	省(区、市)	城市	级别	信息化评级 (EMR/互联互通/ 智慧服务)	起源
79	江汉油田总医院	322.03	湖北	潜江	三甲		改制
80	深圳华侨医院	314.31	广东	深圳	三级		原创
81	松原吉林油田医院	295.59	吉林	松原	三甲		原创
82	河北燕达医院**	293.79	河北	廊坊	三甲		原创
83	厦门大学附属厦门眼科中心	292.46	福建	厦门	三甲		改制
84	苏州明基医院	291.02	江苏	苏州	三级		原创
85	北大医疗潞安医院	289.74	山西	长治	三甲		改制
86	河北燕达陆道培医院	288.36	河北	廊坊	三甲		原创
87	郑州颐和医院**	286.29	河南	郑州	三级		原创
88	贵黔国际总医院	284.53	贵州	贵阳	三级	—/四级甲等/—	原创
89	沈阳何氏眼科医院	279.35	辽宁	沈阳	三级		原创
90	中山市陈星海医院	276.86	广东	中山	三级		改制
91	兖矿新里程总医院	260.07	山东	济宁	三甲	—/四级甲等/—	改制
92	南京鼓楼医院集团仪征医院**	255.36	江苏	扬州	二甲		改制
93	深圳龙城医院*	242.18	广东	深圳	三甲		原创
94	广州复大肿瘤医院	238.06	广东	广州	三级		原创
95	山西盈康一生总医院	235.19	山西	运城	三级		改制
96	成都上锦南府医院	233.63	四川	成都	三甲		原创
97	北京燕化医院	219.01	北京	北京	三级		改制
98	广州中医药大学金沙洲医院	205.65	广东	广州	三级		原创
99	北京市健宫医院	204.05	北京	北京	三级		改制
100	广州新市医院	199.70	广东	广州	三级		原创

注:* 社会办康复专科医院,** 社会办医养结合机构。

2023 年社会办医·单体医院 101~300 强

名次	医院	省(区、市)	城市	级别	起源
101	上海和睦家医院	上海	上海	未定级	原创
102	徐州仁慈医院	江苏	徐州	三级	原创
103	上饶东信第五医院	江西	上饶	三甲	改制
104	鹤岗鹤矿医院	黑龙江	鹤岗	三甲	改制
105	南通瑞慈医院**	江苏	南通	三乙	原创
106	泰康仙林鼓楼医院	江苏	南京	三级	原创
107	泗阳医院	江苏	宿迁	二级	改制
108	山东国欣颐养集团莱芜中心医院	山东	济南	二级	原创
109	湖南旺旺医院	湖南	长沙	三级	原创
110	吉林市化工医院	吉林	吉林	三甲	改制
111	西山煤电公司职工总医院	山西	太原	三乙	改制
112	西安凤城医院	陕西	西安	二甲	原创
113	西安宝石花长庆医院	陕西	西安	二甲	改制
114	葫芦岛市第二人民医院	辽宁	葫芦岛	三级	改制
115	六安世立医院	安徽	六安	三级	改制
116	苏州永鼎医院	江苏	苏州	三级	原创
117	广东顺德新容奇医院	广东	佛山	三级	改制
118	京东誉美中西医结合肾病医院	河北	廊坊	三甲	原创
119	沈阳维康医院	辽宁	沈阳	三级	原创
120	四川友谊医院	四川	成都	三甲	原创
121	宝鸡高新医院	陕西	宝鸡	三甲	原创
122	广东同江医院	广东	佛山	三级	原创
123	贵州医科大学附属白云医院	贵州	贵阳	三级	原创
124	甘肃宝石花医院	甘肃	兰州	三甲	改制
125	天水 407 医院	甘肃	天水	三乙	改制
126	包钢集团第三职工医院	内蒙古	包头	三甲	原创
127	慈林医院	浙江	宁波	三乙	原创
128	盱眙县中医院	江苏	淮安	三级	改制
129	潍坊眼科医院	山东	潍坊	三级	原创
130	四川锦欣西囡妇女儿童医院	四川	成都	三甲	改制
131	齐齐哈尔建华医院	黑龙江	齐齐哈尔	三甲	改制
132	兰考第一医院	河南	开封	三级	改制
133	北京新世纪儿童医院	北京	北京	二级	原创
134	昆明同仁医院	云南	昆明	三级	原创

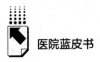
续表

名次	医院	省（区、市）	城市	级别	起源
135	黄山首康医院	安徽	黄山	三级	原创
136	泗阳县中医院	江苏	宿迁	三乙	改制
137	成都市西区医院	四川	成都	三甲	原创
138	华北石油管理局总医院	河北	沧州	三甲	改制
139	哈尔滨嘉润医院	黑龙江	哈尔滨	三级	原创
140	河南信合医院	河南	信阳	二甲	原创
141	湘雅博爱康复医院 *	湖南	长沙	三甲	原创
142	重庆市黔江民族医院	重庆	重庆	三乙	原创
143	东莞常安医院	广东	东莞	二甲	原创
144	浙江康静医院	浙江	杭州	三级	改制
145	四川宝石花医院	四川	成都	三乙	改制
146	郓城诚信医院	山东	菏泽	二级	原创
147	山东国欣颐养集团肥城医院	山东	泰安	三乙	原创
148	苏州广慈肿瘤医院	江苏	苏州	二甲	原创
149	宿迁市钟吾医院	江苏	宿迁	二甲	原创
150	川北医学院附属成都新华医院	四川	成都	三乙	原创
151	合肥京东方医院	安徽	合肥	三级	原创
152	西安唐城医院	陕西	西安	二甲	原创
153	贺州广济医院	广西	贺州	三级	改制
154	重庆松山医院	重庆	重庆	三级	原创
155	海宁康华医院	浙江	嘉兴	二甲	原创
156	河南鹿邑真源医院	河南	周口	三级	原创
157	五四一总医院	山西	运城	三乙	原创
158	杭州口腔医院	浙江	杭州	二甲	原创
159	东莞仁康医院 **	广东	东莞	二甲	原创
160	惠阳三和医院	广东	惠州	三级	原创
161	淮南东方医院集团肿瘤医院	安徽	淮南	三级	改制
162	成都京东方医院	四川	成都	三级	原创
163	泉州德诚医院 **	福建	泉州	三级	原创
164	东莞光华医院	广东	东莞	二级	原创
165	巩义瑞康医院 **	河南	郑州	二甲	原创
166	汕尾市人民医院	广东	汕尾	三级	改制
167	浙江新安国际医院	浙江	嘉兴	三级	原创
168	北京北亚骨科医院	北京	北京	三级	原创

续表

名次	医院	省(区、市)	城市	级别	起源
169	云南圣约翰医院	云南	昆明	三级	原创
170	邯郸明仁医院	河北	邯郸	三级	原创
171	兴安界首中西医结合医院	广西	桂林	三级	改制
172	湖南泰和医院	湖南	长沙	三级	原创
173	成都誉美医院	四川	成都	二甲	原创
174	单县东大医院	山东	菏泽	二甲	原创
175	黄骅开发区博爱医院	河北	沧州	二级	原创
176	中信惠州医院	广东	惠州	三级	原创
177	灌南县人民医院	江苏	连云港	二甲	改制
178	湖南益阳康雅医院**	湖南	益阳	三级	原创
179	青岛开泰耳鼻喉头颈外科医院	山东	青岛	二级	原创
180	邳州东大医院	江苏	徐州	二级	原创
181	宝鸡市第三医院	陕西	宝鸡	三级	改制
182	横店文荣医院**	浙江	金华	二甲	原创
183	北京市朝阳区三环肿瘤医院	北京	北京	二级	原创
184	宣威云峰医院**	云南	曲靖	二甲	原创
185	皖北康复医院**	安徽	淮北	三级	改制
186	洋河第一医院	江苏	宿迁	三级	改制
187	吉林心脏病医院	吉林	长春	三甲	原创
188	北大医疗康复医院*	北京	北京	三级	原创
189	扬州友好医院	江苏	扬州	二甲	原创
190	北京京都儿童医院	北京	北京	三级	原创
191	上海远大心胸医院	上海	上海	未定级	原创
192	扬州洪泉医院	江苏	扬州	二甲	原创
193	义乌市稠州医院	浙江	金华	二甲	原创
194	台州骨伤医院	浙江	台州	三乙	原创
195	茂名石化医院	广东	茂名	三级	改制
196	北京美中宜和妇儿医院	北京	北京	二级	原创
197	来安家宁医院	安徽	滁州	三级	原创
198	苏州大学附属瑞华医院	江苏	苏州	三级	原创
199	北大医疗淄博医院	山东	淄博	三级	改制
200	南昌三三四医院	江西	南昌	三级	改制
201	西藏阜康医院	西藏	拉萨	三级	原创
202	巨野县北城医院	山东	菏泽	二级	原创

名次	医院	省(区、市)	城市	级别	起源
203	重庆三博长安医院	重庆	重庆	二级	原创
204	东莞广济医院	广东	东莞	三级	原创
205	海南现代妇女儿童医院	海南	海口	三甲	原创
206	常州鼎武医院 **	江苏	常州	二级	原创
207	贵州医科大学附属乌当医院	贵州	贵阳	三级	原创
208	徐州矿务集团第二医院	江苏	徐州	二甲	改制
209	冠县新华医院 **	山东	聊城	二级	原创
210	云南瑞奇德医院	云南	昆明	二级	原创
211	如皋博爱医院	江苏	南通	二甲	原创
212	海城市正骨医院	辽宁	鞍山	三甲	改制
213	徐州矿务集团第一医院	江苏	徐州	二甲	改制
214	重庆三博江陵医院	重庆	重庆	二级	改制
215	鄂钢医院	湖北	鄂州	三乙	改制
216	安徽济民肿瘤医院	安徽	合肥	三级	原创
217	诸城中医医院	山东	潍坊	三甲	改制
218	徐州新健康医院	江苏	徐州	三级	原创
219	深圳禾正医院	广东	深圳	未定级	原创
220	泰康同济(武汉)医院	湖北	武汉	三级	原创
221	前海人寿广州总医院	广东	广州	三级	原创
222	遂平仁安医院	河南	驻马店	二甲	原创
223	深圳中山泌尿外科医院	广东	深圳	二级	改制
224	广州和睦家医院	广东	广州	二级	原创
225	昆山宗仁卿纪念医院	江苏	苏州	二甲	原创
226	崇州市第二医院	四川	成都	二甲	改制
227	佛山健翔医院	广东	佛山	三级	原创
228	东营鸿港医院	山东	东营	三级	原创
229	台州博爱医院	浙江	台州	二甲	原创
230	淮南东方医院集团凤凰医院	安徽	淮南	三级	改制
231	株洲新兴医院	湖南	株洲	二级	原创
232	武汉紫荆医院	湖北	武汉	三级	原创
233	淮北朝阳医院 **	安徽	淮北	二甲	原创
234	永州湘南医院	湖南	永州	三级	改制
235	上海安达医院	上海	上海	未定级	原创
236	淮南新华医疗集团北方医院	安徽	淮南	二甲	改制

名次	医院	省(区、市)	城市	级别	起源
237	安宁鑫湖医院	云南	昆明	二乙	原创
238	莆田盛兴医院	福建	莆田	二级	原创
239	赣西肿瘤医院	江西	萍乡	二甲	改制
240	武汉爱尔眼科医院	湖北	武汉	三级	原创
241	河南(郑州)中汇心血管病医院	河南	郑州	二级	原创
242	武冈展辉医院	湖南	邵阳	二甲	原创
243	苏州口腔医院	江苏	苏州	二级	改制
244	兖州九一医院**	山东	济宁	三甲	改制
245	皖东人民医院	安徽	滁州	二甲	原创
246	曹县磐石医院	山东	菏泽	二级	原创
247	徐州市矿山医院	江苏	徐州	二甲	改制
248	昭通仁安医院	云南	昭通	二甲	原创
249	顺德和平外科医院	广东	佛山	三级	原创
250	泗洪县中医院	江苏	宿迁	二甲	改制
251	郑州大桥医院	河南	郑州	二甲	原创
252	周口永兴医院	河南	周口	二甲	原创
253	宁波开发区中心医院	浙江	宁波	二乙	原创
254	上蔡蔡州医院	河南	驻马店	二级	原创
255	南京鼓楼医院集团安庆市石化医院	安徽	安庆	三级	改制
256	周口永善医院	河南	周口	二甲	原创
257	新钢中心医院	江西	新余	三级	改制
258	西安济仁医院	陕西	西安	二甲	原创
259	中国中铁阜阳中心医院	安徽	阜阳	三级	改制
260	长沙爱尔眼科医院	湖南	长沙	二级	原创
261	广州白云山医院	广东	广州	三级	原创
262	沈阳爱尔眼科医院	辽宁	沈阳	三级	原创
263	上海市东方医院集团宿迁市东方医院	江苏	宿迁	二级	原创
264	天津北大医疗海洋石油医院	天津	天津	二甲	改制
265	成都爱尔眼科医院	四川	成都	三乙	原创
266	沭阳县中兴医院	江苏	宿迁	二甲	改制
267	荣县新城医院**	四川	自贡	二甲	原创
268	成都双楠医院	四川	成都	二甲	原创
269	宜春新建医院	江西	宜春	二甲	原创
270	上海交通大学医学院附属瑞金医院舟山分院	浙江	舟山	三级	原创

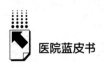
续表

名次	医院	省(区、市)	城市	级别	起源
271	温州老年病医院	浙江	温州	未定级	改制
272	潍坊市实力医院	山东	潍坊	二甲	原创
273	绵阳富临医院	四川	绵阳	三级	原创
274	长沙南雅医院	湖南	长沙	二甲	原创
275	湄潭家礼医院	贵州	遵义	二级	原创
276	延安市博爱医院	陕西	延安	二甲	原创
277	深圳万丰医院	广东	深圳	二级	原创
278	福建三博福能脑科医院	福建	福州	三级	原创
279	东莞台心医院	广东	东莞	三级	原创
280	莆田滨海医院	福建	莆田	二甲	原创
281	潍坊潍城经开医院	山东	潍坊	二级	原创
282	重庆莱佛士医院(重庆慎安医院)	重庆	重庆	二级	原创
283	辽宁奉天中医院	辽宁	沈阳	三甲	原创
284	淄博岜山万杰医院	山东	淄博	三级	原创
285	广州现代医院	广东	广州	二级	原创
286	重庆红岭医院	重庆	重庆	二甲	改制
287	武汉太康医院	湖北	武汉	三级	原创
288	黄山新晨医院	安徽	黄山	二级	原创
289	洛阳市东都医院	河南	洛阳	二级	改制
290	建始民族医院	湖北	恩施州	二级	原创
291	南阳张仲景医院	河南	南阳	三甲	原创
292	建德市中医院	浙江	杭州	二甲	改制
293	大同新建康医院	山西	大同	三级	原创
294	北京市朝阳区桓兴肿瘤医院	北京	北京	二级	原创
295	青海仁济医院	青海	西宁	三乙	原创
296	博鳌超级医院	海南	琼海	未定级	原创
297	保定裕东医院**	河北	保定	二级	原创
298	武汉亚心总医院	湖北	武汉	三级	原创
299	泉州东南医院	福建	泉州	二甲	原创
300	营口方大医院	辽宁	营口	三级	原创

注：* 社会办康复专科医院，** 社会办医养结合机构

2023 年社会办医·单体医院 301~500 强

医院	城市	级别	起源	医院	城市	级别	起源
黑龙江省							
黑龙江玛丽亚妇产医院	哈尔滨	三级	原创				
吉林省							
吉林市康圣医院	吉林	二甲	原创	长春新虹桥医院	长春	未定级	原创
四平市肿瘤医院	四平	二级	改制				
辽宁省							
大连港医院	大连	三级	原创	沈阳兴齐眼科医院	沈阳	三级	原创
凌海大凌河医院	锦州	二甲	原创	营口何氏眼科医院	营口	未定级	原创
北京市							
北京爱育华妇儿医院	北京	三级	原创	北京嫣然天使儿童医院	北京	二级	原创
北京大望路急诊抢救医院	北京	三级	原创	北京和睦家康复医院*	北京	二级	原创
北京陆道培血液病医院	北京	三级	原创	北京和睦家京北妇儿医院	北京	三级	原创
北京马应龙长青肛肠医院	北京	三甲	原创	北京瑞泰口腔医院	北京	未定级	原创
北京明德医院	北京	二级	原创	北京京西肿瘤医院	北京	二级	原创
北京王府中西医结合医院	北京	三甲	原创				
河北省							
曲阳第一医院	保定	二级	原创	唐山弘慈医院	唐山	二甲	原创
任丘康济新图医院	沧州	二级	原创	唐山利康医院	唐山	二级	原创
石家庄长城医院	石家庄	二甲	原创	张家口宣钢医院	张家口	二甲	改制
内蒙古自治区							
阿鲁科尔沁安宁医院	赤峰	二甲	原创	内蒙古朝聚眼科医院	呼和浩特	三级	原创
赤峰铭仁医院	赤峰	二甲	改制				
山西省							
大同瑞慈康复医院*	大同	二级	原创	华晋骨科医院	太原	三级	原创
大同现代医院	大同	二级	原创	太原和平医院*	太原	三级	原创
晋城合聚心脑血管病医院	晋城	三级	原创	忻州现代医院	忻州	二级	原创
朔州现代医院	朔州	二甲	原创	运城同德医院	运城	三级	原创
长治云峰医院	长治	二甲	原创				

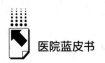

续表

医院	城市	级别	起源	医院	城市	级别	起源
天津市							
天津航医心血管病医院	天津	三乙	原创	天津建华医院	天津	二级	原创
天津和睦家医院	天津	未定级	原创	天津石氏医院	天津	二级	原创
天津美中宜和妇儿医院	天津	未定级	原创				
安徽省							
无为济民医院	芜湖	二甲	原创	合肥长江医院	合肥	二级	原创
芜湖邦尔骨科医院	芜湖	二级	原创	淮南东方医院集团广济医院	淮南	二级	原创
芜湖广济医院	芜湖	二甲	原创				
福建省							
福清融强医院	福州	二甲	原创	厦门海沧新阳医院	厦门	二乙	原创
龙岩慈爱医院 **	龙岩	二乙	改制	厦门科宏眼科医院	厦门	三级	原创
莆田涵江医院	莆田	三级	原创	厦门新开元医院	厦门	二级	原创
泉州滨海医院	泉州	三级	原创	厦门弘爱康复医院 *	厦门	三级	原创
江苏省							
常州明州康复医院 *	常州	二级	原创	泰州妇产医院	泰州	二甲	原创
南京江北新区德驭康复医院 *	南京	二乙	原创	无锡市虹桥医院	无锡	二甲	原创
南京扬子医院	南京	二甲	原创	滨海康达医院	盐城	二级	原创
南京明州康复医院 *	南京	二甲	原创	滨海新仁慈医院	盐城	二级	原创
南京维视眼科医院	南京	未定级	原创	扬州东方医院	扬州	二级	原创
沭阳铭和医院	宿迁	二甲	原创	苏州京东方医院	苏州	三级	原创
泗洪县安颐医院	宿迁	三级	原创				
江西省							
南昌明州康复医院 *	南昌	二级	原创	新余银河医院	新余	二甲	原创
余干仁和医院	上饶	二甲	原创	万载诚济医院	宜春	二级	原创
山东省							
曹县县立医院	菏泽	二级	原创	青岛莲池妇婴医院	青岛	二级	原创
单县海吉亚医院	菏泽	二级	原创	青岛新世纪妇儿医院	青岛	二级	原创
单县正大康复医院 *	菏泽	二级	原创	新泰洪强医院	泰安	三乙	原创
临沂高新医院	临沂	二甲	原创	淄博莲池妇婴医院	淄博	二甲	原创
上海市							
上海赫尔森康复医院 *	上海	未定级	原创	上海泰康申园康复医院 *	上海	二级	原创

医院	城市	级别	起源	医院	城市	级别	起源
上海德达医院	上海	二级	原创	上海新视界眼科医院	上海	未定级	原创
上海美华妇儿医院	上海	未定级	原创	国药康养泗泾照护中心 **	上海	未定级	原创
上海太平康复医院 *	上海	未定级	原创	上海中医药大学博鳌国际医院	上海	未定级	原创
浙江省							
杭州顾连通济医院	杭州	二级	原创	嘉兴邦尔骨科医院	嘉兴	未定级	原创
杭州九和医院	杭州	未定级	原创	嘉善姚庄医院	嘉兴	未定级	原创
杭州绿康老年康复医院 **	杭州	二级	原创	兰溪瑞康医院 **	金华	未定级	原创
杭州明州脑康康复医院 *	杭州	未定级	原创	浦江第二医院	金华	二乙	原创
杭州邦尔医院	杭州	二乙	原创	金华顾连金帆康复医院 **	金华	二乙	原创
浙江绿城心血管病医院	杭州	三级	原创	宁波海曙顾连康复医院 *	宁波	未定级	原创
浙江明州康复医院 *	杭州	三级	原创	宁波华信医院 **	宁波	三级	原创
杭州顾连玺桥康复医院 *	杭州	未定级	原创	江山贝林医院	衢州	二乙	原创
杭州顾连上塘医院	杭州	未定级	改制	仙居邦尔医院 *	台州	未定级	原创
杭州明州医院	杭州	三级	原创	乐清开发区同乐医院	温州	未定级	原创
长兴第二医院	湖州	未定级	改制	温州东华医院	温州	未定级	原创
湖州浙北明州医院 *	湖州	未定级	原创	普陀仁济医院	舟山	未定级	原创
缙云县田氏伤科医院	丽水	未定级	原创	舟山定海广华医院	舟山	二级	原创
海盐邦尔医院 **	嘉兴	未定级	原创				
河南省							
武陟济民医院	焦作	二甲	改制	郑州仁济医院	郑州	二级	原创
洛阳新里程医院	洛阳	二级	原创	郑州圣玛妇产医院	郑州	三级	原创
南乐中兴医院	濮阳	二级	原创	郑州新华医院	郑州	二级	原创
新乡同盟医院	新乡	二甲	原创	郑州中医骨伤病医院	郑州	三级	原创
周口协和骨科医院	周口	三级	原创				
湖北省							
武钢二医院	武汉	三乙	原创	恩施亚菲亚妇产医院	恩施州	三级	原创

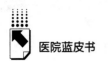

续表

医院	城市	级别	起源	医院	城市	级别	起源
武汉济和医院	武汉	二级	原创	咸宁麻塘中医医院	咸宁	二甲	改制
武汉顾连康复医院*	武汉	三级	原创	宜城市仁杰医院	襄阳	二级	原创
武汉明州康复医院*	武汉	二级	原创				
湖南省							
长沙康乃馨老年病医院	长沙	二级	原创	衡阳华程医院	衡阳	二级	原创
长沙珂信肿瘤医院	长沙	三级	原创	怀化沅陵南方医院	怀化	二级	原创
长沙三真康复医院*	长沙	二级	原创	南华附二醴陵兆和医院	株洲	二甲	原创
长沙明州康复医院*	长沙	二级	原创	株洲恺德心血管病医院	株洲	三级	原创
岳阳市广济医院	岳阳	二甲	改制				
广东省							
东莞康怡医院	东莞	二级	原创	梅州铁炉桥医院**	梅州	二级	原创
东莞爱尔眼科医院	东莞	未定级	原创	五华明鑫医院	梅州	二级	原创
佛山市禅城区永安医院	佛山	二级	原创	深圳爱尔眼科医院	深圳	未定级	原创
广州东方医院	广州	二甲	原创	深圳宝田医院	深圳	一级	原创
广州仁爱天河医院	广州	二级	原创	深圳宝兴医院	深圳	二级	原创
广州泰和肿瘤医院	广州	三级	原创	深圳希玛林顺潮眼科医院	深圳	二级	原创
河源友好医院	河源	二级	原创	深圳远东妇产医院	深圳	三级	原创
惠州华康医院	惠州	三级	原创	湛江西南医院	湛江	二甲	原创
四会万隆医院	肇庆	二甲	原创				
广西壮族自治区							
大化民生宁医院	河池	二级	原创	南宁广济高峰医院	南宁	二级	原创
贺州广济妇产医院	贺州	二级	原创				
海南省							
三亚哈尔滨医科大学鸿森医院	三亚	三级	原创				
甘肃省							
华亭煤业集团总医院	平凉	二甲	原创				
青海省							
青海省康乐医院	西宁	三乙	原创				
宁夏回族自治区							
吴忠市新区医院	吴忠	二甲	原创	宁夏宝丰医院	银川	未定级	原创

医院	城市	级别	起源	医院	城市	级别	起源
陕西省							
西安北环医院	西安	二甲	原创	西安冶金医院	西安	二级	原创
西安市华山中心医院	西安	二甲	原创	神木中西医结合医院	榆林	二级	原创
新疆维吾尔自治区							
新疆心脑血管病医院	乌鲁木齐	三甲	原创				
重庆市							
重庆爱尔眼科医院	重庆	未定级	原创	重庆康心医院	重庆	三级	原创
重庆安琪儿妇产医院	重庆	三级	原创	重庆渝东医院	重庆	二级	改制
重庆东华医院	重庆	二甲	原创	重庆骑士医院	重庆	二甲	原创
贵州省							
纳雍新立医院	毕节	二甲	原创	贵州茅台医院	仁怀	三级	原创
贵阳市第六医院	贵阳	二甲	原创	仁怀新朝阳医院	遵义	二级	原创
六枝博大医院	六盘水	二级	原创				
四川省							
成都安琪儿妇产医院	成都	二级	原创	成都老年康疗院	成都	二甲	改制
成都黄再军医院	成都	一级	原创	天府新区康养医学中心**	成都	未定级	原创
成都锦江大观医院	成都	二甲	原创	广汉市骨科医院	德阳	二甲	原创
成都普瑞眼科医院	成都	三级	原创	丹棱南苑中医医院**	眉山	二乙	原创
成都长江医院	成都	二甲	原创	眉山肿瘤医院	眉山	三级	原创
攀钢集团成都医院	成都	二甲	原创	绵阳顾连老年病医院**	绵阳	二级	原创
彭州同一医院	成都	二甲	原创	第十九冶金建设公司职工医院	攀枝花	二甲	原创
成都顾连锦宸康复医院*	成都	三级	改制	自贡高新医院	自贡	二级	原创
云南省							
昆明市第一人民医院星耀医院	昆明	二级	原创	师宗现代医院	曲靖	二甲	原创
昆明三博脑科医院	昆明	三级	原创				

注：1. * 社会办康复专科医院，** 社会办医养结合机构。

2. 由于华润医疗控股有限公司下属的昆明儿童医院、广东三九脑科医院、武钢医院、淮矿总医院，国药医疗健康产业有限公司下属的国药东风总医院、国药同煤总医院，以及华北医疗健康产业集团下属的峰峰总医院作为"参公管理"形式，参加国家公立医院绩效考核，因此"社会办医·单体医院500强"不包括上述医院。

2023 年社会办医·康复医院 30 强

名次	医院	省份	城市	级别	起源
1	深圳龙城医院	广东	深圳	三甲	原创
2	湘雅博爱康复医院	湖南	长沙	三甲	原创
3	北大医疗康复医院	北京	北京	三级	原创
4	太原和平医院	山西	太原	三级	原创
5	常州明州康复医院	江苏	常州	二级	原创
6	浙江明州康复医院	浙江	杭州	三级	原创
7	宁波海曙顾连康复医院	浙江	宁波	未定级	原创
8	武汉明州康复医院	湖北	武汉	二级	原创
9	杭州顾连玺桥康复医院	浙江	杭州	未定级	原创
10	龙岩慈爱医院	福建	龙岩	二乙	改制
11	长沙三真康复医院	湖南	长沙	二级	原创
12	厦门弘爱康复医院	福建	厦门	三级	原创
13	杭州明州脑康康复医院	浙江	杭州	未定级	原创
14	成都顾连锦宸康复医院	四川	成都	三级	改制
15	南昌明州康复医院	江西	南昌	二级	原创
16	北京和睦家康复医院	北京	北京	二级	原创
17	长沙明州康复医院	湖南	长沙	二级	原创
18	南京明州康复医院	江苏	南京	二甲	原创
19	大同瑞慈康复医院	山西	大同	二级	原创
20	金华顾连金帆康复医院	浙江	金华	二乙	原创
21	仙居邦尔医院	浙江	台州	未定级	原创
22	天府新区康养医学中心	四川	成都	未定级	原创
23	武汉顾连康复医院	湖北	武汉	三级	原创
24	上海赫尔森康复医院	上海	上海	未定级	原创
25	单县正大康复医院	山东	菏泽	二级	原创
26	上海太平康复医院	上海	上海	未定级	原创
27	上海泰康申园康复医院	上海	上海	二级	原创
28	上海慈源康复医院	上海	上海	二级	原创
29	南京健嘉康复医院	江苏	南京	二级	原创
30	宁波北仑明州康复医院	浙江	明州	未定级	原创

2023 年社会办医·医养结合机构 30 强

名次	医院	省份	城市	级别	起源
1	厦门长庚医院(厦门长庚医院护理院)	福建	厦门	三甲	原创
2	盘锦辽油宝石花医院(盘锦宝石花医养中心)	辽宁	盘锦	三甲	改制
3	厦门弘爱医院(厦门弘爱养护有限公司)	福建	厦门	三级	原创
4	南阳南石医院(南阳南石康复中医院老年康复护理院)	河南	南阳	三甲	改制
5	沭阳医院(沭阳县贤官新城养老护理院)	江苏	宿迁	三乙	改制
6	新郑华信民生医院(新郑市华信民生养护中心)	河南	郑州	三级	改制
7	北大医疗鲁中医院(淄博市康寿护理养生院)	山东	淄博	三甲	改制
8	泗洪医院(泗洪县中心养老护理院)	江苏	宿迁	三级	改制
9	厦门莲花医院(厦门莲花爱心护理院)	福建	厦门	三级	原创
10	石家庄平安医院(石家庄市裕华区平安养老院)	河北	石家庄	三级	原创
11	河北燕达医院(金色年华健康养护中心)	河北	廊坊	三甲	原创
12	郑州颐和医院(郑州颐和康复养老院)	河南	郑州	三级	原创
13	南京鼓楼医院集团仪征医院(仪征市华康老年康复中心)	江苏	扬州	二甲	改制
14	南通瑞慈医院(南通瑞慈美邸护理院)	江苏	南通	三乙	原创
15	东莞仁康医院(东莞仁康护理院)	广东	东莞	二甲	原创
16	泉州德诚医院(惠安县德诚如家护养院)	福建	泉州	三级	原创
17	巩义瑞康医院(巩义瑞康医养院)	河南	郑州	二甲	原创
18	湖南益阳康雅医院(康雅养生园、馨雅护理院)	湖南	益阳	三级	原创
19	横店文荣医院(横店文荣医院老年养护中心)	浙江	金华	二甲	原创
20	宣威云峰医院(宣威云峰医院老年康复公寓)	云南	曲靖	二甲	原创
21	皖北康复医院(惠康老年公寓)	安徽	淮北	三级	改制
22	常州鼎武医院(常州市圩塘康乐中心)	江苏	常州	二级	原创
23	冠县新华医院(新华康复医养院)	山东	聊城	二级	原创
24	淮北朝阳医院(朝阳老年公寓)	安徽	淮北	二甲	原创
25	兖州九一医院(兖州区九一慧济颐康护理院)	山东	济宁	三甲	改制
26	荣县新城医院(荣县新城医院有限公司养老服务中心)	四川	自贡	二甲	原创
27	保定裕东医院(裕东托老会所)	河北	保定	二级	原创
28	宁波华信医院(宁波华信颐养园)	浙江	宁波	三级	原创
29	梅州铁炉桥医院(梅州铁炉桥医院)	广东	梅州	二级	原创
30	兰溪瑞康医院(兰溪瑞康医院老年养护中心)	浙江	金华	未定级	原创

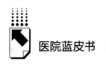

2023年社会办医·医院集团100强

社会办医·医院集团：由同一个集团法人控制（全资、控股、可合并报表）的法人医疗机构，包括医院、诊所。包括 ST 上市医服企业，不包括无股权关系的医院集团、医联体、医共体等。

名次	集团名称	全球总部	医院总数	三级医院数（综合/专科）	2023 年社会办医单体医院 500 强上榜数	标杆医院（2023 年社会办医单体医院 500 强名次）	是否上市	2023 年上市医服排名	得分
1	爱尔眼科医院集团股份有限公司	长沙	215	0/47	7	武汉爱尔眼科医院（240）	是	1	764.62
2	华润医疗控股有限公司	北京	55	7/0	4	北京京煤集团总医院（47）	是	3	752.38
3	复星健康科技（集团）有限公司	上海	15	3/2	8	佛山复星禅诚医院（1）	否	6	746.44
4	国药医疗健康产业有限公司	北京	40	8/0	0	国药同煤总医院	否		733.53
5	通用环球医疗集团有限公司	北京	34	5/0	0	鞍钢集团总医院	是	4	729.45
6	新里程健康集团有限公司	北京	58	13/0	16	晋城大医院（45）	否	10	727.48
7	通用技术宝石花医疗集团	北京	52	8/0	8	盘锦辽油宝石花医院（20）	否		716.53
8	宁波明州医疗集团有限公司	宁波	42	3/8	10	浙江大学明州医院（19）	否	16	702.36
9	三博脑科医院管理集团股份有限公司	北京	6	0/4	5	首都医科大学三博脑科医院（6）	是	30	695.96
10	远东宏信健康产业发展有限公司	上海	30	3/0	15	泗阳县中医院（136）	是	7	691.99

续表

名次	集团名称	全球总部	医院总数	三级医院数（综合/专科）	2023年社会办医单体医院500强上榜数	标杆医院（2023年社会办医单体医院500强名次）	是否上市	2023年上市医服排名	得分
11	贵州信邦制药股份有限公司	贵阳	7	2/1	5	贵州省肿瘤医院（23）	是	17	682.38
12	通用技术集团医疗健康有限公司	北京	50	6/0	0	三二〇一医院	否		676.27
13	淮南东方医院集团	淮南	15	2/1	4	淮南东方医院集团总医院（40）	否		666.57
14	广东康华医疗股份有限公司	东莞	6	1/1	2	东莞康华医院（3）	是	18	655.33
15	和睦家医疗集团	北京	11	2/1	6	北京和睦家医院（13）	否		648.53
16	湖北普仁医疗管理集团有限公司	武汉	6	1/0	1	武汉市普仁医院（7）	否		643.66
17	北大医疗管理有限责任公司	北京	19	4/2	7	北京大学国际医院（33）	否		632.69
18	温州康宁医院股份有限公司	温州	29	0/1	1	温州康宁医院（21）	是	24	621.81
19	金陵药业股份有限公司	南京	4	1/0	3	南京鼓楼医院集团宿迁医院（12）	是	28	616.18
20	中信医疗健康产业集团有限公司	北京	7	3/2	3	五四一总医院（157）	否		592.84
21	同仁医疗产业集团有限公司	南京	2	2/0	2	南京同仁医院（26）	否		584.69
22	华厦眼科医院集团股份有限公司	厦门	57	0/9	1	厦门大学附属厦门眼科中心（83）	是	9	575.46
23	西安国际医学投资股份有限公司	西安	3	2/0	2	西安高新医院（11）	是	11	563.36

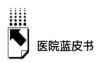

续表

名次	集团名称	全球总部	医院总数	三级医院数（综合/专科）	2023年社会办医单体医院500强上榜数	标杆医院（2023年社会办医单体医院500强名次）	是否上市	2023年上市医服排名	得分
24	通策医疗股份有限公司	杭州	73	0/4	1	杭州口腔医院（158）	是	12	557.34
25	邦尔骨科医院集团股份有限公司	杭州	14	2/2	7	杭州邦尔医院（500强）	否		551.44
26	康健国际医疗集团有限公司	香港	4	1/0	1	南阳南石医院（27）	是	26	547.85
27	江苏澳洋健康产业股份有限公司	苏州	6	1/0	1	张家港澳洋医院（35）	是	31	536.01
28	佳音医院集团股份有限公司	乌鲁木齐	7	0/2	1	新疆佳音医院（22）	否		532.63
29	淮海医院管理（徐州）有限公司	徐州	18	1/0	3	徐州矿务集团总医院（14）	否		520.92
30	山东颐养健康产业发展集团有限公司	济南	42	4/1	4	山东国欣颐养集团枣庄中心医院（68）	否	36	511.82
31	华北医疗健康产业集团有限公司	石家庄	22	2/0	0	峰峰总医院	否		506.74
32	陆道培医疗集团	北京	3	0/3	2	河北燕达陆道培医院（86）	否		481.43
33	锦欣生殖医疗集团有限公司	成都	6	0/3	2	四川锦欣西囡妇女儿童医院（130）	是	14	469.99
34	沭阳县中医院集团	宿迁	8	1/0	1	沭阳县中医院（34）	否		459.81
35	河南华信民生健康产业集团	郑州	5	1/0	2	新郑华信民生医院（51）	否		448.85
36	中美医疗集团	北京	7	1/1	3	京东中美医院（77）	否		445.93
37	江苏省沭阳医院	宿迁	3	1/0	1	沭阳医院（32）	否		430.59

续表

名次	集团名称	全球总部	医院总数	三级医院数（综合/专科）	2023年社会办医单体医院500强上榜数	标杆医院（2023年社会办医单体医院500强名次）	是否上市	2023年上市医服排名	得分
38	海吉亚医疗控股有限公司	上海	12	2/0	4	长安医院(15)	是	8	427.83
39	明基佳世达集团	台湾	2	2/0	2	南京医科大学附属明基医院(8)	否		422.86
40	弘和仁爱医疗集团有限公司	北京	5	0/1	2	上海杨思医院(52)	是	29	415.49
41	瑞慈医疗服务控股有限公司	上海	1	1/0	1	南通瑞慈医院(105)	是	13	408.06
42	创新医疗管理股份有限公司	绍兴	4	1/0	2	齐齐哈尔建华医院(131)	是	38	402.50
43	淮南新华医疗集团	淮南	2	1/0	2	淮南新华医疗集团新华医院(50)	否		399.64
44	浙江和康医疗集团	杭州	11	0/0	2	黄山新晨医院(288)	否		390.43
45	德驭医疗管理集团有限公司	南京	4	2/0	3	南京江北医院(30)	否		387.54
46	深圳市精诚医疗管理集团有限公司	深圳	4	1/0	1	延安大学咸阳医院(18)	否		384.36
47	河北平安健康集团股份有限公司	石家庄	8	1/0	1	石家庄平安医院(76)	否		378.41
48	浙江天瑞医疗投资管理集团股份有限公司	台州	6	0/0	1	台州博爱医院(229)	否		373.95
49	航天医疗健康科技集团有限公司	北京	10	5/0	0	航天中心医院	否		370.55
50	泗洪医院集团	宿迁	3	1/0	2	泗洪医院(58)	否		369.12
51	盈康生命科技股份有限公司	青岛	6	2/0	3	山西盈康一生总医院(95)	是	32	365.54

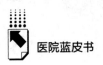

续表

名次	集团名称	全球总部	医院总数	三级医院数（综合/专科）	2023年社会办医单体医院500强上榜数	标杆医院（2023年社会办医单体医院500强名次）	是否上市	2023年上市医服排名	得分
52	辽宁何氏眼科医院集团股份有限公司	沈阳	38	0/3	2	沈阳何氏眼科医院（89）	是	35	364.39
53	香港亚洲医疗集团	香港	4	2/2	3	武汉亚洲心脏病医院（10）	否		354.12
54	山东市立医院控股集团股份公司	济南	14	0/0	4	单县东大医院（174）	否		348.01
55	宜华健康医疗股份有限公司	汕头	7	1/0	2	南昌三三四医院（200）	否		337.35
56	北京爱康医疗投资控股集团有限公司	北京	4	1/0	1	黄石爱康医院（41）	否		332.45
57	宏力医疗管理集团有限公司	新乡	1	1/0	1	河南宏力医院（56）	是	37	320.56
58	厦门建发弘爱医疗集团有限公司	厦门	3	1/2	2	厦门弘爱医院（25）	否		313.64
59	广西广济医院投资管理集团有限公司	贺州	5	0/0	2	贺州广济妇产医院（500强）	否		306.98
60	上海嘉愈医疗投资管理有限公司	上海	3	0/1	2	广州复大肿瘤医院（94）	否		301.68
61	凤凰医疗集团	北京	8	1/1	2	北京燕化医院（97）	否		293.33
62	树兰医疗管理股份有限公司	杭州	5	3/0	1	树兰（杭州）医院（17）	否		290.73
63	武汉和润合医院管理有限公司	武汉	20	2/0	4	武汉市汉阳医院（49）	否		282.87
64	成都普瑞眼科医院股份有限公司	成都	24	0/12	1	成都普瑞眼科医院（500强）	是	19	278.72

续表

名次	集团名称	全球总部	医院总数	三级医院数（综合/专科）	2023年社会办医单体医院500强上榜数	标杆医院（2023年社会办医单体医院500强名次）	是否上市	2023年上市医服排名	得分
65	厦门莲花医养集团	厦门	2	1/0	1	厦门莲花医院（70）	否		267.15
66	河南大河医疗集团有限公司	驻马店	9	0/0	2	遂平仁安医院（222）	否		266.31
67	新世纪医疗控股有限公司	北京	6	0/0	2	北京新世纪儿童医院（133）	是	39	257.65
68	贵州益佰制药股份有限公司	贵阳	3	1/0	1	绵阳富临医院（273）	是	41	247.15
69	泰康健康产业投资控股有限公司	北京	15	2/0	3	泰康仙林鼓楼医院（106）	否		243.34
70	祈福医疗集团有限公司	广州	1	1/0	1	广东祈福医院（29）	否		237.66
71	瑞尔集团有限公司	北京	8	0/0	1	北京瑞泰口腔医院（500强）	是	21	232.05
72	希玛眼科医疗控股有限公司	香港	10	0/1	1	深圳希玛林顺潮眼科医院（500强）	是	22	228.58
73	马应龙药业集团股份有限公司	武汉	5	0/1	1	北京马应龙长青肛肠医院（500强）	是	44	220.33
74	上海九悦医疗投资管理有限公司	上海	8	0/0	2	普陀仁济医院（500强）	否		218.72
75	美中宜和医疗集团	北京	7	0/1	2	北京美中宜和妇儿医院（196）	否		211.32
76	安徽和天医院管理有限公司	合肥	2	0/0	1	六安世立医院（115）	否		202.37
77	广东健翔医院管理集团有限公司	佛山	6	0/1	1	佛山健翔医院（227）	否		201.01
78	大同市现代医院管理有限责任公司	大同	6	0/1	4	大同现代医院（500强）	否		198.08

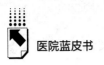

续表

名次	集团名称	全球总部	医院总数	三级医院数（综合/专科）	2023年社会办医单体医院500强上榜数	标杆医院（2023年社会办医单体医院500强名次）	是否上市	2023年上市医服排名	得分
79	顾连医疗集团	上海	19	0/4	10	湘雅博爱康复医院(141)	否		196.26
80	光正眼科医院集团股份有限公司	上海	14	0/3	1	上海新视界眼科医院（500强）	是	40	187.41
81	安琪儿医疗控股集团	成都	5	0/3	1	成都安琪儿妇产医院（500强）	否		185.06
82	莱佛士医疗管理(中国)有限公司	新加坡	3	0/0	1	重庆莱佛士医院（重庆慎安医院)(282)	否		181.90
83	上海均瑶医疗健康科技有限公司	上海	2	0/0	1	沭阳县中兴医院(266)	否	15	175.58
84	国药控股医疗投资管理有限公司	上海	9	1/1	2	莆田涵江医院(500强)	否		172.11
85	广东固生堂中医养生健康科技股份有限公司	广州	3	0/0	0	北京固生堂潘家园中医医院	是	20	168.86
86	济民健康管理股份有限公司	台州	2	0/0	1	上海中医药大学博鳌国际医院(500强)	是	49	164.66
87	东信医疗管理集团有限公司	上饶	9	1/0	1	上饶东信第五医院(103)	否		163.05
88	北京天健华夏医院管理有限公司	北京	5	1/0	1	茂名石化医院(195)	否		161.09
89	苏州瑞兴医院集团有限公司	苏州	5	0/1	1	苏州瑞华骨科医院(198)	否		152.66
90	朗姿股份有限公司	北京	6	0/0	0	四川米兰柏羽医学美容医院	是	25	145.29

名次	集团名称	全球总部	医院总数	三级医院数（综合/专科）	2023年社会办医单体医院500强上榜数	标杆医院（2023年社会办医单体医院500强名次）	是否上市	2023年上市医服排名	得分
91	广意医疗养生科技有限公司	佛山	3	1/0	1	广东顺德新容奇医院（117）	否		142.08
92	国中康健集团有限公司	北京	9	2/0	0	北京电力医院	否		139.01
93	西藏阜康医疗股份有限公司	拉萨	2	1/0	1	西藏阜康医院（201）	否		127.02
94	朝聚眼科医疗控股有限公司	北京	24	0/4	1	内蒙古朝聚眼科医院（500强）	是	33	122.31
95	广东和迈医疗集团	佛山	4	0/1	1	顺德和平外科医院（249）	否		110.49
96	广东博爱医疗集团有限公司	广州	9	0/1	3	上海远大心胸医院（191）	否		106.11
97	佰泽医疗投资集团有限公司	天津	7	1/1	5	黄山首康医院（135）	否		100.90
98	陕西大兴医院投资管理集团有限公司	西安	1	1/0	1	西安大兴医院（63）	否		99.82
99	海南海药股份有限公司	海口	1	1/0	1	鄂钢医院（215）	是	52	93.97
100	江河创建集团股份有限公司	北京	8	0/0	1	南京维视眼科医院（500强）	是	34	91.69

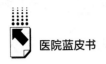

2023年上市医服企业60强

上市医服企业：单独上市的医疗服务企业（简称"医服企业"）或上市综合企业属下能够单独披露医服营业收入的企业，包括控股的医院、诊所、向病人收费的体检机构、检验检查机构。

名次	企业名称	2022年医服营收（万元）	上市类别	上市时间	股票代码	标杆医院（2023年社会办医·单体医院500强名次）
1	爱尔眼科	1606882.56	A股创业板	2009	300015.SZ	武汉爱尔眼科医院（240）
2	美年健康	851873.73	A股主板	2005	002044.SZ	—
3	华润医疗	833645.80	港股主板	2013	01515.HK	北京京煤集团总医院（47）
4	环球医疗	621122.00	港股主板	2015	02666.HK	鞍钢集团总医院
5	平安好医生	615982.10	港股主板	2018	01833.HK	—
6	复星医药	608000.00	A股主板	1998	600196.SH	佛山复星禅诚医院（1）
7	远东宏信	421595.00	港股主板	2011	03360.HK	泗阳县中医院（136）
8	海吉亚医疗	319564.80	港股主板	2020	06078.HK	长安医院（15）
9	华厦眼科	313015.23	A股创业板	2022	301267.SZ	厦门大学附属厦门眼科中心（83）
10	新里程	264234.04	A股主板	2008	002219.SZ	瓦房店第三医院（78）
11	国际医学	264012.63	A股主板	1993	000516.SZ	西安高新医院（11）
12	通策医疗	257259.87	A股主板	1996	600763.SH	杭州口腔医院（158）
13	瑞慈医疗	237502.70	港股主板	2016	01526.HK	南通瑞慈医院（105）
14	锦欣生殖	236447.90	港股主板	2019	01951.HK	四川锦欣西囡妇女儿童医院（130）
15	大东方	224135.75	A股主板	2002	600327.SH	沭阳县中兴医院（266）
16	三星医疗	206520.80	A股主板	2011	601567.SH	浙江大学明州医院（19）
17	信邦制药	186017.20	A股主板	2010	002390.SZ	贵州省肿瘤医院（23）
18	康华医疗	184563.30	港股主板	2016	03689.HK	东莞康华医院（3）
19	普瑞眼科	171455.18	A股创业板	2022	301239.SZ	成都普瑞眼科医院（500强）
20	固生堂	162456.10	港股主板	2021	02273.HK	北京固生堂潘家园中医医院
21	瑞尔集团	162355.30	港股主板	2022	06639.HK	北京瑞泰口腔医院（500强）

续表

名次	企业名称	2022年医服营收（万元）	上市类别	上市时间	股票代码	标杆医院（2023年社会办医·单体医院500强名次）
22	希玛眼科	152617.47	港股主板	2018	03309.HK	深圳希玛林顺潮眼科医院（500强）
23	医思健康	148833.10	港股主板	2016	2138.HK	—
24	康宁医院	147683.50	港股主板	2017	02120.HK	温州康宁医院（21）
25	朗姿股份	140580.35	A股主板	2011	002612.SZ	四川米兰柏羽医学美容医院
26	康健国际医疗	135317.24	港股主板	2000	03886.HK	南阳南石医院（27）
27	乐普医疗	129250.48	A股创业板	2009	300003.SZ	合肥高新心血管病医院
28	金陵药业	121419.19	A股主板	1999	000919.SZ	南京鼓楼医院集团宿迁医院（12）
29	弘和仁爱	114295.10	港股主板	2017	03869.HK	上海杨思医院（52）
30	三博脑科	106835.19	A股创业板	2023	301293.SZ	首都医科大学三博脑科医院（6）
31	澳洋健康	100669.42	A股主板	2007	002172.SZ	张家港澳洋医院（35）
32	盈康生命	99672.65	A股创业板	2010	300143.SZ	山西盈康一生总医院（95）
33	朝聚眼科	99004.40	港股主板	2021	02219.HK	内蒙古朝聚眼科医院（500强）
34	江河集团	96142.06	A股主板	2011	601886.SH	南京维视眼科医院（500强）
35	何氏眼科	94990.63	A股创业板	2022	301103.SZ	沈阳何氏眼科医院（89）
36	新华医疗	84242.56	A股主板	2002	600587.SH	山东健康集团枣庄中心医院（68）
37	宏力医疗管理	72778.90	港股主板	2020	009906.HK	河南宏力医院（56）
38	创新医疗	70833.53	A股主板	2007	002173.SZ	齐齐哈尔建华医院（131）
39	新世纪医疗	62975.70	港股主板	2017	01518.HK	北京新世纪儿童医院（133）
40	光正眼科	56212.36	A股主板	2010	002524.SZ	上海新视界眼科医院（500强）
41	益佰制药	45678.66	A股主板	2004	600594.SH	绵阳富临医院（273）
42	兴齐眼药	40567.17	A股创业板	2016	300573.SZ	沈阳兴齐眼科医院（500强）

续表

名次	企业名称	2022年医服营收(万元)	上市类别	上市时间	股票代码	标杆医院 (2023年社会办医·单体 医院500强名次)
43	ST中珠	30303.03	A股主板	2001	600568.SH	广西玉林市桂南医院
44	马应龙	25866.86	A股主板	2004	600993.SH	北京马应龙长青肛肠医院 (500强)
45	欧普康视	25292.88	A股创业板	2017	300595.SZ	合肥康视眼科医院
46	尚荣医疗	24912.41	A股主板	2011	002551.SZ	—
47	大湖股份	22295.35	A股主板	2000	600257.SH	无锡国济康复医院
48	模塑科技	22010.03	A股主板	1997	000700.SZ	无锡明慈医院
49	济民医疗	21713.20	A股主板	2015	603222.SH	上海中医药大学博鳌国际 医院(500强)
50	方盛制药	21665.48	A股主板	2014	603998.SH	长沙珂信肿瘤医院(500 强)
51	长江健康	17985.01	A股主板	2010	002435.SZ	郑州圣玛妇产医院(500 强)
52	海南海药	16994.97	A股主板	1994	000566.SZ	鄂钢医院(215)
53	朗玛信息	16331.59	A股创业板	2012	300288.SZ	贵阳市第六医院(500强)
54	莎普爱思	15470.72	A股主板	2014	603168.SH	泰州妇产医院(500强)
55	永和智控	13006.27	A股主板	2016	002795.SZ	达州医科肿瘤医院
56	浙江震元	10418.72	A股主板	1997	000705.SZ	震元堂中医院
57	悦心健康	9325.31	A股主板	2007	002162.SZ	全椒同德爱心医院
58	光莆股份	7842.55	A股创业板	2017	300632.SZ	重庆军美医疗美容医院
59	贵州百灵	4891.02	A股主板	2010	002424.SZ	贵州百灵中医糖尿病医院
60	麦迪科技	4869.37	A股主板	2016	603990.SH	海口玛丽医院

附录二 智慧医院 HIC 及医疗
企业 MIT 评价方法与指标

庄一强 徐权光[*]

　　智慧医院的建设和发展，直接影响医院的未来竞争力。艾力彼一直关注智慧医院建设情况，自 2015 年起，每年发布智慧医院 HIC（Hospital Information Competitiveness）排行榜，为医院信息建设提供行业标杆，获得医院院长们的普遍肯定。

　　智慧医院建设发展分三个阶段。第一阶段以需求为导向，提高患者就医体验及医院运行效率，实现系统互联互通；第二阶段以数据驱动、辅助决策为核心，提升医疗质量患者安全、临床科研应用及员工满意度，实现全院数据共享；第三阶段以趋势分析和决策干预为目的，以患者价值为导向，持续提升临床诊疗能力、提高医院管理的结果和效率，实现院内院外医疗健康大数据整合。

　　未来十年左右将迎来医院的第三次洗牌。而第三次洗牌离不开"云大物移智"这五个字，即云计算、大数据、物联网、移动互联网和人工智能。"云大物移智"的发展将使得精准医学、"去时空"医疗、机器人护理、全生命周期健康管理等 e 时代手段成为可能。未来医院信息化评价的不仅仅是电子病历、互联互通、4S 等技术和应用层面的评价，其评价焦点更在于医院信息竞争力。

　　医院要高质量发展，离不开医疗企业的协助，其中最重要的医疗企业包

* 庄一强，博士，广州艾力彼医院管理中心主任；徐权光，广州艾力彼医院管理中心副主任。

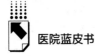

括 MIT 三个细分行业。这里 M 是指 MED（Medical Equipment and Device，医疗仪器设备）；I 是指 IVD（In Vitro Diagnostic，体外诊断设备）；T 是指 HIT（Hospital Information Technology，医院智慧技术）。医院高质量发展和转化医学研究需要 MIT 企业的配合和支撑，企业利用自身的优势产品、创新技术和优质服务帮助医院解决问题，双方合作提升医院综合竞争力。

为了帮助医院找到合适的 MIT 厂商，帮助 MIT 厂商提高品牌的行业影响力，广州艾力彼医院管理中心于 2021 年首次发布了 HIT 智慧技术·医院满意度排行榜（含软件系统和物联网技术，以下简称 HIT）；2022 年首次发布 MED 医疗仪器设备智慧化·医院满意度排行榜（以下简称 MED）及 IVD 体外诊断设备智慧化·医院满意度排行榜（以下简称 IVD）。

本文通过参评对象、评价方法、指标体系和数据来源，介绍如何评价智慧医院 HIC 及医疗企业 MIT。

一　参评对象

智慧医院 HIC：含综合性医院、专科医院、社会办医单体医院，不含部队医院。

MED、IVD、HIT：主营医疗仪器设备、体外诊断设备、医院智慧技术的厂商品牌。一个厂商可以有多个品牌入选。

二　评价方法

综合评价方法有很多，例如秩和比法、加权 TOPSIS 法、层次分析法、模糊评价法等，各种方法均具有不同的优劣势。加权 TOPSIS 法能够充分利用原有数据信息、引入不同量纲的评价指标进行综合评价。经过多方论证和听取业界专家意见后，最后采用了加权 TOPSIS 法来对指标体系的多个维度进行定量分析，得出各评价对象的综合得分及排名。

TOPSIS 的全称是"逼近于理想值的排序方法"（Technique for Order

Preference by Similarity to an Ideal Solution），是 C. L. Hwang 和 K. Yoon 于 1981 年提出的一种适用于根据多项指标、对多个对象进行比较选择的分析方法。TOPSIS 法根据有限的评价对象与理想化目标的接近程度进行排序，是评价现有对象之间的相对优劣。理想化目标有两个，一个是最优目标，另一个是最劣目标。评价最好的对象应该是与最优目标的距离最近、而与最劣目标最远。距离的计算可采用明考斯基距离，常用的欧几里得几何距离是明考斯基距离的特殊情况。加权 TOPSIS 法是对 TOPSIS 分析法的进一步深化，与普通的 TOPSIS 法相比，它更加强调各项评价指标的不同重要性，从而使评价结果更合理。加权 TOPSIS 法的计算步骤如下：

1. 建立评价对象的数据矩阵

针对评价对象原始数据（见表）建立数据矩阵记为 X，i 为评价对象，j 为评价指标，x_{ij} 为第 i 个对象第 j 个指标的原始数据，其中 $i=1, 2, \cdots, n$；$j=1, 2, \cdots, m$。

表 1　评价对象原始数据

评价对象 i	参与评价的指标 j			
	指标 1	指标 2	$\cdots$	指标 M
对象 1	x_{11}	x_{12}	$\cdots$	x_{1m}
对象 2	x_{21}	x_{22}	$\cdots$	x_{2m}
$\cdots$	$\vdots$	$\vdots$	$\ddots$	$\vdots$
对象 N	x_{n1}	x_{n2}	$\cdots$	x_{nm}

原始数据矩阵：$X = \begin{pmatrix} x_{11} & x_{12} & \cdots & x_{1m} \\ x_{21} & x_{22} & \cdots & x_{2m} \\ \vdots & \vdots & \ddots & \vdots \\ x_{n1} & x_{n2} & \cdots & x_{nm} \end{pmatrix}$

2. 同趋势化处理

在保持高优指标不变的情况下，对原始指标进行同趋势化变换，即将低

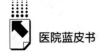

优指标和适度指标进行高优化，同趋势化后的指标数据矩阵记为 Y ，其中 y_{ij} 为第 i 个对象第 j 个指标的同趋势化后数据。

$$Y = \begin{pmatrix} y_{11} & y_{12} & \cdots & y_{1m} \\ y_{21} & y_{22} & \cdots & y_{2m} \\ \vdots & \vdots & \ddots & \vdots \\ y_{n1} & y_{n2} & \cdots & y_{nm} \end{pmatrix}$$

3. 归一化处理

对指标数据进行归一化处理的目的是消除因指标的单位和含义不同而导致的数据上的不可比性，建立规范化矩阵。归一化后的指标数据矩阵记为 Z ，其中 z_{ij} 为第 i 个对象第 j 个指标的归一化后数据。

$$Z = \begin{pmatrix} z_{11} & z_{12} & \cdots & z_{1m} \\ z_{21} & z_{22} & \cdots & z_{2m} \\ \vdots & \vdots & \ddots & \vdots \\ z_{n1} & z_{n2} & \cdots & z_{nm} \end{pmatrix} , 其中 z_{ij} = \frac{y_{ij}}{\sqrt{\sum_{i=1}^{n} y_{ij}^2}}$$

4. 寻找最优目标与最劣目标

针对每个指标，从归一化后的指标数据矩阵中找出最大值和最小值，分别构成最优目标及最劣目标，且最优目标 $Z^+ = (z_1^+, z_2^+, \cdots, z_m^+)$ ，最劣目标 $Z^- = (z_1^-, z_2^-, \cdots, z_m^-)$ ，其中 $z_j^+ = max(z_{1j}, z_{2j}, \cdots, z_{nj})$ 与 $z_j^- = min(z_{1j}, z_{2j}, \cdots, z_{nj})$ 分别为矩阵中第 j 列的最大值和最小值。

5. 计算评价对象与最优目标和最劣目标间的距离

各评价对象与最优目标的距离为 $D_i^+ = \sqrt{\sum_{j=1}^{m} \varphi_j (z_{ij} - z_j^+)^2}$ ，各评价对象与最劣目标的距离为 $D_i^- = \sqrt{\sum_{j=1}^{m} \varphi_j (z_{ij} - z_j^-)^2}$ ，其中 i 为评价对象个数，φ_j 为指标 j 的权重。

权重是权衡某因素在被评价对象总体中相对重要程度的量值。目前权重系数的确定方法大致可分为两大类：一类为主观赋权法，另一类为客观赋权法。主观赋权法客观性较差，但解释性强；客观赋权法确定的权数在大多数情况下精度较高，但有时会与实际情况相悖，而且对所得结果难以给予明确的解释。本排行榜综合利用主、客观赋权法的方式，来确定指标权重。

6. 计算相对贴近度，并据此对各评价对象进行排序

加权 TOPSIS 指数是衡量各评价对象与最优目标的相对贴近度。

$$C_i = \frac{D_i^-}{D_i^+ + D_i^-}, i = 1, 2, \cdots, n$$

显然 $C_i \in [0, 1]$，其值越接近于 1，表示该评价对象越接近最优水平，按 C_i 的大小对评价对象进行排序，C_i 越大，排序的位置越靠前，表明该评价对象的综合结果越好。

三　指标体系

智慧医院 HIC 和医疗企业 MIT 满意度评价需要构造完整的指标体系才能得到科学全面的综合排名结果。由于指标之间往往具有一定的相互关系，甚至有信息重叠的现象，并不是所有指标都有必要选入评价体系，指标的选取需要平衡考虑。指标体系设置应考虑四大原则：一是科学性，即数据能代表被测量的对象，能表达设计的效果，这是数据的效度；二是可获得性，指的是数据获取的难易程度；三是准确性，即数据真实可靠，这是数据的信度；四是持续获得性，即数据收集可持续进行，形成时间序列，可供纵向分析，了解事物发展趋势。

1. 智慧医院 HIC 指标体系

智慧医院 HIC 指标体系包含五个维度。第一个维度是医院基本情况，评价医院的基本运营现状。第二个维度是信息化基础建设及认证，评价医院信息化基础建设现状及所通过的行业认证结果。第三个维度是智慧医院建设投入，评价医院对智慧医院的人财物投入情况。第四个维度是智慧医院创新应用，评价创新智慧技术的应用状态。第五个维度是行业影响力，评价信息化应用与学术研究成果，及行业协会任职情况。评价指标体系见表 2。

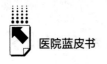
表 2　智慧医院 HIC 指标体系

一级指标	二级指标
医院基本情况	医疗机构在岗职工
	医院实开床位
	基本运营数据
信息化基础建设及认证	机房建设
	云应用情况
	全院性集成平台
	硬件系统应用情况
	软件系统应用情况
	行业认证：EMR、互联互通、4S、等级保护等
智慧医院建设投入	信息部门人员职称、学历人数
	厂商长期驻点技术人员数
	医院智慧化近 3 年资金投入金额（硬件、软件、维保等）及占比[1]
	实开床位数/信息部门人员总数
	医院终端设备数量/在岗职工
智慧医院创新应用	互联网医院应用
	区域性互联应用（检查检验网上互认、5G 远程操作、远程会诊等）
	智慧服务、管理、医疗的创新应用
行业影响力	全国性信息协会任职情况
	信息化研究发表论文数及影响因子
	信息化研究及应用获奖情况

注：1. 资金投入占比=信息化投入金额/医院总收入 * 100%。

2. MIT 指标体系

MIT 指标体系包括四大维度，第一个维度是医院满意度，衡量医院对厂商品牌的购买价格、服务费用、服务水平的满意程度。第二个维度是公司实力及未来发展，主要评价厂商的规模大小、营收状况和发展潜力。第三个维度是品牌竞争力，评价厂商品牌的市场占有率和客户情况。第四个维度是智慧化，仅适用于 MED、IVD，评价厂商应用创新智慧技术的程度。评价指标体系见表 3。

表 3　MED、IVD、HIT 指标体系

一级指标	二级指标
品牌竞争力	市场占有率
	中标数量
	中标金额
	市场保有率[1]
	市场重点区域数量[2]
	典型案例数量
	用户数量
	医院通过互联互通四乙及以上用户数量[2]
	医院通过电子病历五级及以上用户数量[2]
医院满意度	设备[1]（系统[2]）价格
	验收后年服务费用
	项目计划工期
	项目实际工期
	常驻工程师人数[2]
	安装、调试、培训满意度[1]
	系统实施服务满意度[2]
	用户友好度[1]
	系统使用体验[2]
	需求响应效率
	设备故障率[1]
	软件维护与升级更新满意度[1]
	系统功能完整度[2]
	功能及服务的性价比
智慧化 3	临床辅助诊断
	临床辅助诊疗
	全流程信息管理
	设备智能维保、APM（Asset Performance Management，资产绩效管理）、MEEM（Medical Equipment Efficiency Model，医疗设备效益评价）

续表

一级指标	二级指标
公司实力及未来发展	注册金额
	相关行业认证
	员工人数
	硕士学历以上员工
	研发人员
	高级项目管理师和PMP[2]
	营业收入、营业收入同比
	营业成本、营业成本同比
	营业利润、营业利润同比
	研发技术投入金额及占比
	近三年专利授权数
	获奖情况(如国家科学技术进步奖、国家技术发明奖等)

注：1. 该指标仅适用于 MED、IVD。2. 该指标仅适用于 HIT。3. 该一级指标及其下的二级指标，仅适用于 MED、IVD。

四 数据来源

采集以下渠道的年度数据进行评价：

1. 全国各省市政府采购平台、医院官网、第三方采招平台、行业报告、政府网站、专利数据库等公开信息；

2. 上市公司年报、公司官网；

3. 医院对厂商品牌满意度调查反馈；

4. 厂商品牌信息反馈；

5. 艾力彼智慧医院 HIC 排名数据库。

参考文献

1. 庄一强、廖新波主编《中国医院竞争力报告（2023）》，社会科学文献出版社，2023。

2. 庄一强、廖新波主编《中国智慧医院发展报告（2022）》，社会科学文献出版社，2022。

3. 庄一强、曾益新主编《中国医院竞争力报告（2017）》，社会科学文献出版社，2017。

4. 庄一强主编《中国医院评价报告（2020）》，社会科学文献出版社，2020。

5. U. S. News & World Report：How and Why We Rank and Rate Hospitals（https：// health. usnews. com/health-care/best-hospitals/articles/faq-how-and-why-we-rank-and-rate-hospitals）

6. Hwang, C. L. ; Yoon, K. (1981) . Multiple Attribute Decision Making：Methods and Applications. New York：Springer-Verlag.

7. Yoon, K. (1987) . "A reconciliation among discrete compromise situations". Journal of the Operational Research Society. 38 (3)：277 – 286.

8. Hwang, C. L. ; Lai, Y. J. ; Liu, T. Y. (1993) . "A new approach for multiple objective decision making". Computers and Operational Research. 20 (8)：889 – 899.

9. Yoon, K. P. ; Hwang, C. (1995) . Multiple Attribute Decision Making：An Introduction. California：SAGE publications.

附录三　转化医学最佳医院排名指标

庄一强　刘剑文　梁婉莹*

2021 年秋季艾力彼发布了首届转化医学最佳医院排行榜——"2021 年转化医学最佳医院 50 强"，随着研究逐步深入，榜单扩大到 100 强，以期为医院提供更多标杆，促进转化医学的研究和发展。

转化医学最佳医院榜单的评价对象为转化研究投入和研究成果转化处于全国领先的医院，含综合医院、中医医院、专科医院，不含部队医院。

转化医学最佳医院排名指标围绕医院转化医学研究的专利授权、转让专利、管线开发和产品批准四个阶段来设计，包括 4 个一级指标、10 个二级指标和 28 个三级指标（一级指标和二级指标见图 1）。专利成果通过专利、成果奖和论文发表情况来评价。专利方面仅统计发明专利相关指标，不含实用新型和外观设计专利。论文方面统计发表于 NEJM、LANCET、JAMA、BMJ、Cell、Nature、Science 的转化医学相关的论文情况。成果转化包括专利转化和产品化两个方面，三级指标包括专利实施情况、与企业合作获得政府批文或已上市产品情况等。平台投入通过研究型平台资质和转化医学研究中心建设情况等指标来评价，衡量医院对转化医学研究的投入力度和发展潜力。医院的转化医学研究成果除了专利、论文、产品，还包括指南、标准、共识等。临床应用维度通过医院完成的国际和国家级指南、标准、共识以及国际、国内多中心临床研究情况来考量。

---

* 庄一强，博士，广州艾力彼医院管理中心主任；刘剑文，广州艾力彼医院管理中心大数据研究部总监；梁婉莹，广州艾力彼医院管理中心数据分析师。

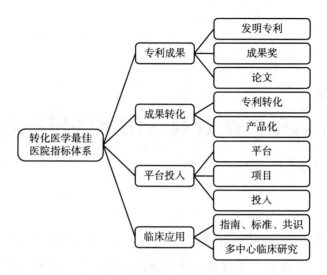

图 1　转化医学最佳医院排名指标

参考文献

1. 庄一强主编《中国智慧医院发展报告（2022）》，社会科学文献出版社，2022。

2. 庄一强主编《中国医院竞争力报告（2022）》，社会科学文献出版社，2022。

3. 庄一强主编《中国医院竞争力报告（2020～2021）》，社会科学文献出版社，2021。

4. 庄一强主编《中国医院竞争力报告（2019～2020）》，社会科学文献出版社，2020。

5. 庄一强主编《中国医院竞争力报告（2018～2019）》，社会科学文献出版社，2019。

6. 庄一强主编《中国医院竞争力报告（2017～2018）》，社会科学文献出版社，2018。

7. Methodology U. S. News & World Report 2021-22 Best Hospitals：Specialty Rankings. ［J］U. S. News & World Report，2021.

8. American Hospital Association （AHA）. Annual Survey of Hospitals Database Documentation manual. Chicago, IL：American Hospital Association；2016.

9. Geraghty J. Adenomatouspolyposis coli and translational medicine ［J］. Lancet，1996，348（9025）：422.

附录四
社会办医单体医院及医院集团排名指标

庄一强　刘剑文 *

社会办医·单体医院评价对象为社会资本（含国有商业资本）持股大于50%的股份制医院，不包括参加国家公立医院绩效考核的股份制医院。包括（一）社会办康复专科医院。（二）社会办医养结合机构。具体排名指标见表1。

表1　社会办医·单体医院排名指标

一级指标	二级指标
医疗技术	正高、副高职称医师人数/医师人数
	博士、硕士学位医师人数/医师人数
	医师人数/全院职工人数
	护士人数/全院职工人数
	年门诊量/年住院量
	年住院手术量/年住院量
	日间手术、微创手术、四级手术、全麻手术、器官移植手术等各类手术占比
	DRG指标（DRGs组数、CMI、低风险组病例死亡率）
	手术患者并发症发生率
	I类切口手术部位感染率
	抗菌药物使用强度（DDDs）
	国家卫健委、省级卫健委临床重点专科数/总专科数

---

* 庄一强，博士，广州艾力彼医院管理中心主任；刘剑文，广州艾力彼医院管理中心大数据研究部总监。

续表

一级指标	二级指标
医疗技术	国家中医药局、省级中医药局临床重点专科数/总专科数
	通过国家室间质量评价的临床检验项目数
	重症医学科床位数/床位数[1]
资源配置	医护比
	医师人数/床位数
	管床护士人数/床位数
	重症医学科医师人数/重症医学科床位数
	重症医学科护士人数/重症医学科床位数
	感染科床位数/床位数
	固定急诊医师人数/急诊在岗医师人数
	康复科床位数/床位数
	康复治疗师人数/康复床位数
	麻醉、儿科、病理、中医医师/医师人数
	年门诊量/医师人数
	年急诊量/医师人数
	年住院量/医师人数
	手术间数/床位数
	杂交手术室间数
	医疗设备资产值/总资产值
医院运营	平均住院天数
	床位使用率[2]
	年门诊患者平均预约诊疗率
	门诊次均费用/当地人均GDP
	住院次均费用/当地人均GDP
	医疗服务收入占医疗收入比例
	人员支出占业务支出比重
	资产负债率
智慧医院建设	近三年医院信息化投入金额:硬件、软件、维保
	信息部门工作人员数:信息科人数、HIT厂商长期驻点技术人员数
	终端数量:PC、平板、移动推车等
	全院性集成平台
	行业认证:EMR、互联互通、4S、等级保护、智慧医院HIC排名等

续表

一级指标	二级指标
诚信服务	社会责任:世界银行"医疗伦理原则(EPIHC)"符合度[3]、社会公益活动参与度[4]、社会公益捐赠
	品牌影响度:医院认证项目[5]、行业协会任职、省级及以上奖项[6]
	患者满意度、医疗责任险

注:

1. 实开床位数;医养结合机构指医疗床位数(不含产科和儿科床位)。

2. 与艾力彼测算的最优使用率对比,两者越接近,该指标得分越高。

3. 艾力彼是全球首批采用世界银行(World Bank)"医疗伦理原则"(Ethical Principles in Health Care,EPIHC)的第三方医院评价机构。

4. 社会公益活动参与度:"施予受"器官捐献志愿者登记人数、医疗扶贫、"一带一路"医疗、对口支援等。

5. 医院认证项目包括官方认证、本土第三方认证和国际认证。

6. 省级及以上政府或行业协会颁发的奖项。

社会办医·医院集团的评价对象为由同一个集团法人控制(全资、控股、可合并报表)的法人医疗机构,包括医院、诊所。包括 ST 上市医服企业,不包括无股权关系的医院集团、医联体、医共体等。具体排名指标见表 2。

表 2　社会办医·医院集团排名指标

一级指标	二级指标
集团医院及影响力	集团医院总数
	三级综合医院数
	三级专科医院数
	二级综合医院数
	二级专科医院数
	社会办医·单体医院 100、300、500 强上榜机构数

续表

一级指标	二级指标
服务能力	年门急诊量
	年出院量
	年住院手术量
	实开床位数
	ICU 床位数
	医院职工总人数
	医师人数、护士人数、技师人数
	高级职称医师人数
	硕博学位医师人数
	国家卫健委、省级卫健委临床重点专科数
	国家中医药局、省级中医药局临床重点专科数
	医疗设备资产值
智慧医院建设	医院信息化投入金额:硬件、软件、维保
	信息部门工作人员数:信息科人数、HIT 厂商长期驻点技术人员数
	终端数量:PC、平板、移动推车等
	全院性集成平台
	行业认证:EMR、互联互通、4S、等级保护、智慧医院 HIC 排名等
诚信服务	社会责任:世界银行"医疗伦理原则(EPIHC)"符合度[1]、社会公益活动参与度[2]、社会公益捐赠
	品牌影响度:医院认证项目[3]、行业协会任职、省级及以上奖项[4]
	患者满意度、医疗责任险

注:

1. 艾力彼是全球首批采用世界银行(World Bank)"医疗伦理原则"(Ethical Principles in Health Care, EPIHC)的第三方医院评价机构。

2. 社会公益活动参与度:"施予受"器官捐献志愿者登记人数、医疗扶贫、"一带一路"医疗、对口支援等。

3. 医院认证项目包括官方认证、本土第三方认证和国际认证。

4. 省级及以上政府或行业协会颁发的奖项。

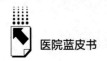
参考文献

1. 庄一强主编《中国智慧医院发展报告（2022）》，社会科学文献出版社，2022。

2. 庄一强主编《中国医院竞争力报告（2022）》，社会科学文献出版社，2022。

3. 庄一强主编《中国医院竞争力报告（2020~2021）》，社会科学文献出版社，2021。

4. 庄一强主编《中国医院竞争力报告（2019~2020）》，社会科学文献出版社，2020。

5. 庄一强主编《中国医院竞争力报告（2018~2019）》，社会科学文献出版社，2019。

6. 庄一强主编《中国医院竞争力报告（2017~2018）》，社会科学文献出版社，2018。

7. 庄一强、曾益新主编《中国医院竞争力报告（2017）》，社会科学文献出版社，2017。

8. 庄一强、曾益新主编《中国医院竞争力报告（2016）》，社会科学文献出版社，2016。

9. Methodology U. S. News & World Report 2021-22 Best Hospitals：Specialty Rankings. ［J］U. S. News & World Report，2021.

10. American Hospital Association（AHA）. Annual Survey of Hospitals Database Documentation manual. Chicago，IL：American Hospital Association；2016.

11. Peter E. Rivard. Using Patient Safety Indicators to Estimate the Impact of Potential Adverse Events on Outcomes［J］. Medical Care Research and Review，2008，65（1）.

附录五　名词解释

一　智慧医院 HIC 指数

（一）名词解释

智慧医院 HIC（Hospital Information Competitiveness）指数，代表分层（顶级医院、省单医院、地级城市医院、县级医院）、分类（中医医院、专科医院、社会办医单体医院）在排名体系中的智慧医院信息化竞争能力，分为分层、分类 HIC 指数和综合 HIC 指数。

医院 HIC 得分：在某个分层、分类榜单中，为排名而计算得出某个医院的分数。该分数的高低决定该医院在该分层、分类榜单中的排名顺序。

智慧医院 HIC 指数：在某个分层、分类榜单中，某地域进入榜单的医院 HIC 得分总和与该榜单医院 HIC 得分总和的比值。

综合 HIC 指数：智慧医院 HIC 指数的总和（仅计算参与分析的分层、分类榜单）。

（二）计算公式

智慧医院 HIC 指数 $A = \dfrac{\sum\limits_{j=1}^{m} g_j}{\sum\limits_{i=1}^{n} f_i}$, $i = 1, 2, \cdots, n$; $j = 1, 2, \cdots, m$（公式

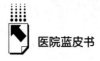

1），其中 f_i 为某分层、分类榜单医院 HIC 得分，n 是入榜的医院数量；g_j 为某地域进入榜单的医院 HIC 得分，m 是某地域入榜的医院数量。

综合 HIC 指数 $B = \sum_{p=1}^{q} A_p$，$p = 1$，$2\cdots$，q（q 为榜单的数量）。

（三）范例

"地级城市医院 HIC 80 强"，福建省入围 4 家医院，福建省的地级城市医院 HIC 指数为这 4 家医院 HIC 得分总和与 80 强医院 HIC 得分总和的比值，即

福建省地级城市医院 HIC 指数 =（ 366.13 +336.34+176.77+140.01 ）/ 24392.01 ≈ 0.042

贵州省入围 1 家医院，该医院 HIC 得分为 141.01，则

贵州省地级医院 HIC 指数 = 141.01 / 24392.01 ≈ 0.006

由此说明，福建省的地级城市医院 HIC 水平高于贵州省。

二 智慧医院 HIC 均衡指数

（一）名词解释

智慧医院 HIC 均衡指数又称 A/B 指数，A 表示某地域某分层、分类入榜医院所在的行政区域数量，B 表示该地域所有行政区域总数。例如：某省有 20 个地级城市，则 B=20，该省中的 15 个地级城市的医院进入智慧医院 HIC 300 强榜单，则该省地级城市医院的智慧医院 HIC 300 强均衡指数为 15/20=0.750。智慧医院 HIC 均衡指数表示某地域医院信息竞争力分布的均衡程度，指数越接近 1，表明医院信息竞争力均衡；越接近 0，则表明医院信息竞争力分布越失衡。

（二）范例

江苏省"智慧医院 HIC 100 强"医院所在地级城市共 6 个，则 A 为 6；

江苏省共有 12 个地级城市（不包括省会城市），则 B 为 12。因此，江苏省地级城市的智慧医院 100 强均衡指数为 0.5。

江苏省地级城市智慧医院 100 强均衡指数 = 6/12 = 0.5

山西省"智慧医院 HIC 100 强"医院所在地级城市有 1 个，则 A 为 1；山西省共有 10 个地级城市（不包括省会城市），则 B 为 10。因此，山西省地级城市的智慧医院 100 强均衡指数为 0.1。

山西省地级城市智慧医院 100 强均衡指数 = 1/10 = 0.1

因此，在"智慧医院 HIC 100 强"，江苏省地级城市的医院信息竞争力分布相对均衡，而山西省地级城市的医院信息竞争力分布较不均衡。

社会科学文献出版社

皮 书

智库成果出版与传播平台

✤ 皮书定义 ✤

皮书是对中国与世界发展状况和热点问题进行年度监测，以专业的角度、专家的视野和实证研究方法，针对某一领域或区域现状与发展态势展开分析和预测，具备前沿性、原创性、实证性、连续性、时效性等特点的公开出版物，由一系列权威研究报告组成。

✤ 皮书作者 ✤

皮书系列报告作者以国内外一流研究机构、知名高校等重点智库的研究人员为主，多为相关领域一流专家学者，他们的观点代表了当下学界对中国与世界的现实和未来最高水平的解读与分析。截至2022年底，皮书研创机构逾千家，报告作者累计超过10万人。

✤ 皮书荣誉 ✤

皮书作为中国社会科学院基础理论研究与应用对策研究融合发展的代表性成果，不仅是哲学社会科学工作者服务中国特色社会主义现代化建设的重要成果，更是助力中国特色新型智库建设、构建中国特色哲学社会科学"三大体系"的重要平台。皮书系列先后被列入"十二五""十三五""十四五"时期国家重点出版物出版专项规划项目；2013~2023年，重点皮书列入中国社会科学院国家哲学社会科学创新工程项目。

皮书网

（网址：www.pishu.cn）

发布皮书研创资讯，传播皮书精彩内容
引领皮书出版潮流，打造皮书服务平台

栏目设置

◆ 关于皮书
何谓皮书、皮书分类、皮书大事记、
皮书荣誉、皮书出版第一人、皮书编辑部

◆ 最新资讯
通知公告、新闻动态、媒体聚焦、
网站专题、视频直播、下载专区

◆ 皮书研创
皮书规范、皮书选题、皮书出版、
皮书研究、研创团队

◆ 皮书评奖评价
指标体系、皮书评价、皮书评奖

◆ 皮书研究院理事会
理事会章程、理事单位、个人理事、高级
研究员、理事会秘书处、入会指南

所获荣誉

◆ 2008 年、2011 年、2014 年，皮书网均
在全国新闻出版业网站荣誉评选中获得
"最具商业价值网站"称号；
◆ 2012 年,获得"出版业网站百强"称号。

网库合一

2014年，皮书网与皮书数据库端口合
一，实现资源共享，搭建智库成果融合创
新平台。

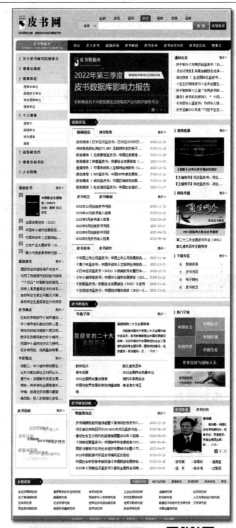

皮书网

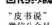
"皮书说"
微信公众号

皮书微博

权威报告·连续出版·独家资源

皮书数据库
ANNUAL REPORT(YEARBOOK)
DATABASE

分析解读当下中国发展变迁的高端智库平台

所获荣誉

- 2020年，入选全国新闻出版深度融合发展创新案例
- 2019年，入选国家新闻出版署数字出版精品遴选推荐计划
- 2016年，入选"十三五"国家重点电子出版物出版规划骨干工程
- 2013年，荣获"中国出版政府奖·网络出版物奖"提名奖
- 连续多年荣获中国数字出版博览会"数字出版·优秀品牌"奖

皮书数据库

"社科数托邦"
微信公众号

成为用户

登录网址www.pishu.com.cn访问皮书数据库网站或下载皮书数据库APP，通过手机号码验证或邮箱验证即可成为皮书数据库用户。

用户福利

- 已注册用户购书后可免费获赠100元皮书数据库充值卡。刮开充值卡涂层获取充值密码，登录并进入"会员中心"—"在线充值"—"充值卡充值"，充值成功即可购买和查看数据库内容。
- 用户福利最终解释权归社会科学文献出版社所有。

社会科学文献出版社 皮书系列
SOCIAL SCIENCES ACADEMIC PRESS (CHINA)

卡号：262459481379
密码：

数据库服务热线：400-008-6695
数据库服务QQ：2475522410
数据库服务邮箱：database@ssap.cn
图书销售热线：010-59367070/7028
图书服务QQ：1265056568
图书服务邮箱：duzhe@ssap.cn

法律声明

"皮书系列"（含蓝皮书、绿皮书、黄皮书）之品牌由社会科学文献出版社最早使用并持续至今，现已被中国图书行业所熟知。"皮书系列"的相关商标已在国家商标管理部门商标局注册，包括但不限于LOGO（▐）、皮书、Pishu、经济蓝皮书、社会蓝皮书等。"皮书系列"图书的注册商标专用权及封面设计、版式设计的著作权均为社会科学文献出版社所有。未经社会科学文献出版社书面授权许可，任何使用与"皮书系列"图书注册商标、封面设计、版式设计相同或者近似的文字、图形或其组合的行为均系侵权行为。

经作者授权，本书的专有出版权及信息网络传播权等为社会科学文献出版社享有。未经社会科学文献出版社书面授权许可，任何就本书内容的复制、发行或以数字形式进行网络传播的行为均系侵权行为。

社会科学文献出版社将通过法律途径追究上述侵权行为的法律责任，维护自身合法权益。

欢迎社会各界人士对侵犯社会科学文献出版社上述权利的侵权行为进行举报。电话：010-59367121，电子邮箱：fawubu@ssap.cn。

社会科学文献出版社